胸痛中心

建设中的护理规范与实践

上海市第一人民医院 编

Chest pain center CPC

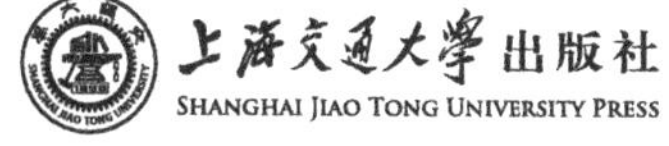

内容提要

本书以国家卫生计生委办公厅印发胸痛中心建设与管理指导原则为指导思想，参考国外的先进护理措施，结合国内的实际情况，著此书以为胸痛中心建设中护理团队的建设提供一定的参考意见。

图书在版编目(CIP)数据

胸痛中心建设中的护理规范与实践/上海市第一人民医院编. —上海：上海交通大学出版社，2018
ISBN 978-7-313-20604-6

Ⅰ. ①胸… Ⅱ. ①上… Ⅲ. ①胸痛—护理 Ⅳ. ①R473

中国版本图书馆 CIP 数据核字(2018)第 277450 号

胸痛中心建设中的护理规范与实践

编　　者：上海市第一人民医院
出版发行：上海交通大学出版社　　地　　址：上海市番禺路 951 号
邮政编码：200030　　电　　话：021-64071208
出 版 人：谈　毅
印　　制：当纳利(上海)信息技术有限公司　　经　　销：全国新华书店
开　　本：710 mm×1000 mm　1/16　　印　　张：22.25
字　　数：336 千字
版　　次：2018 年 12 月第 1 版　　印　　次：2018 年 12 月第 1 次印刷
书　　号：ISBN 978-7-313-20604-6/R
定　　价：88.00 元

编 委 会

主　编： 方　芳　周　意

副主编： 笃铭丽　段晓磊

策　划： 陈　兰　钟蓓芬

编　委（按姓氏笔画顺序）：

王秋莉　方　芳　叶　磊　杨明珠　杨　富
李　彤　李　姝　张春霞　陈　兰　邵　蕾
季　瑾　周　意　谢　晖　钟蓓芬　笃铭丽
段晓磊　施玲君　姚娴凤　郭建楠　郭晓颖
谈莉萍　虞　舟

秘　书： 施玲君　谈莉萍

顾　问： 刘少稳　章雅青　侯桂华

序　言

胸痛中心作为欧美发达国家普遍应用的急性心血管病急救诊疗体系，凭借全新的管理理念和多学科协作医疗模式及规范化的胸痛诊治流程，能实现早期快速准确诊断、危险评估分层、正确分流、科学救治和改善预后，有效地缩短救治时间，降低患者的病死率和并发症发生率。我国自 2013 年起启动中国胸痛中心自主认证体系，近年来取得了可喜的进展，并快速走上与国际接轨之路。2017 年 11 月，原国家卫生计生委办公厅发布《胸痛中心建设与管理指导原则（试行）》，要求地方各级卫生计生行政部门高度重视胸痛相关疾病的医疗救治工作，按照改善医疗服务相关工作的要求，创新急诊急救服务，鼓励指导本辖区医疗机构做好胸痛中心建设和管理工作。

近年来，在国家的支持下及胸痛中心总部的大力推动下，我国胸痛中心的发展规模与规范化程度得到了提高。然而，作为胸痛中心建设中重要成员的急诊科护士、心导管室护士、心血管内科/冠心病监护室护士，却面临着手术量的快速增长、复杂及疑难手术概率的增加、新技术及新设备的应用、心导管室护士的培养体系严重不足、缺乏心导管室护士的准入标准和岗位培训指南等多方面的问题。

2017 年，在中华医学会及中国心血管健康联盟的带动下，“心血管病护理及技术培训中心”正逐步在全国各大医院成立，目的是在建立规范化培训基地的基础上，整合培训，最终推动建立心血管病护理与技术规范化培训体系。我院于 2018 年获得了全国心血管病专科护理及技术培训基地称号，同时组织工作在胸痛中心一线的同事，共同编写《胸痛中心建设中的护理规范与实践》一书，旨在通过总结我院在申请“心血管病护理及技术培训中心”中的经验，为医院胸痛中心建设中护理人员的工作规范提供指导意见。

由于本书编者多数为中青年医学、护理人员，尽管做了最大的努力，但是限于水平，书中存在的不足之处，恳请各位读者在应用中发现并给予指正。

方　芳

2018.7.10

目录

第一篇
胸痛中心建设的概况

第二篇
胸痛中心建设中的急诊专科护理规范与实践

第三篇
胸痛中心建设中的心脏介入专科护理规范与实践

第四篇
胸痛中心建设中的心脏康复

第一篇

胸痛中心建设的概况

第一章 胸痛中心的基本概念

早在 2011 年，领域内的专家就在胡大一教授的带领下形成了“胸痛中心”建设的中国专家共识。该共识明确指出，“胸痛中心”的建设是为以急性胸痛为主要临床表现的急危重症患者[包括急性冠状动脉综合征(acute coronary syndrome，ACS)、主动脉夹层、肺栓塞等致命性疾病]提供快速、高效、规范和系统的诊疗，避免过度检查和治疗。

胸痛是急诊科或心血管内科常见的就诊症状，涉及多个器官系统，与之相关的致命性疾病包括 ACS、肺栓塞、主动脉夹层和张力性气胸等，快速、准确地鉴别诊断心源性和非心源性胸痛是急诊处理的难点和重点。为了优化、简化、规范我国胸痛救治流程，提高我国胸痛诊断、鉴别诊断与治疗水平，减少漏诊和误诊，改善患者预后，节约医疗资源，由中华医学会心血管病学分会组织并邀请急救医疗系统(emergency medical services，EMS)、急诊学科、心血管内科、影像学科等学科专家，根据国外“胸痛中心”运行模式，结合我国实际，共同讨论制订我国“胸痛中心”的运行模式和急性胸痛的诊治流程。

常见的高危急性胸痛疾病有急性心肌梗死(acute myocardial infarction，AMI)、主动脉夹层、肺动脉栓塞等三大类。胸痛中心包括“120”急救医疗系统、急诊科、心血管内科、心血管外科、胸外科、影像科、检验科、消化科和呼吸科等相关专业科室。胸痛中心的目标是规范检验科、消化科和呼吸科等相关专业科室，是规范急性胸痛患者的早期诊疗流程，提高对该疾病的诊疗能力，减少误诊和漏诊，避免治疗不足或过度医疗的发生，降低胸痛患者的病死率，改善患者的临床预后。

胸痛中心首先要缩短从首次医疗接触(first medical contact, FMC)胸痛患者至其血管再通治疗的时间，其次要缩短患者的住院时间、减少再次就诊和再住院次数，改善患者医疗流程的效率、医疗质量和就诊满意度。现今我国所设立的胸痛中心主要诊疗指标是针对急性ST段抬高型心肌梗死(ST-segment elevation myocardial infarction, STEMI)而定的，同时要与主动脉夹层、肺动脉栓塞等疾病进行鉴别诊断。胸痛中心的建立和完善已成为衡量AMI患者救治水平的重要标志之一。与以往传统AMI(胸痛疾病)住院救治方案相比，胸痛中心采用了快速、规范化的诊治流程和一系列严格的医疗质量标准。

(周　意)

参考文献

[1] 胡大一，丁荣晶."胸痛中心"建设中国专家共识[J].中华危重症医学杂志(电子版)，2011,4(6): 381-393.

[2] 中国胸痛中心认证委员会.中国胸痛中心认证标准[J].中国介入心脏病学杂志，2016，24(3): 121-130.

第二章　国际胸痛中心的发展沿革

第一节　国际胸痛中心建设的历史

一、胸痛中心的由来

正确理解胸痛中心的意义，必须从冠状动脉粥样硬化性心脏病（以下简称冠心病）诊治的历史讲起。

目前，无论在西方发达国家还是在中国，冠心病都是给社会造成沉重负担的公共健康问题。在20世纪60年代以前，并没有一个真正的方法来处理急性心脏疾病。对于严重胸痛的AMI患者，唯一的方法是将其收治入院并给予吸氧和吗啡止痛，几乎没有预防性治疗措施。20世纪60年代中期冠心病监护病房（coronary care unit，CCU）的出现，完全改变了这种被动的状态：床旁监护和体外除颤仪的应用挽救了成千上万的患者，成为CCU的标志。CCU迅速由美国推广到世界各地。

CCU经历了3个发展阶段：① 心律失常阶段，通过床旁监护及时发现恶性室性心律失常并静脉应用利多卡因或给予除颤治疗；② 血流动力学阶段，Swan-Ganz导管为处理休克和充血性心力衰竭提供依据；③ 再灌注时代，对

AMI 患者应用溶栓治疗标志着再灌注时代的开始。

再灌注治疗使 AMI 的死亡率平均降低到 6%，但这些治疗是时间依赖性的。从冠状动脉血栓形成导致血流中断到血管供应的心肌组织坏死，一般从 20～30 min 就开始发生，2 h 后约 50%的心肌发生坏死，4 h 后约 70%的心肌发生坏死，6 h 后已有 90%的心肌发生坏死。因此，尽早开通导致梗死的血管显得尤为重要。

胸痛是急诊科或心血管内科常见的就诊症状，占全部急诊患者的 5%，涉及多个器官系统，与之相关的致命性疾病包括 ACS、肺栓塞、主动脉夹层和张力性气胸等，快速、准确地鉴别诊断心源性和非心源性胸痛是急诊处理的难点和重点。

胸痛患者要想获得好的预后，首先要意识到胸痛的严重性并尽快到医院就诊，医生要迅速做出诊断并立即治疗。但实际结果并不乐观。以胸痛症状就诊的患者仅 10%～15%最终确诊为 AMI。

由于急诊室传统的处理策略有其局限性，胸痛中心应运而生。胸痛中心是为缩短 STEMI 再灌注治疗时间而提出的。在当时的条件下，许多患者常因临床表现不典型、接诊医生临床经验不足、院内诊疗流程不合理等导致疾病的诊断和治疗延误，同时也有许多非致命性胸痛患者被收入 CCU，造成了医疗资源的大量浪费。胸痛中心的建立就是希望通过制订规范的诊疗流程来缩短 STEMI 患者的再灌注时间，同时尽快排除非致命性胸痛患者，以避免医疗资源的浪费。

1981 年，美国的 St. Agnes 医院成立了世界上第一个胸痛中心，最初的目的就是及时有效地处理 AMI 和猝死患者。随着医学的发展，胸痛中心的内涵也在不断拓展。

二、胸痛中心的发展历程

美国是最早提出“胸痛中心”概念的国家。至今美国“胸痛中心”已经发展到 5 000 余家，并纳入医疗保险支付范围，成立了“胸痛协会”相关学术组织。目前全球多个国家，如英国、法国、加拿大、澳大利亚、德国等国家的医院内均设立有“胸痛中心”。各国的研究一致显示，胸痛中心的建立显著降低了胸痛的确诊时间，降低 STEMI 再灌注治疗的时间，缩短 STEMI 的住院时间，减少胸痛患者再次就诊次数和再住院次数，减少不必要的检查费用，改善患者的健康相关生活质量和就诊满意度。与传统住院相比，胸痛中心采用快速、标准化的诊断方案，为胸痛患者提供更快和更准确的评估，而医疗费用只有传统住院的20%～50%。

早期胸痛中心的概念主要是建立医院内的快速诊疗通道。但这种基于院内绿色通道的胸痛中心并未显著缩短 STEMI 患者的再灌注时间。2000 年前后，美国统计的从患者进门至进行球囊扩张(door-to-balloon, D-to-B)的时间短于 90 min 的达标率很低。之后美国开始以州或跨州的区域为单位、依托具有经皮冠状动脉介入治疗(percutaneous coronary intervention, PCI)能力的医院建立区域协同救治方案，使再灌注时间大大缩短。美国通过对胸痛中心的认证，大大推进了区域协同救治方案的实施。至 2010 年，美国 D-to-B 联盟的多数医院 D-to-B 平均时间已经缩短至 60 min 左右。2011 年，在美国心脏病学学会等推动下，美国启动了全国性的 STEMI 区域协同救治工程，以期进一步缩短再灌注时间。同时，美国心脏病学院及美国心脏病学学会也将指南中过去要求的 D-to-B 时间改为从 FMC 到实施再灌注的时间。意在强调将整个医疗体系作为整体进行要求。

三、国外胸痛指南的发展

2002 年，欧洲心脏病学会(European Society of Cardiology, ESC)发表了目前可查的第一部关于胸痛诊疗的指南——《ESC 胸痛管理指南》。这部指南第一次提出快速诊疗路径中的 5 个入口的概念，从患者发病、家庭医生、急救调度、救护车和医院 5 个方面阐述了涵盖胸痛急救全过程的诊疗路径。2009 年，美国临床系统改进协会(Institute for Clinical Systems Improvement, ICSI)发布了《胸痛和 ACS 的诊疗规范和指南》。2010 年，英国国家卫生与临床优化研究所(National Institute for Health and Care Excellence, NICE)发布了疑似心源性初发胸痛/胸部不适的评估和诊断指南。

四、胸痛中心概念的延伸和发展

“胸痛中心”最初是为降低 AMI 发病率和死亡率提出的概念，是为 AMI、主动脉夹层、肺动脉栓塞等以急性胸痛为主要临床表现的急危重症患者提供的快速诊疗通道。目前其概念已延伸，通过多学科（包括急诊科、心血管内科、影像科、心血管外科、胸外科、消化内科、呼吸内科等相关科室）合作，依据快速准确的诊断、危险评估和恰当的治疗手段，对胸痛患者进行有效的分类治疗。不仅提高早期诊断和治疗 ACS 的能力，降低 AMI 发生危险或者避免心肌梗死发生，并准确筛查出肺栓塞、主动脉夹层以及 ACS 高危患者，以减少误诊、漏诊及过度治疗，改善患者的临床预后。

“胸痛中心”的概念已不限于胸痛的急诊急救环节。美国胸痛中心协会（Society of Chest Pain Centers，SCPC）现已更名为心血管病患者关怀协会（Society of Cardiovascular Patient Care）。将胸痛中心（Chest Pain Center）更改为心血管患者全程管理（Cardiovascular Patients Care）。

（段晓磊）

第二节　国际胸痛中心建设的发展现状

现代胸痛中心是以区域协同救治体系为核心，建立针对急性胸痛尤其是 AMI 患者的快速救治通道。胸痛中心认证是推动胸痛中心规范化建设和发展的主要手段。当前国际上以美国和德国的认证体系较为成熟，其具体要素和条款存在差异，但基本理念均是围绕本国的急救体系设置。

一、以美国为代表的英美认证体系

目前美国有 5 000 余家胸痛中心，几乎所有承担 AMI 救治任务的医疗机构均已建立了胸痛中心。2002 年，美国专门成立了以胸痛中心培训、教育及认证为主要宗旨的SCPC，2012年更名为心血管病患者关怀协会，2015年与美国心脏病学会合并，开始进行胸痛中心认证。其中将近900家已获得该协会认证。协会通过推动胸痛中心的认证工作使胸痛中心的建设更加规范和高效。该协会也是目前全球唯一一家进行胸痛中心国际认证的机构。目前，美国大多数胸痛中心的D-to-B时间已经降低至90 min以下，部分中心在60 min以下；而首次医疗接触至球囊扩张(FMC-to-B)时间已降至120 min以内。近年来，该协会正在试图通过加强海外胸痛中心的认证来进一步推动其他国家和地区胸痛中心的建设和发展，同时也借此强化美国在此领域的绝对领导地位。

美国胸痛中心认证总体分为文档提交和现场考察两部分。前者中的《认证工具手册》是核心，分为8个关键要素：① 急诊科与急救医疗系统整合；② 对伴有ACS症状的患者进行急救评估；③ 对低危ACS患者及不明原因出现症状的患者进行评估；④ 改进流程；⑤人员、资质和培训；⑥ 组织结构与承诺；⑦ 职能机构的规划；⑧ 社区拓展活动。

《美国胸痛中心认证标准》历经多次修改，目前已经修改至第5版。早期的认证标准主要强调院内绿色通道建设相关的内容，制定了强制达标、建议达标以及创新性条款，涉及院内绿色通道建设的条款多为强制达标内容，而院前急救体系的相关条款多为建议达标内容，并引入社区拓展内容，即要求胸痛中心要积极进行社区人群教育，提高对急性胸痛和心脏病发作的早期识别能力。自第5版认证标准开始，胸痛中心被划分为由低到高3个不同层次：胸痛中心、直接经皮冠状动脉介入治疗(primary percutaneous coronary intervention，PPCI)胸痛中心以及心肺复苏胸痛中心。前两个层次类似于我国认证标准中的“中国基层胸痛中心”和“中国胸痛中心”，但不完全一致。“心肺复苏胸痛中心”是在PPCI胸痛中心基础上强调按照心肺复苏的指南要求，突出生命支持，尤其是早期大脑保护措施的规范化应用。

《美国胸痛中心认证标准》的显著特点之一是更强调与院前急救体系的合作，要求院前救护车在到达现场后尽快完成首份心电图检查报告并及时传输至PCI医院，由院内血管医生进行诊断并指引现场分诊，将明确诊断的STEMI直接送达导管室，除了阿司匹林等非处方药物以及紧急心肺复苏外，不要求院前开展专业救治，这是基于美国院前急救体系的现实而考虑的。一方面，美国急诊患者大多是经救护车入院；另一方面，美国院前救护车上没有医生，是以急救护士为主力的院前急救队伍。而急性胸痛患者的早期甄别是提高后续救治效率的第一个环节，其中心电图是对急性胸痛进行鉴别诊断最重要的手段，鉴于此，美国胸痛中心认证标准中对院前急救体系的要求主要在于首份心电图和快速转运。

二、德国“胸痛单元”及其认证

目前在 AMI 救治领域处于国际领先水平的欧洲国家是德国。德国心脏学会(German Cardiac Society，GCS)强调依托具备 PCI 条件的医院在急诊科建立胸痛单元(chest pain unit，CPU)以提高对到达急诊科的急性胸痛患者的早期鉴别能力和规范评估水平。2008 年，GCS 建立自己的认证标准并开始进行 CPU 认证工作，设置了基本要求和额外要求 2 个层次。2014 年，对上述标准进行了修订，在原有基础上增加了对诊疗环节的整合、团队建设以及人员培训方面的条款。德国 CPU 认证标准的基本特征为基于在急诊室成立实体 CPU，但该 CPU 属于心血管内科的组成部分，要配备专门的人员、房间(监护室、观察室、会诊室、会议室等)、专用的各类医疗设施等。要求将所有急性胸痛患者送至 CPU 进行评估。硬件达标和目标管理是通过认证的主要条件。其中，强调硬件达标是德国认证标准的基本特征，如 CPU 应至少配备 4 张监护床位，其规模根据所服务的地区人口数量决定，每 5 万人增加 1 张床位，并且要按照床位配备 CPU 的专职医护人员，护士与患者比为 1∶4，超过 4 例急性胸痛患者时应增加 1 名护士。对于需要由 CPU 转运至院内导管室、重症监护室的患者，必须在 15 min 内完成转运。对于到达 PCI 医院前已明确诊断的 STEMI 患者，要求尽可能绕行 CPU 直达导管室。截至 2016 年 9 月，已有 244 家 CPU 通过了德国认证，其中 175 家 CPU 进行了再次认证。自 2010 年开始，为加快首诊于私人诊所的急性胸痛患者的早期甄别速度，德国开始进行私人诊所的 CPU 认证。目前已有 30 多家私立诊所通过了认证。CPU 的建立和认证工作使德国 STEMI 的救治水平处于国际领先地位。2012 年发表的 CPU 注册数据显示，院前心电图传输比例高达 80%，97%的 STEMI 患者接受了直接 PCI 治疗，平均 D-to-B 时间为 31 min。

（段晓磊）

参考文献

[1] 胡大一，史旭波.胸痛中心的概念和意义[J]中国医刊，2003，38(12)：2.
[2] Erhardt L, Herlitz J, Bossaert L, et al. Task force on the management of chest pain [J]. Eur Heart J, 2002, 23(15): 1153-1176.
[3] Anon. Chest pain of recent onset: assessment and diagnosis of recent onset chest pain or discomfort of suspected cardiac origin[J]. Heart, 2010, 96(12): 974-978.
[4] 向定成，秦伟毅，周民伟.胸痛中心建设规范与实践[M].北京：人民军医出版社，2013.
[5] Ross MA, Amsterdam E, Peacock WF, et al. Chest pain center accreditation is associated with better performance of centers for Medicare and Medicaid services core measures for acute myocardial infarction[J]. Am J Cardiol, 2008, 102(2): 120-124.
[6] Breuckmann F, Burt DB, Melching K, et al. Chest pain centers: A comparison of accreditation programs in Germany and the United States[J]. Crit Pathw Cardiol, 2015, 14(2): 67-73.

第三章　中国胸痛中心建设的现实意义

第一节　相关流行病学数据

一、《中国心血管报告 2017》胸痛相关数据

英国全科医生研究数据库的数据表明，将近 40%的患者一生中曾有过至少一次的“胸痛”主诉，与此同时，在 1 000 人中每年约有 15.5 人发生胸痛症状。北京地区曾在 2012 年做过一项急诊胸痛的病因学调查分析，其数据显示胸痛患者占急诊科就诊患者的 4.7%。目前，急诊科拥挤现象日趋严重，也就意味着每天前往急诊科就诊的胸痛患者数量也随之增多。

在胸痛患者中，稳定型心绞痛占胸痛发作的 11%；不稳定型心绞痛(unstable angina，UA)或心肌梗死为 1.5%。英国某回顾性研究指出，仅有 7%的年龄小于 35 岁的胸痛患者被诊断为冠心病；然而对于年龄大于 40 岁的胸痛患者，其被诊断为冠心病的发生率则会大于 50%。我国也有相似研究数据表明，胸痛发病率与患者年龄呈正相关关系，且在老年人群中属高发病，男性多发于女性。

《中国心血管病报告 2017》中表明，我国心血管疾病(cardiovascular disease,

CVD)仍面临严峻挑战，且发病率及病死率仍处于上升阶段。目前，我国 CVD 患者有 2.9 亿，其中冠心病患者数量仅次于脑卒中患者数量，位居第 2，有 1 100 万人。同时，CVD 病死率高于肿瘤及其他疾病，处于首位，每 5 例死亡中就有 2 例死于 CVD。2015 年，农村、城市居民 CVD 死亡比例分别为 45.01% 和 42.61%(见图 3-1)。

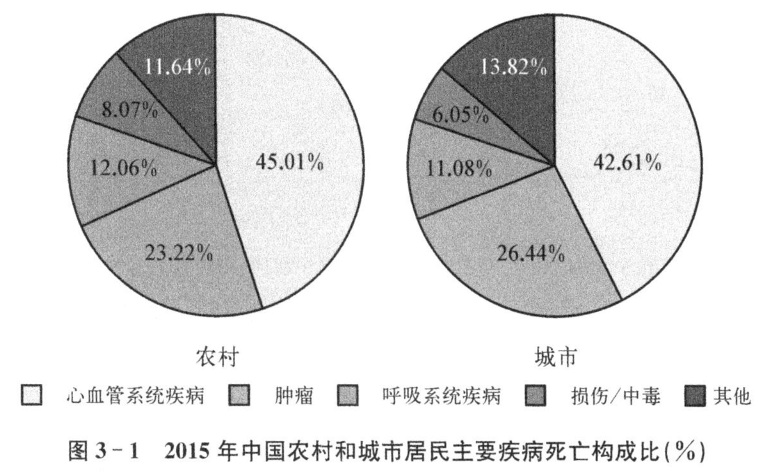

图 3-1 2015 年中国农村和城市居民主要疾病死亡构成比(%)

摘自《中国心血管病报告 2017》

《中国卫生和计划生育统计年鉴 2016》显示，2002—2015 年，城市居民冠心病病死率均略高于农村居民，但自 2013 年起，农村地区居民的冠心病病死率明显上升，直至 2015 年已略高于城市居民的冠心病病死率。总体来说，我国城市和农村居民冠心病病死率均在逐年上升(见图 3-2)。同样的，我国城乡地区居民 AMI 病死率也在逐年上升，由图 3-3 清晰可见，我国农村地区 AMI 病死率于 2012 年大大超出城市，约 150 万人，且自此每年农村 AMI 病死率均显著大于城市地区。

二、常见致死性急性胸痛疾病的相关数据

1. 急性冠脉综合征(acute coronary syndrome, ACS)

ACS 是冠心病中的急症，包括 STEMI、非 ST 段抬高型心肌梗死(non-ST-segment elevation myocardial infarction, NSTEMI)和 UA。前两者合称 AMI，

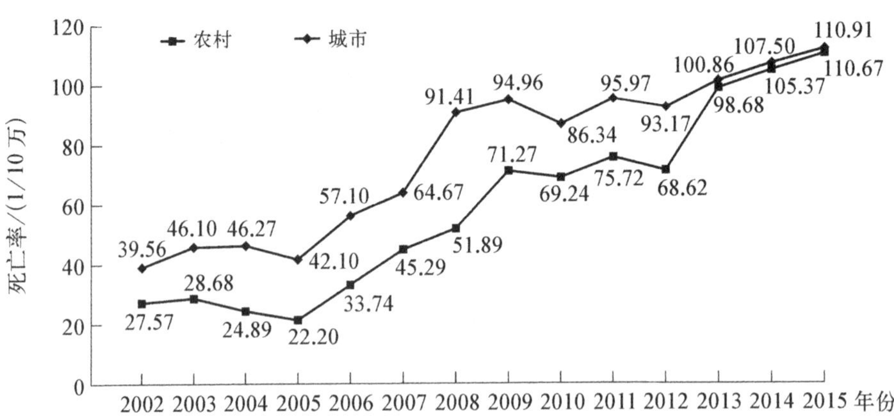

图 3-2　2002—2015 年中国城乡地区冠心病病死率变化趋势

摘自《中国心血管病报告 2017》

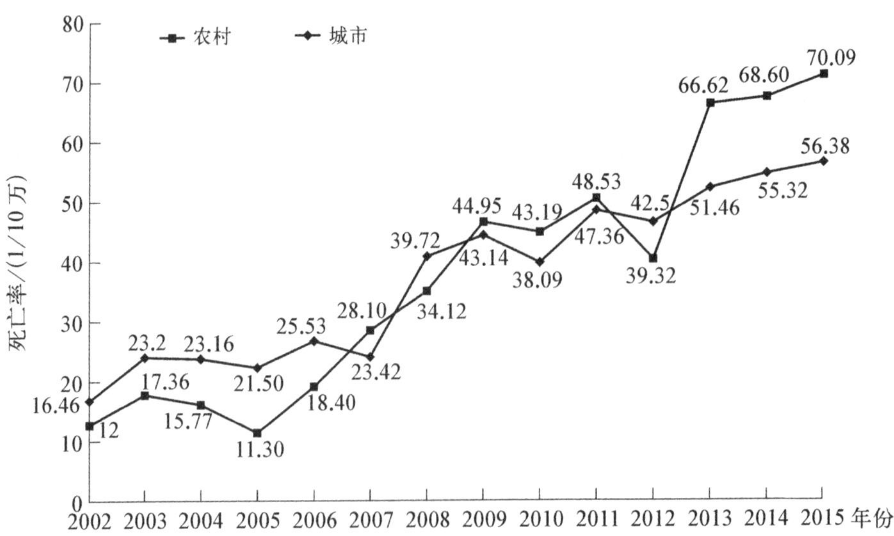

图 3-3　2002—2015 年中国城乡地区急性心肌梗死病死率变化趋势

摘自《中国心血管病报告 2017》

是在冠状动脉病变的基础上，发生冠状动脉血供急剧减少，甚至中断，使相应的心肌因严重缺血而导致坏死，属于冠心病的严重类型。我国每年 AMI 有 250 万人，住院总费用为 49.63 亿元，次均住院费用为 17 102.4 元，显示出这一疾病对患者和医疗体系造成的极大经济负担。不仅如此，AMI 在 1 h内死亡率为 1.6%，而 6 h 内死亡率则上升至 6%。2016 年文献中，中国 AMI 注册登记(China Acute Myocardial Infarction, CAMI)显示我国 AMI 患者的平均年龄为 62.88 岁，其中女性平均年龄为 68.73 岁，而男性平均年龄则较女性年轻 6 岁左右，略低于欧美发达国家。目前，已有大量研究证明 AMI 的发病率与温度、季节有密切关系，国内研究均显示，冬季为该疾病的高发季节，而我国北京地区 AMI 发病率在 11 月份最高，其次 1、7、8、12 月份相对较高，即寒冷、酷暑季节发病率高。流行病学数据亦显示，AMI 发病高峰一般在上午 6:00～12:00，以及 20:00。该疾病危险因素包括吸烟、糖尿病、高血压、血脂异常、肥胖、肾血管病等，其中吸烟是最主要的危险因素之一。

2. 急性主动脉夹层(acute aortic dissection, AAD)

急性主动脉夹层是由于主动脉内膜撕裂，血液进入血管壁内，导致主动脉壁剥离或破裂形成动脉夹层，该疾病大约 50%都是由于高血压所致，是一种病死率很高的疾病。该疾病常见发病人群为 50～70 岁，男性发病率为女性的 2～3 倍，冬春季为高发季节，发病率约为每年 60 人/10 万人，且发病率呈上升趋势。该疾病急性期内主动脉破裂的风险高，40%患者会即刻死亡，此后 48 h 内每小时病死率增加 1%。该疾病的危险因素包括高血压、马方综合征、主动脉缩窄、妊娠和遗传因素等。

3. 肺栓塞(pulmonary embolism, PE)

肺栓塞是内源性或外源性栓子阻塞肺动脉引起肺循环障碍的临床和病理生理综合征，最常见的栓子包括血栓、肿瘤、脂肪、羊水、空气等，其中绝大部分的栓子是血栓，因此也称为肺血栓栓塞症(pulmonary thromboembolism, PTE)。肺栓塞发病较急，病情进展很快，是猝死的常见病因，且漏诊和误诊率高达 60%～80%，该疾病死亡前诊断肺栓塞的仅为 32%，临床考虑肺栓塞的仅为 45%，然而被明确诊断后则病死率极低。肺栓塞男女发病率无明显差别，患者年龄在51～70岁。危险因素包括骨折、大型外科手术、严重创伤、卒中后瘫痪、恶性肿瘤、下肢静脉曲张、妊娠、久坐、年老等。

第二节　中国胸痛中心建设的紧迫性

由上文可见，急性胸痛患者的规范救治是目前重大的公共问题。胸痛作为多种急危重症的主要临床表现之一，其鉴别诊断复杂，且有些胸痛疾病可危及患者生命。“胸痛中心”这一概念最初提出的主要目的在于降低AMI发病率及病死率，现这一概念在多学科合作下得以扩展，包括了对胸痛患者的有效分类，准确对肺/主动脉栓塞、主动脉夹层及ACS低危患者进行早期筛查，减少误诊、漏诊，提高患者救治率及预后质量。目前，国内外指南均倡导对于胸痛患者应早期识别、早转运、早救治。

与此同时，胸痛中心的建设也已纳入我国国家政策。2015年，原国家卫生和计划生育委员会在《关于加强急性心脑血管疾病急救体系建设的通知》中明确指出，各级卫生计生行政部门应根据地区医疗资源分布的特点进行整体规划，争取在2～3年内建立起适合本地区特点的急性心脑血管疾病区域系统救治体系，以提高心脑血管疾病的早期再灌注治疗率，最大限度地缩短早期救治时间，以降低病死率、致残率及医疗费用。

然而，目前我国整体胸痛救治水平仍与欧美发达国家有较大距离。以AMI为例，数据显示有介入治疗能力的医院中只有约33%接受了AMI患者介入治疗；全国只有约7.2%的AMI患者接受了急诊介入治疗；救治延误比例高，全国有92.8% AMI患者错过黄金救治时间。具体来说，这是由于患者从自觉胸痛到诊治各环节均有延迟：由于认识不足，患者或陪伴人员呼叫“120”时间总体延迟6～8 h，还有救护车与医院缺乏衔接，大部分急诊诊治流程欠缺规范，导管室启动延迟等因素。一系列的问题最终导致心肌细胞缺血、坏死，再灌注时间大大延迟，早期再灌注率仅5%。一项北京市有关AMI救治现状研究表明，平均开始溶栓时间(door-to-needle，D-to-N)为83 min，D-to-B为132 min；仅有7%溶栓患者D-to-N时间是在30 min之内，22%患者D-to-

B时间在90 min之内。以上数据均表明，我国需加紧建设胸痛中心，急诊胸痛的治疗流程亟待进一步优化和完善，从而让急性胸痛患者能够通过胸痛中心的机制享受便捷的转诊、救治，缩短AMI患者总缺血时间，提高再灌注率，保障患者的生命安全。

参考文献

[1] 陈飞，喻金彦，印媛君.急性心肌梗死的流行病学及危险因素研究进展[J].浙江临床医学，2016，18(10)：1954－1956.

[2] 陈伟伟，高润霖，刘力生，等.《中国心血管病报告2017》概要[J].中国循环杂志，2018，18(1)：195－198.

[3] 代畅，李兴德.急性冠脉综合征的流行病现况及救治体系的研究进展[J].中国全科医学，2017，20(23)：2906－2910.

[4] 郭航远，徐步云，池菊芳.中国胸痛中心认证的经验和体会[J].心脑血管病防治，2016，16(4)：248－250.

[5] 国家卫生和计划生育委员会.中国卫生和计划生育统计年鉴2016[M].北京：中国协和医科大学出版社，2016.

[6] 牛文豪，梁春.昼夜节律参与急性心肌梗死发生的机制及相关治疗进展[J].疑难病杂志，2017，16(2)：195－198.

[7] 孙立琴，张小红，王雷，等.主动脉夹层危险因素评分表在急诊分诊快速筛查中的应用[J].护理研究，2017，31(28)：3622－3624.

[8] 陶如.139例急性肺栓塞患者的临床特点及中医诊疗规律分析[D].广州：广州中医药大学，2017.

[9] 易绍东，向定成，段天兵，等.建立胸痛中心对不同来院方式ST段抬高急性心肌梗死患者进门-球囊时间的影响[J].中国介入心脏病学杂志，2014(9)：549－552.

[10] 杨雪峰，于海超，孟照辉，等.急诊胸痛中心的现状与未来[J].心血管病学进展，2014，35(2)：190－193.

[11] 中国胸痛中心认证工作委员会.中国胸痛中心认证标准(2015年11月修订)[J].中国介入心脏病学杂志，2016，24(3)：121－130.

[12] 张华丽.血浆miRNA－4787－5P和miRNA－4306对急性主动脉夹层的诊断价值[D].郑州：郑州大学，2016.

[13] Goldman L, Weinberg M, Weisberg M, et al. A computer-derived protocol to aid in the diagnosis of emergency room patients with acute chest pain[J]. N Engl J Med, 1982, 307(10): 588.

[14] Klinkman MS, Stevens D, Gorenflo DW. Episodes of care for chest pain: A preliminary report from MIRNET. Michigan Research Network[J]. J Fam Pract,

1994，38(4)：345.

[15] Luke LC, Cusack S, Smith H, et al. Non-traumatic chest pain in young adults: a medical audit[J]. Arch Emerg Med, 1990, 7(3): 183.

[16] Lee TH, Cook EF, Weisberg M, et al. Acute chest pain in the emergency room. Identification and examination of low-risk patients[J]. Arch Intern Med, 1985, 145(1): 65.

[17] Pryor DB, Harrell FE Jr, Lee KL, et al. Estimating the likelihood of significant coronary artery disease[J]. Am J Med, 1983, 75(5): 771.

第四章　中国胸痛中心建设的现状

第一节　组织机构建设

胸痛中心是通过整合院内外相关优势技术和力量为急性胸痛患者提供快速诊疗通道的机构。它既可以是在不改变现有结构基础之上实体运作的虚拟机构，也可以是重新组建的实体机构。无论是以何种形式存在，胸痛中心的建设都涉及医院内外多个部门，因此必须有一套相应的组织机构进行协调与管理，以落实胸痛中心各项任务的顺利开展与执行。

胸痛中心组织机构的基本理念是在胸痛中心委员会领导下的总监负责制，包括胸痛中心委员会、胸痛中心医疗总监和胸痛中心协调员。组织机构的形式因不同医院的实际情况而定，但基本要求和任务是相同的。

一、胸痛中心委员会

胸痛中心委员会是组织、领导和协调胸痛中心全面工作的最高组织机构，对胸痛中心的建设和发展负责，包括对中心医疗质量进行定期评议；对制度、流程和培训等工作提出持续改进意见；制定规划和提出发展建议，体现专人负责专项管理的特点。由于胸痛中心委员会必须具备调动院内外技术、行政资源共同为胸痛中心服务的能力，一般应由医院主要领导担任委员会核心领导。胸痛中心委员会主任委员由院长或分管医疗工作的副院长担任，主持胸痛中心委员会的建设和重大决策；副主任委员由医务部（处）、护理部（处）、院务部（处）等机关副职领导担任，协助主任委员负责胸痛中心的协调工作。

二、胸痛中心医疗总监

胸痛中心医疗总监由技术总监和行政总监组成。胸痛中心技术总监全面负责胸痛中心医疗技术方面的工作，直接对胸痛中心委员会负责，包括对中心技术和质量进行定期分析并制定持续改进措施；制定与组织实施胸痛中心发展规划、工作流程与目标等；负责中心技术队伍建设和管理；协调各学科合作并提供技术支持。胸痛中心行政总监全面负责胸痛中心的日常行政管理，直接对胸痛中心委员会负责，包括主持和参与胸痛中心发展规划、工作流程与目标的制订与组织实施；负责中心联合例会的组织工作，并对会议讨论的重大问题组织调研并提出报告；定期组织检查中心工作计划和目标的落实情况，并及时向委员会和其他科室反馈信息；负责中心的急诊及院前急救工作，与“120”的协同工作。胸痛中心医疗总监是指定一名医生担任，该医生必须经过专业认证且具备对 ACS 患者进行急救和诊断的能力，一般由心血管内科医生担任，基层胸痛中心由心血管内科或急诊科医生担任。

三、胸痛中心协调员

胸痛中心协调员配合技术总监和行政总监做好日常管理及主要科室之间的协调工作，包括对中心技术和质量进行定期分析并汇总相关情况；参与中心发展规划、工作流程与目标等的制订与组织实施工作。胸痛中心协调员指定由一名医生担任，该医生必须具备正确处理 ACS 的能力且每年至少参加 ACS 和胸痛中心相关培训，可由包括急诊科、心血管内科、心胸外科、呼吸科、放射科、超声影像科、信息科等科室主任担任。

由于胸痛中心是一个虚拟机构，人员、设备等资源分属各个不同的部门，要使这种虚拟的整合达到实体运行效果是极富有挑战性的工作。而实现这种虚拟整合转化为实体运行的最重要工作是核心团队的建设。所谓核心团队，是指由心血管内科和急诊科两个专业的主要领导加上胸痛中心委员会的主要(常务)领导所组成的决策小组。该小组既是胸痛中心的主要决策者，也是保障执行力的关键，是推动胸痛中心健康发展的核心力量。所有提交委员会讨论的议题和议案，均应经过核心团队预先协商和讨论并达成共识。

胸痛中心组织结构如图 4-1 所示。

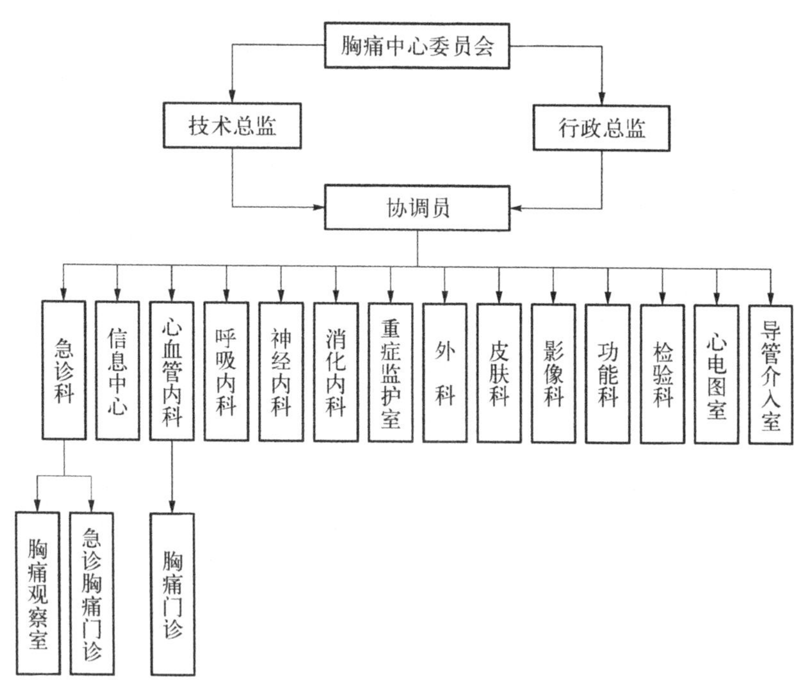

图 4-1 胸痛中心组织结构

第二节 管理制度建设

健全管理制度是胸痛中心建设的必备内容之一，其基本的管理制度包括时钟统一管理制度、数据库管理制度、联合例会制度、质量分析会制度、典型病例讨论会制度、奖惩制度、其他制度等。

一、时钟统一管理制度

有数据表明,大约有50%的AMI患者在发病1h内猝死,而每延误1h治疗,病死率增加20%;主动脉夹层未处理者病死率每小时增加1%;肺栓塞急性期发病率、误诊率及病死率颇高,发病1h内猝死11%,总病死率为32%,这表明了高危胸痛的救治效果与诊治时间的及时与否息息相关,尤以STEMI的救治对时间依赖性更高。“时间就是心肌,时间就是生命”即是对STEMI患者早期救治的最好诠释,对诊疗时间的要求精确到分钟。

胸痛的时间轴分为患者时段、转运时段及医院时段3个时间段。因患者的健康与疾病知识、转运方式与途径的选择、就诊医院的环境及救治条件等因素,各时间段的救治往往会有延迟现象,分别称为患者延迟、转运延迟及院内延迟,有效的时间管理是发现缺陷的主要手段。但是,目前医院时间管理仍存在一些弊端,如缺乏时间统一管理方案、现用的时钟各种各样且无相应的管理部门和标准,缺乏统一的医疗设备上的时间标准化方案与校正要求等。国际标准要求直接就诊于具有PCI能力医院患者的FMC-to-B时间限定为90 min,而就诊于非PCI医院的转诊PCI的FMC-to-B时间则为120 min。要实现这一目标,胸痛中心必须加强时间管理,其中救治流程中的时间控制、时钟统一和准确的时间采集等是胸痛中心时间管理的重要内容,因此,时钟校对尤为重要。

(一) 时钟校对的具体操作办法

(1) 时钟校对标准　电子时钟自动校准系统。

(2) 时钟校对周期　每日一次,可根据实际情况调整。

(3) 时钟校对范围　急诊科、导管室、心血管内科重症监护病房、门诊、心电图及其他相关临床科室,以上科室所涉及的仪器(如心电图机、血气机、数字减影血管造影机器等)、挂钟、秒表等。

(4) 时钟校对人　上述科室委派专人或非专人定期校对。

(5) 时钟校对方法　挂钟、秒表等可由校对人根据电子时钟或者手机定位自动时间校正自行调整。

(6) 时钟审查人　心血管内科将派专人对各科室时钟校对情况进行审查。

(7) 时钟校对记录　每次完成时钟校对后会由专人进行记录。设备如与标准时间有误差,请联系设备厂家。

某医院胸痛中心时钟统一表如表 4－1 所示。

表 4－1　某医院胸痛中心时钟统一表

校对时间	120			急诊科				冠心病监护室				导管室				核对人签字
	系统	心电图机	手机	手机	心电图机	除颤仪	验血机器	手机	心电图机	电脑	验血机器	手机	心电图机	电脑	数字减影血管造影机	

说明:核对人员确认后,请在方格内标注并确认签字。

时钟统一是胸痛救治流程中最为基础的工作,也是时间管理的首要环节,涵盖了医院基准时间、相关人员时间、医疗设备时间以及各类病历救治记录时间的统一。

(二) 时钟统一方案说明

1. 胸痛中心部分

(1) 医疗组:每个医疗组配备一块秒表,统一校正为北京时间,当患者抵达 CCU 大门时启动秒表开始计时,到开始为患者做心电图再次启动秒表,其将自动记录一个时间段,以备与心电图机的时间核对;开始医患沟通时再次启动秒表开始计时,到签署医患沟通时结束计时,记录时间,同时计算开始沟通时间。

(2) 心电图机:定期和秒表、CCU 内各种时间记录器同时与北京时间校对。

2. 急诊科部分

(1) 医疗组：每个医疗组配备一块秒表，统一校正为北京时间，在患者到达急诊科时启动秒表开始计时，到开始为患者做心电图再次启动秒表，其将自动记录一个时间段，以备与心电图机时间核对；患者离开急诊科时再次启动秒表开始计时，到抵达 CCU 大门时结束计时，记录时间，同时计算离开急诊科时间，与胸痛中心人员交接。

(2) 心电图机：定期和秒表、CCU 内各种时间记录器同时与北京时间校对。

3. “120”急救中心部分

已经建立联系的“120”急救车已配备完善的时间记录系统，并已定期与北京时间校正，可以保证所要收集的相关时间的及时与准确，在“120”急救车抵达 CCU 大门时，可以与胸痛中心人员进行交接。

(三) 秒表使用说明

秒表计时，在正常走时状态下，按＃3 键使秒表进入计时状态；如果秒表显示不为零，按＃1 键停止计时，按＃2 键复位到零。

(1) 秒表计时：按＃1 键开始计时，再按＃1 键停止计时(重复按＃1 键，重复按＃1 键，重复开始/停止)，按＃2 键复位到零。

(2) 分段计时：按＃1 键开始计时，按＃2 键显示第一段时间，再按＃2 键两次，显示第二段时间，按＃1 键停止计时，按＃2 键复位到零。

(3) 二段计时：按＃1 键开始计时，按＃2 键显示第一段时间，按＃1 键停止计时，按＃2 键显示第二段时间，再按＃2 键复位到零。

(四) 设置时间和日历

正常走时状态下按＃3 键 3 次，进入时间设置状态，秒和星期显示同时闪动。按＃2 键选择分、时、日、月、星期、秒作为调校对象(A/P 为 12 h 制，A 为上午，为 24 P 为下午，H 为 24 h 制)，按＃1 键置数(按位不放，快速置数)，调校完毕，按＃3 键回到正常走时状态。(注：秒只能调校为 00)

二、数据库管理制度

胸痛中心资料包括临床资料和数据库，临床资料是指病历、各类表格、诊疗记录、影像学资料、检验资料、专科资料，而数据库是指胸痛电子病历、数据统计（时间节点）、数据分析。胸痛中心数据库具有就诊记录、法律文件、溯源依据、病历讨论的基础、科研与流行病学调查等临床资料的功能，是胸痛中心建设质量和水平的主要评价依据以及质量管理和控制体系的主要手段，是胸痛中心的核心内容和持续改进的保证，也是认证评审现场核查的重点和科研的重要资料。胸痛中心数据库结构如图 4－2 所示。

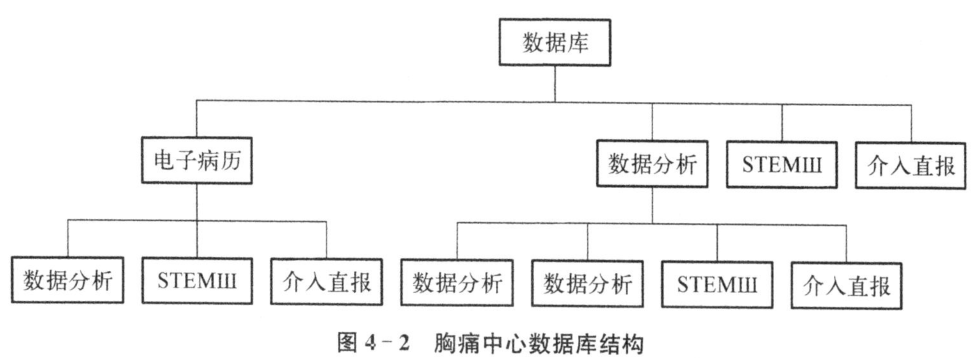

图 4－2 胸痛中心数据库结构

（一）胸痛中心认证云平台数据库的基本结构

胸痛中心认证云平台数据库的功能包括胸痛患者列表、概要信息、数据统计、系统管理 4 个部分。其中患者列表是数据库的核心，填写人员必须客观、准确、真实、及时、完整地填写各项数据，包括急救信息、胸痛诊断、患者转归及实时监测、影像信息 5 个模块。内容包括：各类因急性胸痛就诊或入院的患者基本信息和最后诊断；ST 段抬高型急性心肌梗死（STEMI）、非 ST 段抬高型急性心肌梗死（NSTEMI）及不稳定性心绞痛（UA）患者从发病开始到实施关键诊疗措施的时间节点、来院方式、转归；主动脉夹层以及肺动脉栓塞从发病到实施关键诊疗措施的时间节点。上述时间节点既是反映医疗机构诊疗水平的客观指标，也是胸痛中心日常质量管理和监控的标准，同时还是认证审核和评估的主要依据。其主要结构思路如图 4-3 所示。

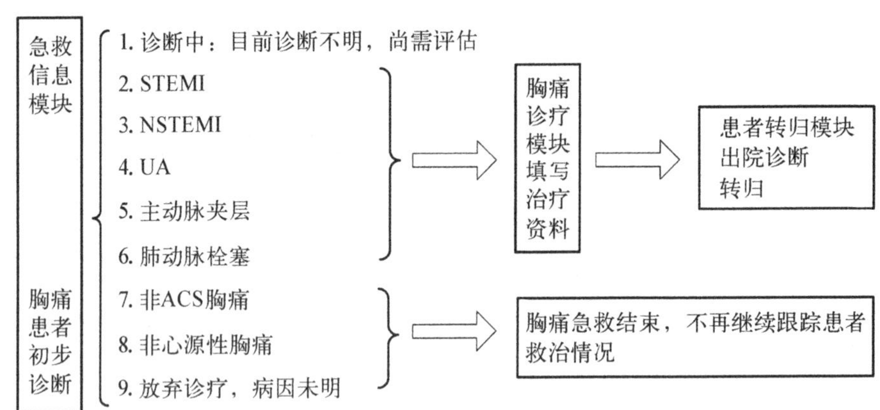

图 4-3 胸痛中心认证云平台数据库结构示意图

（二）胸痛中心认证云平台数据库的质控要求

该数据管理云平台是根据胸痛中心认证要求开发，除具有常规数据库完整性、准确性、精确性、可追溯源性等特点外，还具有以下特点。

(1) 内容包括各类因急性胸痛就诊或入院的患者基本信息和最后诊断；STEMI 及 NSTEMI/UA 患者从发病开始到关键诊疗手段的实施时间节点、来院方式、转归；主动脉夹层以及肺动脉栓塞从发病到关键诊疗手段的时间节点。

(2) 功能数据库具有基于认证标准相关指标的统计分析功能，便于认证中心检查及各单位质控管理。

(3) 支持持续改进机制，在每个阶段进行回顾分析，发现问题，不断改进。理论上数据库质量不是完全可控的，但要尽可能提升数据质量。

我们从以下方面对数据库质量进行管理。

(1) 数据完整性：首先确保所有来院的急性胸痛患者均要进入数据库即电子急救病历；其次，每个电子病历的关键信息必须填写完整，否则系统拒绝保存资料及进入下一个流程。

(2) 数据准确性：所有数据要与原始资料一致，保证真实、有效，及时更新。

(3) 数据精确性：本数据库的重点为时间流程管理，故时间需精确到分钟。

（4）可溯源性：可溯源性是指在数据处理、检查和验证过程中，所有数据都可追踪到原始资料，各诊疗环节必须详细记录并保存，如发现任何不满足质量要求的数据都必须能够明确其错误根源并进行更正。

（三）胸痛中心认证云平台数据库的质控措施

所有数据库的质量管理都需要规范流程、足够技术支持及使用者正确操作这三者结合。目前，胸痛中心已制订了规范的流程，数据库免费开放。但是，使用人员的管理是重点，填写数据人员需要有足够的责任心。目前质控措施如下。

（1）制订规范的胸痛患者诊治流程，各相关科室严格按流程诊治。

（2）数据填写分工明确，采取首诊负责制。

（3）及时收集、保存原始资料，以备核查，要强化“没有记录就没有发生”的概念。

（4）杜绝造假、防止漏填项目，这是提高质量的首要工作，减少填写错误则是提高数据质量的关键。对申请中国胸痛中心认证的单位，在现场核查中若发现数据造假有可能被取消本次申请资格。

（5）分级管理，有专人负责数据管理：实行三级质量控制制度，一级质量控制由专职数据管理员负责，主要职责是每天定时检查并督促责任人及时填写数据、采集和录入随访资料，进行数据的核对，在完成所有数据录入后提交给二级质量管理员审核；二级质量控制由兼职的高年资专科医生担任，主要职责是从专业角度对数据库进行审核，对不符合逻辑或错误的数据病例返回给一级质量控制员进行校对；三级质量控制由胸痛中心总监担任，不定期抽查数据库并进行阶段性评估。

（6）对一线医务人员及网络医院工作人员进行专业知识培训，提高胸痛患者诊治水平及规范填写数据的技巧。

（7）定期统计分析数据库数据，举办质量分析会议，对比中国胸痛中心认证要求，分析寻找胸痛诊治流程及数据管理是否存在不合理之处，制订合理的流程改进计划，不断完善诊治流程。

三、联合例会制度

急性胸痛起病急、进展快、误诊率和病死率高，其相关的致命性疾病有ACS、主动脉夹层、肺栓塞和张力性气胸等，为了做好急性胸痛的诊疗工作，改进工作质量和流程，需要院内外各相关部门共同配合，为协调好各单位和各部门的工作，胸痛中心应制订胸痛中心联合例会制度。

（一）会议时间

胸痛中心建立初期，联合例会的时间间隔应每季度一次。当胸痛中心运行正常后，可适当延长间隔时间到每半年甚至每年举行一次，时间为每年××月及××月的×日×点钟举行(如时间有改变另行通知)。

（二）会议地点

××××医院××××会议室。

（三）参加人员

胸痛中心急诊科、心内科、导管室相关人员及院内相关科室医护人员、“120”急救中心和网络医院代表。

（四）会议内容

(1) 总结与讨论本周期内进行胸痛急救系统的病例救治情况。

(2) 讨论本周期内胸痛处理流程，找出工作流程存在的问题。

(3) 提出如何解决流程过程中的问题，如为管理体系中存在的问题，需在科室间协调，进行工作质量和流程的改进。

(4) 制订下一步的工作计划与培训计划。

(5) 胸痛中心网络医院和社区医院的发展、培训、义诊、宣传等运行情况。

（五）会议记录

联合例会是胸痛中心的重要活动内容之一，必须指定专人做好会议记录并存档，使用专用会议记录本，记录要客观真实，是申请认证的重要被考察内容和认证依据之一。

四、质量分析会制度

持续质量改进机制是胸痛中心建设和认证的核心价值和精髓。持续质量改进是胸痛中心生存和发展的根本，是建设的永恒主题。质量分析会是胸痛中心运行质量控制重要的监督、考核和评价手段，是提高其运行质量最有效的工作方式，因此质量分析会是胸痛中心建设的重要内容。通过持续性的研究总结，探索更有效的方法，使医疗质量达到更优、更高标准；通过对胸痛中心内在的质量管理和监控，借鉴现代管理学的理念和方法，不断建立目标、规范流程、整合能力和协调利益，保证持续质量改进的顺利进行。因此，质量分析会是通过对胸痛中心运行过程中的阶段性数据分析，肯定取得的工作成绩，发现存在的问题，并制订改进的措施。为此，胸痛中心现制订质量分析会的相应制度。

（一）会议时间

建议每个月召开一次胸痛中心质量分析会，对于胸痛中心成立初期，甚至可以每周召开一次。在各项胸痛中心关键监控指标均符合要求、并能持续改进的良好情况下，可每季度举行一次，时间为每季度的××时间举行（如有变更另行通知）。

（二）会议地点

××××医院××××会议室。

（三）参加人员

胸痛中心主任或技术总监、急诊科、心血管内科、导管室相关人员及院内相关科室医护人员、数据管理人员和质控人员、医院有关职能管理部门或科室、“120”急救中心和网络医院代表。

（四）会议内容

（1）分析前一阶段主要数据和关键质控指标的结果，如胸痛患者总数、各类疾病人数及占胸痛患者总数的比例，病死率、STEMI 患者的平均 D－to－B 时间、FMC－to－B 时间、导管室启动时间、绕行比例、再灌注时间、谈话时间、平均住院天数、经济效益指标等。

（2）分析与讨论数据不达标或改进不明显的原因以及存在的问题，并制定改进措施。

（3）确定奖惩制度以激励或督促工作更好开展。

（4）总结胸痛中心的运行情况、存在的问题以及改进意见，制订下一阶段关键数据的质控目标。

（五）会议记录存档

协调员安排专人负责做好会议签到及记录并存档，记录要客观、真实。会议记录使用专用记录本。会议照片按照胸痛中心认证标准中要求（包括授课人及第一张幻灯片在内的照片以及包括听众在内的授课场景的照片或视频资料）整理后存档。

五、典型病例讨论会制度

胸痛患者在完成救治的过程中需经历胸部感觉不适和决定求医、途中转运、首诊接诊、病情诊断、专科处置和转归的最为基本的 5 个阶段，每个阶段都有大量的专业质量改进和整体工作的指导。例如，在胸痛起病阶段，如何使高危人群认识胸痛，及时呼救或就诊，如何建立社区的心血管急救体系等。因此，胸痛中心的病例分析制度是其工作的核心内容，现制定胸痛中心典型病例会议制度。

（一）会议时间

胸痛中心典型病例讨论会每月举行一次，时间为每月××时间举行（如时间有改变另行通知）。

（二）会议地点

××××医院××××会议室。

（三）参加人员

每周一次的典型病例会议：急诊科、心内科及胸痛中心委员会成员；每季度一次的典型病例会议：急诊科、心血管内科、胸痛中心委员会、急诊急救体系领导。

（四）会议内容

1. 介绍典型病例

由质量监控人员或指定医生介绍典型病例的诊疗过程及相关客观资料及患者时间节点表。由参与救治的相关人员介绍各个患者的救治情况，并将延误的环节进行说明并分析。

2. 问题解决途径

（1）涉及流程问题：全体讨论是否进行流程的修改，任何修订内容均需在胸痛中心记录在案，并及时组织与执行该流程环节相关的全体人员重新学习修改后的流程。

（2）涉及管理制度问题：胸痛中心管理制度的制定和修改由胸痛中心委员会负责，因此，若病例分析会上发现现行管理制度不合理，应将会议讨论的内容形成统一的文件提交胸痛中心委员会，并择期召开委员会议进行修订，技术总监或行政总监应在胸痛中心委员会上对修订的理由进行说明，并提出修订的具体意见供委员会讨论。

（3）涉及院外的问题：一般性问题由胸痛中心对外联络部负责协调解决，重大问题则由胸痛中心委员会组织并邀请相关单位领导参加联合例会进行沟通，协调解决。

六、奖惩制度

为了确保每位胸痛患者的数据得以完整收集与保存，如时间节点表、原始材料(包括"120"交接单、急诊手册、急诊交接表、扁鹊手环)、录像录音资料、采血知情同意书以及血样的采集,胸痛中心应设立明确的奖惩制度。奖惩标准如下。

(一) 原始资料收集

换车间接诊人员需收取"120"交接单、急诊手册、急诊交接表、扁鹊手环,如收集完整则奖励 1 元;进行接诊影音资料采集,如采集完整则奖励 2 元。

(二) 沟通及送台

沟通及送台均以 15 min 内为奖励起点,基本奖 5 元。从入 CCU 大门至签署知情同意≤15 min 者以及从启动导管室至患者送至导管室时间≤15 min 者按表 4－2 所示标准进行奖励。

表 4－2　胸痛中心沟通及送台的奖励标准

时间/min	奖励标准/元
15 min	5
14～12 min	10
11～10 min	15
9～8 min	20
7～6 min	25
≤5 min	30

(三) 胸痛采血

(1) 换车间接诊人员如签署采血同意书,奖励 1 元。

(2) 病房接诊人员如采集 1 管血样奖励 2 元,采集 2 管血样奖励 3 元,采集 3 管血样奖励 4 元。

(四) 填表

(1) 基本填表奖励 2 元,即填写即给奖励。

(2) 如可准确记录准备完毕后通知导管室时间,奖励2元。

(3) 如可与导管室护士沟通后准确记录患者送达时间,奖励2元。

(4) 如可提醒上级签好手术同意书时间,奖励1元;如可帮助上级采集原始资料,奖励1元。

(5) 如胸痛表格填写完整准确,奖励2元。

七、其他制度

教育和培训工作是胸痛中心建设的重要内容和职责之一。要想在胸痛中心建立完整高效的救治体系,必须完全了解相关部门对胸痛中心的运作细则、体系、流程等。因此,胸痛中心所涉及的各部门人员必须经过反复的教育及培训,知晓胸痛中心的主要目标和运作机制,明确自身的责任,才能使整个胸痛中心正常运行,促使胸痛中心工作质量持续改进,最终达到提高区域性协同救治水平的目的。胸痛中心实行周期性的人员培训制度。培训制度应对培训对象及范围、培训形式、培训内容、每次培训时间、培训周期以及培训授课人员等做出明确的规定。

(一) 培训对象

胸痛中心的培训对象为胸痛中心内部专业医护人员(心血管内科)、网点医院相关医护人员、急救中心相关人员、胸痛中心所在医疗机构的全体人员。

(二) 培训内容

胸痛中心的培训内容主要为胸痛中心的概念和运行流程、胸痛的诊断及鉴别诊断、ACS的诊疗指南、肺动脉栓塞的诊疗指南、主动脉夹层的诊疗指南、心肺复苏流程、心电图基础、12导联心电图的无线传输方法、实时监护系统的使用、健康保健知识、共同的工作方案和流程。

针对不同的机构,培训方案有所不同。对于胸痛中心所在医疗机构,其培训对象包括负责胸痛诊治的医生、护士和医院全体工作人员。医护人员培训内容侧重不同,但总体原则是确保负责胸痛诊治的医生和护士能够持续保持相应的工作能力。① 医院领导、医疗管理、行政管理人员的培训:培训内容主要为区域协同救治体系胸痛中心的基本概念，建设和流程优化过程中需要医院解决主要问题；② 胸痛中心核心科室专业医生和护士的培训：培训内容包括基于区域协同救治体系胸痛中心的基本概念，胸痛中心时钟统一、时间节点定义及时间节点，各项管理制度，ACS、主动脉夹层、肺动脉栓塞的诊治指南，本院胸痛中心的救治流程图，AMI、常见心律失常的心电图诊断，心肺复苏技能，数据采集及胸痛中心数据填报数据库；③ 全院医、药、护、技人员的培训：培训内容主要为基于区域协同救治体系胸痛中心的基本概念，胸痛中心的时间节点管理要求，院内发生 ACS 或心脏骤停的处理流程，初级心肺复苏技能；④ 全院医疗辅助人员及后勤管理人员的培训：培训内容主要为胸痛中心的基本概念，院内紧急呼救电话，心脏按压的基本要领。培训时间要求为胸痛中心成立之前或成立之后 1 个月内完成，以后视各胸痛中心的具体情况定期举行。

对于基层医疗机构的培训，在未来的医疗模式中应具有一定的影响力以及承担周边区域的辐射教育和培训工作是胸痛中心建设的重要内容和职责之一。基层医疗机构的培训是树立影响力和增强号召力的措施。基层医院机构理念的建立对缩短转运 PCI 时间帮助很大。同时还要注重社区教育，提高民众的急救自救意识，逐渐缩短从症状发作开始至缺血的时间。培训内容主要为基于区域协同救治体系胸痛中心的基本概念，急性胸痛快速转诊机制及联系方式，急性胸痛及 ACS 早期症状识别，AMI 和常见心律失常的心电图诊断，初级心肺复苏技能。培训要求在中心成立之后 2 个月内完成，以后每年进行一轮。

培训后需提交培训计划、讲稿、培训记录、签到表，以及能显示授课时间、包括授课人及第一张幻灯片在内的照片与包括听众在内的授课场景的照片或视频资料。并且对培训效果进行检验，可采用现场核查方式，专家对急诊及心血管科专业人员、非急诊及心血管专业的医护人员、医疗辅助人员进行岗位检验及随机访谈等。

八、中国胸痛中心网站注册与云平台数据库的使用

（一）中国胸痛中心网站注册

我国胸痛中心注册官方网站全称为中国胸痛中心总部（Headquarter of China Chest Pain Centers），机构会员可登录中国胸痛中心总部官网（www.

chinacpc.org)进行注册。注册步骤如下。

(1) 直接输入网址“www.chinacpc.org”或百度搜索“中国胸痛中心总部”进入注册页面。

(2) 在注册页面导航栏“我想”中“注册报名”或“用户登录”模块的注册按钮。

(3) 在注册页面点击“机构注册”,完整填写单位相关信息。

(4) 上传《医疗机构执业许可证》。

机构会员注册成功上传《医疗机构执业许可证》成功后,中国胸痛中心总部工作人员在1~3个工作日内对会员资质进行审核,审核通过后即可使用注册账号在中国胸痛中心总部官网进行相关申报工作。

(二) 中国胸痛中心云平台数据库的使用

胸痛中心数据填报云平台的功能包括5个部分:上报数据(病历填写与审核病历)、概要信息(患者趋势图与病历统计图)、认证中心(数据分析与质控标准)、网络医院(新增医院与管理医院)、系统管理(新增账号与权限设置)。机构会员同使用已通过审核的账号登录胸痛中心总部官网“数据填报云平台”(图4-4,图4-5)进行录入数据等工作。在“胸痛中心数据填报平台”录入数据界面左侧有数据填报、概要信息、认证中心、网络医院和系统管理5个功能区。

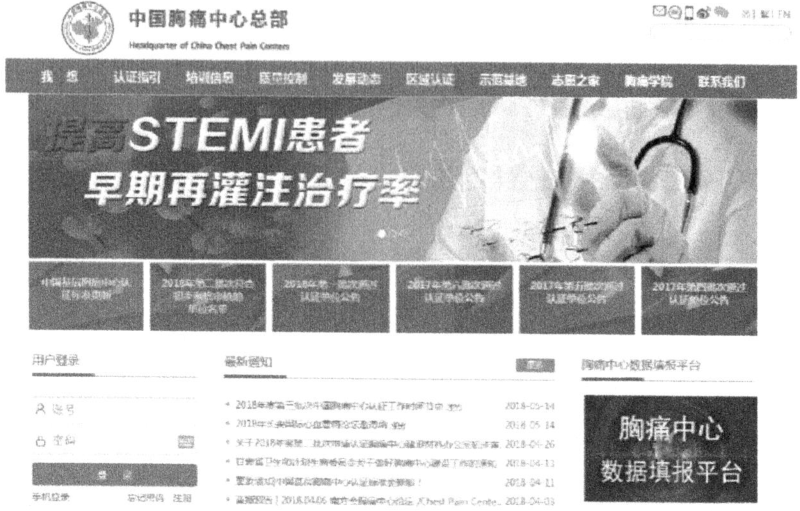

图4-4 中国胸痛中心总部官网界面图

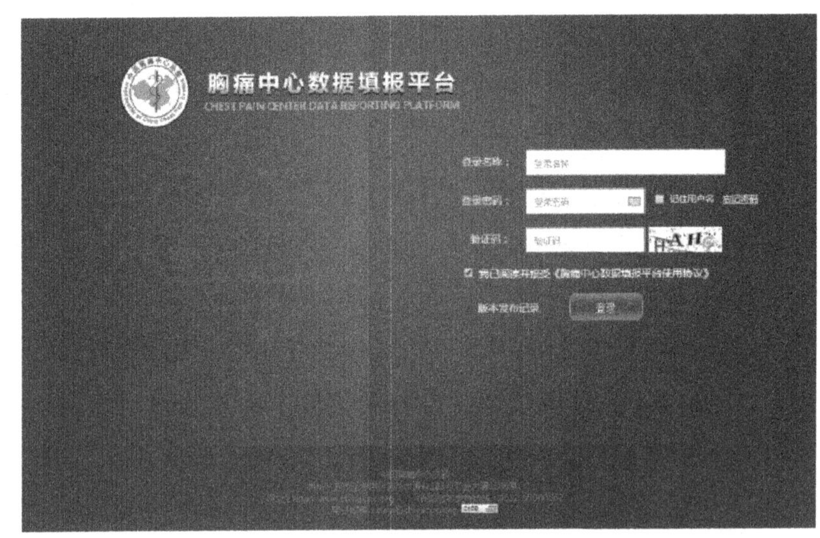

图 4-5　胸痛中心数据填报云平台登录界面

1. 数据填报

在“新增患者”模块填写患者基本信息，“新增患者”建档成功后系统自动生成数据编号。建档成功的胸痛病历即可进入病历填报界面，在“急救信息”“胸痛诊疗”“患者转归”3 个模块里完善患者病历信息。

(1) 急救信息：可修改建档时填写的患者基本信息、病情评估，填写患者来院方式、患者发病的相关时间节点、FMC、生命体征、辅助检查、初步诊断、ACS 给药、Grace 评估、患者情况备注。

(2) 胸痛诊疗：主要记录患者在接诊并有了初步诊断结果后所采取的相关救治措施。

(3) 患者转归：记录患者接受治疗后的转归情况，包括出院诊断、患者转归、患者情况备注、病历填写说明 4 个方面。

2. 概要信息

根据需要的时间阶段查询统计出本院的胸痛患者相关指标的增长趋势并生成图表，并能在线打印与导出相关图表。

3. 认证中心

认证中心是胸痛中心数据质控的主要工具之一，可查看已填报的数据是否符合相应版本中相应的条款范围，包括 PCI 版和基层版 2 个版本的相应数据条款。根据相应条款可快速查找出不符合规范的数据，可将查看的数据生成相应的图标并打印或导出。

4. 网络医院

网络医院是指与本院签署转运胸痛患者合作协议的合作医院，签约网络医院都可增加本院胸痛中心的转运患者和胸痛患者数据。

5. 系统管理

系统管理可新增多个本院用户，自行设置账号密码；对本院用户设置相应权限（如填报员、审核员、归档员等），使其在相应规定的权限范围内操作数据；随时启用/停用或删除本院用户账号；若本院用户忘记密码，可在此为其重置密码。

第三节　中国胸痛中心发展情况

20 世纪 80 年代初，“胸痛中心”的概念在美国最早提出，以提高 STEMI 诊断率、降低病死率为目标。1981 年，全球第一家“胸痛中心”在美国巴尔的摩 St. ANGLE 医院建立，至今，美国的胸痛中心已发展到 5 000 余家，其中将近 900 家已获 SCPC（现已更名为心血管患者关怀协会，Society of Cardiovascular Patient Care）的认证。美国通过推动胸痛中心的认证工作，使胸痛中心的建设更加规范和高效。之后，胸痛中心在欧洲也得到迅速发展。目前，全球多个国家，如英国、法国、加拿大、澳大利亚、德国等均在医院内设立有胸痛中心。其中德国依托具备急诊 PCI 条件的医院建立胸痛单元，于 2007 年建立了胸痛单元的认证标准。胸痛单元的建立和认证使得德国 STEMI 的救治水平处于国际领先地位。胸痛中心是为 AMI、主动脉夹层、肺动脉栓塞等以急性胸痛为主要临床表现的急危重症患者提供的快速诊疗通道。与传统住院相比，胸痛中心采用快速、标准化的诊断方案，为胸痛患者提供更快和更准确的评估，显著降低了胸痛确诊时间、降低了 STEMI 再灌注治疗时间，缩短住院时间，降低了胸痛患者再次就诊次数和再住院次数，减少不必要的检查费用，改善了患者健康相关生活质量和就诊满意度，已经成为衡量 AMI 救治水平的重要标志之一。

中国于1990年代提出AMI的绿色通道概念，胸痛中心的相关建设较其他发达国家较晚，其真正起步应从2010年在胡大一教授倡导下发表的《中国胸痛中心建设专家共识》开始。广州军区广州总医院、上海胸科医院等率先开展了我国胸痛中心的探索性建设工作，并取得了良好的社会和技术效益。广州军区广州总医院将胸痛中心与本地区的急救模式相结合，利用现代物联网技术实现了院前急救、院内绿色通道、基层医院与大型医院的无缝连接，建立了基于物联网的区域性急救网络系统，开创了全新的临床医疗模式，为建立AMI的规范化救治提供了全新的模式和经验，并于2012年8月与上海胸科医院顺利通过了SCPC的认证，标志着我国胸痛中心进入规范化建设时期。2013年3月，由中华医学会心血管病分会所主导的我国胸痛中心首次筹备认证工作正式开始，经过5个多月的反复修改和广泛征求意见，制定了中国胸痛中心认证体系和标准，并于2013年9月14日在广州正式启动了中国胸痛中心的认证工作。随着相关工作的广泛开展，我国的胸痛中心认证体系已成为国际上第三个认证体系，是在SCPC和GCS认证标准的基础上，结合中国的实际情况所确立的认证体系。中国胸痛中心认证标准包括基本条件与资质、院前急救系统与院内绿色通道的整合、对ACS患者的评估和救治、持续改进、培训与教育五大要素。2014年2月完成了对首批申请认证的5家胸痛中心的资料审核、现场核查和执行委员会投票等工作环节，于2014年4月10日在广州正式公布了首批通过认证的单位并颁发了牌证，分别为：广州军区广州总医院、吉林大学第一医院、烟台市烟台山医院、上海胸科医院、厦门心脏中心。目前，我国有4个区域认证中心，分别为广州、哈尔滨、武汉与厦门。为引导基层医院进行规范化胸痛中心建设，中国基层胸痛中心认证标准于2015年11月13日在第五届中国胸痛中心高峰论坛期间颁布，它着眼于引导不具备急诊介入治疗能力的基层医院提高早期诊断能力、做好AMI的溶栓和转运工作，尽快将急性胸痛患者转运至具有救治能力的医院，缩短在基层医院的时间延误。该标准包含五大要素，分别为基本条件与资质、对急性胸痛患者的评估和救治、院前急救系统与院内绿色通道的整合、培训与教育以及持续改进。在部分资质要求方面，为切合实际，与“标准版”胸痛中心认证标准相比，在人员资质、设备条件等方面降低了入围门槛，突出强调了“溶栓”“转运”等要求。国内许多医院已认识到建立胸痛中心的重要性，并积极尝试开展此项工作。从 2014 年 4 月至今，我国已有 122 家医院获得中国（或基层）胸痛中心认证。

为推动与促进全国各级医院的胸痛中心建设，经过半年的筹备，中国胸痛中心总部于 2016 年 7 月 16 日落户苏州，并在“加速推进中国胸痛中心系统化建设项目全国启动会”上正式揭牌成立。中国胸痛中心总部的成立，代表着我国胸痛中心大格局构建的开始，开创了胸痛急救的新局面。中国胸痛中心总部隶属于中国心血管健康联盟，接受原国家卫生计生委医疗管理服务指导中心（现为国家卫健委医疗管理服务指导中心）和中华医学会心血管病分会的指导。总部和区域认证中心团队现有工作人员近 20 人，按照工作职能划分为认证部、培训部、质控部、发展部、信息部等 5 个部门。从 2016 年 9 月开始，总部将统一协调中国胸痛中心培训、认证等相关工作的管理业务，并以 3 年内推动 1 000 家胸痛中心通过认证为目标，积极努力，敢于创新，不断进步，为胸痛中心事业发展贡献力量。“加速推进中国胸痛中心系统化建设项目”启动后，将优先聚焦全国 60 个城市展开区域示范中心的建设，通过不断完善培训机制和关键考核指标（key performance indicator，KPI）、拓展培训类型与数量、协助胸痛中心评审及认证体系的优化，建立信息化质控体系与区域协同救治平台，深入基层胸痛评审体系建设等举措，最终实现在 3 年内建立 20 家示范中心、信息化支撑 1 200 家医院、培训 1 600 家医院并最终推动 1 000 家医院完成认证的远大目标。

胸痛中心的建立是对管理式医疗理念的实践，为缺血性和非缺血性胸痛患者开启了不同临床路径的大门，大大提高了胸痛诊断和鉴别诊断的水平与 AMI 早期救治的能力，同时通过多学科优势的整合让医疗资源得以合理充分运用，对我国现代化医疗卫生建设具有重要意义。

（杨　富）

参考文献

[1] 林梵，秦伟毅.胸痛中心管理模式在急性肺动脉栓塞患者救治的作用[J].中国数字医院，2015，10(9)：30－32.

[2] 董凤英，张琰，廖炜红，等.胸痛中心认证云平台数据库的质量管理[J].中国数字医学，2015，10(9)：22－23.

[3] 易绍东，田燕，周民伟，等.胸痛中心的持续改进与质量控制[J].中国数字医学，2015，10(10)：102－104.

[4] 易绍东，周民伟，田燕，等.急性胸痛诊疗规范从指南、共识到认证标准的演变与启示[J].中国数字医学，2015，10(9)：8－10.

[5] Storrow AB，Gibler WB. Chest pain centers：diagnosis of acute coronary syndromes [J]. Ann Emerg Med，2000，35(5)：449－461.

[6] Bahr RD. Chest pain centers：Moving toward proactive acute coronary care[J]. Int J Cardiol，2000，72(2)：101－110.

[7] 罗素新，袁霄，夏勇.从胸痛中心建设看非 PCI 医院在构建 ACS 区域协同救治体系中的作用[J].西部医学，2017，29(3)：297－300.

[8] 丁荣晶.从中国胸痛急诊救治现状谈我国胸痛中心建设与发展//中华医学会.中华医学会首届中国胸痛中心高峰论坛论文集.北京：中华医学会，2011：27－28.

[9] 侯旭敏，范小红，张晓丽，等.胸痛中心管理模式在急性 ST 抬高型心肌梗死患者救治中的作用[J].上海交通大学学报(医学版)，2013，33(10)：1376－1379.

[10] 董海，荆全民，徐凯，等.胸痛中心的成立对急性 ST 段抬高型心肌梗死患者救治的影响[J].解放军医学杂志，2016，41(6)：452－455.

[11] 秦伟毅，钱洪津，周伟梁，等.胸痛中心对 ST 段抬高型心肌梗死急诊介入治疗的影响[J].中国老年学杂志，2013，33(15)：3583－3586.

[12] Asher E，Reuveni H，Shlomo N，et al. Clinical outcomes and cost effectiveness of accelerated diagnostic protocol in a chest pain center compared with routine care of patients with chest pain[J]. PLoS One，2015，10(1)：e0117287.

[13] 王焕东，张艳.胸痛中心的发展现状及应用前景[J].河南医学研究，2017，26(6)：1019－1022.

[14] 向定成，秦伟毅，周民伟.胸痛中心建设规范与实践[M].北京：人民军医出版社，2013.

第二篇

胸痛中心建设中的急诊专科护理规范与实践

第五章　急诊专科基本要求

第一节　急诊专科布局要求

一、急诊医疗服务体系

从现场对患者进行初步有效的急救、基础生命支持(basic life support，BLS)，到用配备有急救器械的运输工具(救护车或直升机等)把患者安全护送到急救中心或医院急救科接受快速诊断和有效抢救，再到病情稳定后转送监护病房(intensive care unit，ICU)或专科病房，这种把院前急救—院内急救—加强监护治疗有机联系起来形成的一种特殊医疗体系，即急诊医疗体系。它是一个有严密组织和统一指挥机构的急救网络，包括完善的通信指挥系统，现场救护(有监护和急救装置的运输工具，如急救车、急救直升机、救生船等)，高水平的医院急救服务及强化治疗(ICU)。

急诊医疗服务体系主要是建立城乡三级医疗急救网。医疗急救网是在城市各级卫生行政部门和所在单位直接领导下的专业组织，承担着现场急救、途中护送以及急诊抢救全过程的工作。该体系由一个急救总站(或急救中心)及市区有条件的医院联网组成。各级急救组织在急救网中担负其相应的工作任务。有现代化的通信联络系统和统一的呼救信号(我国为“120”),急救总站或中心负责接收全市的“120”信号,根据患者所处的位置及抢救半径(城市以5 km为妥)指挥调遣联网医院立即赶赴现场,对患者进行初级救护,并将患者送医院进行进一步的诊治,全过程要求在10～15 min内完成。

急救中心(站)的主要任务是在市卫生行政部门直接领导下统一指挥全市的日常急救工作,急救分站在中心急救站的领导下承担一定范围内的急救任务,以医疗急救为中心,负责各科急、危、重症患者及意外灾害事故受伤人员的现场和转送途中的抢救治疗,在基层卫生组织和群众中宣传、普及急救知识,有条件的急救站还承担一定的科研、教学任务并接受上级领导指派的临时救护任务。医院急诊科的任务是承担急救站转送和自行就诊的急、危、重症患者的诊治、抢救和留院观察工作,有些城市的医院急诊科同时承担急救站的任务。街道社区卫生服务中心、红十字卫生站等组织的主要任务是在急救专业机构的领导下,学习和掌握现场救护的基本知识及技术操作,负责所在地段单位的战伤救护、防火、防毒等知识的宣传教育工作,一旦出现急、危、重症患者或意外灾害事故时,在急救专业人员到达前及时、正确地组织群众展开现场自救、互救工作。

二、急诊专科环境设施质控要求

急诊科室是作为包括急诊胸痛在内的所有急性发作疾病的救治枢纽。完整的急诊科应包括院前急救队伍、急诊抢救室、急诊检验、急诊手术室、急诊留观室、急诊ICU等各个医疗救治单元。根据《2018年上海市急诊专业质控标准》显示,对于急诊科硬件设施具体要求如下。

(一) 环境房屋及床位设置标准

(1) 急诊科建筑格局和设施合理;
(2) 就诊流程便捷通畅;
(3) 急诊大门和大厅宽敞;
(4) 提供适合内、外、儿科等急诊的就诊环境;

(5) 在急诊挂号、急诊化验、急诊药房、急诊收费、急诊检查等窗口均应标有“抢救患者优先”及“胸痛患者优先”的绿色通道的醒目标志；

(6) 抢救室必须布局合理，每张抢救床使用面积≥15 m^2。针对急诊整个区域内环境，抢救室内每张抢救床使用面积应单独罗列、特别强调，要引起重视。足够的单张抢救床使用面积是为了保障抢救仪器有充足的摆放空间，保障患者生命安全。

(二) 设施设备器械设置标准

(1) 院前急救与急诊衔接顺畅；

(2) 急诊挂号处有院前急救直线电话或专线；

(3) 胸痛中心必须配备床旁快速肌钙蛋白测试仪；

(4) 抢救室备有能满足抢救需要的急救药品。

(5) 抢救室应配备仪器设备如下：

① 监护仪 1 台/床；

② 呼吸机≥1 台/3 床；

③ 除颤仪 1 台；

④ 输液注射泵 1 台/床；

⑤ 气管插管配套器械 1 套；

⑥ 心电图机 1 台；

⑦ 心肺复苏机 1 台；

⑧ 洗胃机 1 台。

(三) 管理维护标准

定期检查和更换急救药品，定期检查内容

(1) 急救药品有效期；

(2) 急救药品数量是否充足；

(3) 急救药品质量是否合格，药品不可积压、变质，如发现沉淀、变色、过期、标签模糊时，应立即停止使用并逐级上报进行处理；

(4) 急救药品的放置和取用均需根据有效期由近期到远期排列。

三、胸痛中心急诊专科布局及相应标示指引

根据胸痛中心认证标准，急诊专科布局应有利于接诊、救治急性胸痛患者。急诊专科布局要求涵盖较多层面及区域，包括胸痛医院周边、医院内部、急诊区域布局、急诊内部各部门。

（一）醒目标示及急救电话

1. 医院周边及医院内部

在胸痛中心医院周边及院内，尤其在门诊大厅，或者院内其他所有通往急诊科的入口，必须设立醒目的胸痛中心或急诊标示指引牌、外部入口标志。此举目的在于使胸痛患者能够直接找到诊治方向，不会因为标示不清而耽误前往胸痛中心的时间。标示牌必须清晰、醒目，能让患者在远距离即可辨识，见图 5-1。

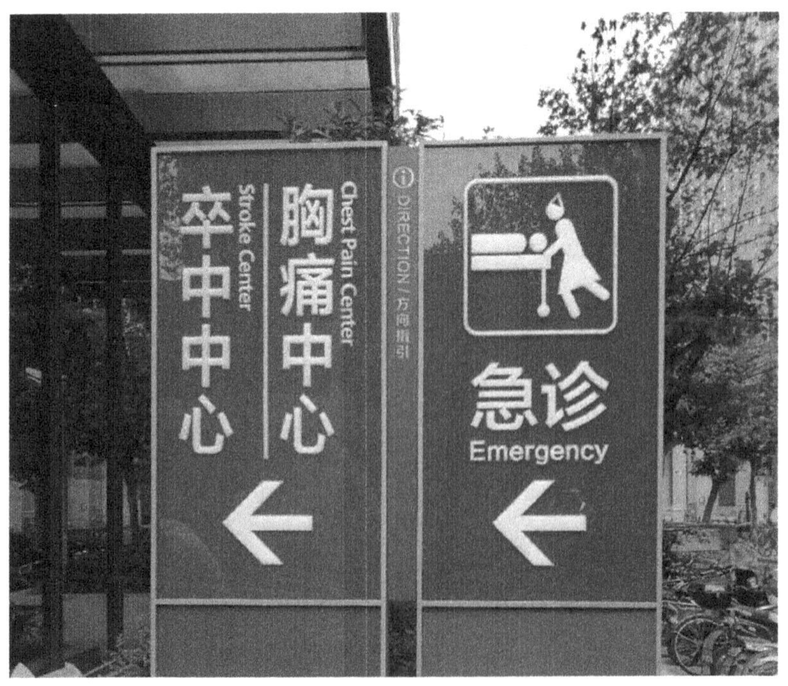

图 5-1 醒目的胸痛中心、急诊标示牌

2. 急诊内部区域标示

在急诊内部区域能够有醒目、清晰的地面标示直接指引院前急救人员或患者到达导管室，力求让不太熟悉院内环境的人员能够立即按照指引，顺利到达导管室，从而缩短绕行急诊的时间。该标示建议贴于地面，且范围要大，字迹应与背景色有较强反差，突出文字部分，让人一目了然(见图 5-2)。需注意的是若遇雨天，需使用地毯防滑遮挡地面标示时，急诊人员应做好胸痛患者、家属、院前急救人员的指引工作，并且可以利用其他立牌来取代地标的功能。

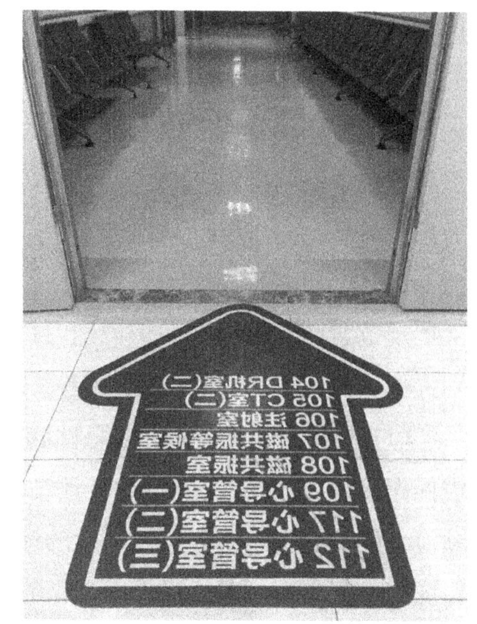

图 5-2　导管室指引地标

建立起上述两点中的标牌、地面标示后，医院胸痛中心小组中应有专人负责，对其进行有效的评估，总结归纳评估后结果，给出必要的改进措施，从而让胸痛患者或其他相关人员能够以最短时间进入胸痛中心区域。

3. 胸痛中心急救电话

在通往急诊科的入口或停车场等处，应设置应急电话或标识急救电话号码，以便紧急呼救，一般胸痛中心医院均会安装胸痛中心电话，该电话能够起到一键启动导管室的作用。即在接通电话并沟通完情况后，对于已明确的 AMI 患者或其他急性危重胸痛患者，会有专门人员进行导管室准备，保证 30 min 内做好准备，让患者能够即刻进入导管室进行诊治。

(二) 急诊专科布局

1. 急诊专科包含部门

急诊专科应设置急诊预检区、胸痛专用诊室、急诊抢救室、急诊监护室、胸痛观察室、急诊收费、急诊药房、急诊检验、急诊检查、急诊导管室等功能区域，这些区域应尽可能集中布局，要求至少在同一幢楼，尽可能做到在同一楼层，方便患者获得及时诊治。

1）胸痛专用诊室

胸痛专用诊室应专门配备心血管内科专科医生坐诊，此举在于提高对胸痛患者重视程度的同时，能够缩短患者等候就诊的时间，同时在遇到急性高危胸痛患者时，能够立即予以救治。

2）急诊预检区布局

规范急诊预检区应易于识别，且靠近抢救区，方便自行到达的患者快速识别方位，有利于急性危重胸痛患者及时进入抢救区域。

（1）胸痛患者优先标示：急性胸痛患者到达急诊预检区后，急诊预检护士应优先接诊，并对患者进行初步评估，根据情况对其采取必要的急救措施。在预检台处设有胸痛患者优先分诊的标示，如有多个预检台或窗口，应根据数量，保证每个窗口有一块标示，真正做到保证胸痛患者享受优先就诊的权益（见图 5-3）。

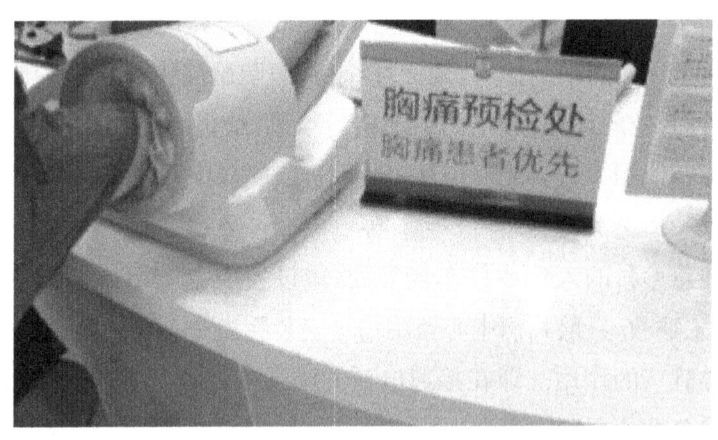

图 5-3　胸痛患者优先标示

（2）转运设施：急诊预检区域应配备贴有明显标示，且供胸痛患者专用的轮椅、推床等，用于转运患者的设施，保障患者能够快速、安全地转入抢救室、导管室、心血管内科 CCU 病房、电子计算机断层扫描（computed tomography，CT）室等位置（见图 5-4、图 5-5）。

（3）“120”急救预检：对于有条件的医院可专门设立“120”急救预检区，用于专门接诊“120”救护车送来的患者，并且尽量将该预检区设置于靠近抢救室

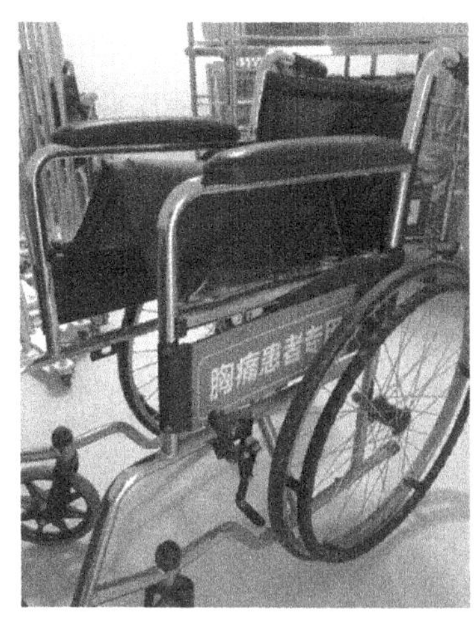

图 5-4 胸痛患者专用轮椅

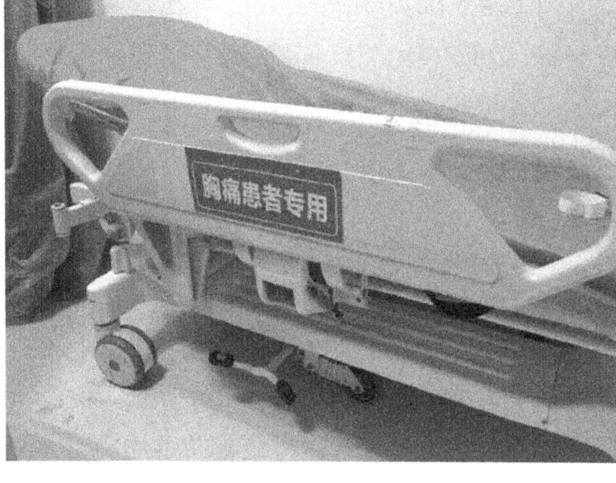

图 5-5 胸痛患者专用推床

的位置，使急诊预检护士在接诊重症患者时能够即刻将患者送至抢救室。特别注意的是，急诊预检需设有院前急救（“120”）联动协调制度，并配备专用电话，保证院前急救（“120”）预报危重患者的电话保持畅通，有效进行院内外的沟通协调。

（4）心电图检查室：急诊预检区域应包含心电图检查室，配备移动式心电图机，便于急诊预检护士为胸痛患者在 10 min 之内完成检查，进一步明确病因。以上海市某三级甲等医院的胸痛中心为例，急诊预检处设有专门的心电图诊室，可供胸痛患者立即行心电图检查，该心电图系统可通过无线传输将患者检查数据传输至心电图室，10 min 内患者即可直接在急诊预检处取到心电图室分析后的检验结果，如心电图室读取到心肌梗死的心电图图形，会立即打电话通知急诊预检护士，为胸痛患者争取时间（见图 5-6）。

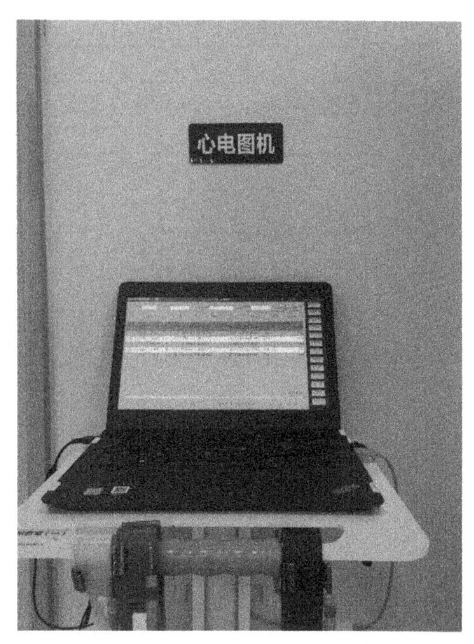

图 5-6 无线心电传输系统

2. 各部门时钟统一

急诊科上述各个区域，包括急诊预检区、心电图室、急诊检验科、急诊收费处、医生诊室、抢救室等，均应配备完善的时间记录系统，并定期与北京时间校对，以保证时间节点与“120”急救中心、导管室，病房以及 CCU 保持统一，以保证所要收集的相关时间的及时与准确。

四、急诊科功能设置与分区

（一）三区四级分诊标准

2012 年 4 月，原国家卫生和计划生育委员会发布了《医院急诊科规范化流程》，其中提出了三区四级分诊标准。根据该标准，急诊科就诊患者应按患者病情严重程度及占用急诊医疗资源多少分为 1～4 级，且分类安置于三大区域，即红区、黄区、绿区就诊。红区一般指急诊抢救室、急诊复苏室等，此区域可供病情危重的患者进行就地抢救、生命体征监测。1 级、2 级患者需要进入红区进行支持、抢救和诊治；其中 1 级患者需立即诊治，2 级患者需要迅速进行急诊处理。黄区一般指输液区、急诊观察区，患者病情较重，需进一步治疗及观察，3 级患者需在黄区进行诊治。4 级患者一般指在候诊区域病情较轻，可等待的患者，这些患者在绿区诊治。常规急诊患者就诊流程图如图 5－7 所示。

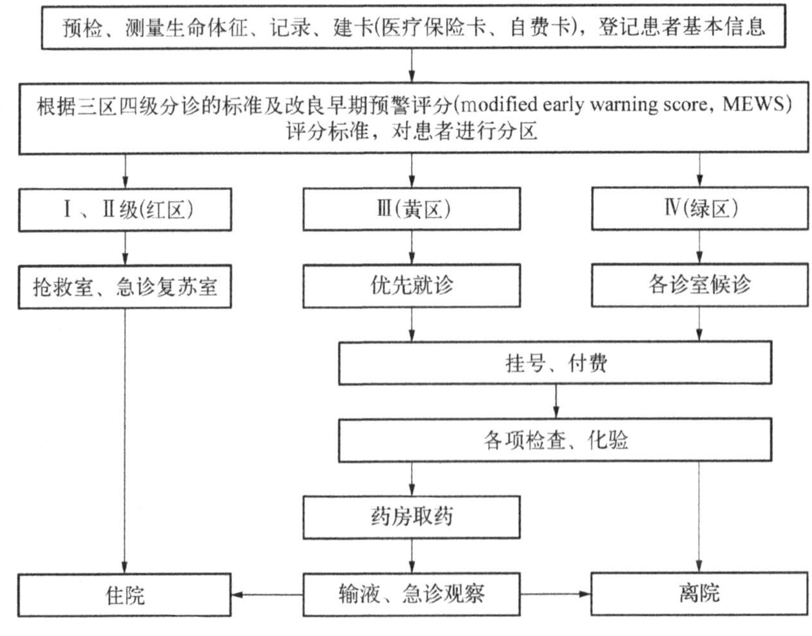

图 5－7　常规急诊患者就诊流程图

（二）急诊预检功能设置

急诊预检主要承担急诊胸痛来院患者的分诊工作，以及分诊后指引或引领患者到达指定候诊或治疗区域的一系列工作。其中预检护士在分诊识别胸痛患者后，还需承担为患者在 10 min 内完成 12 或 18 导联心电图检查，以及发放胸痛病历牌的工作（见图 5－8）。

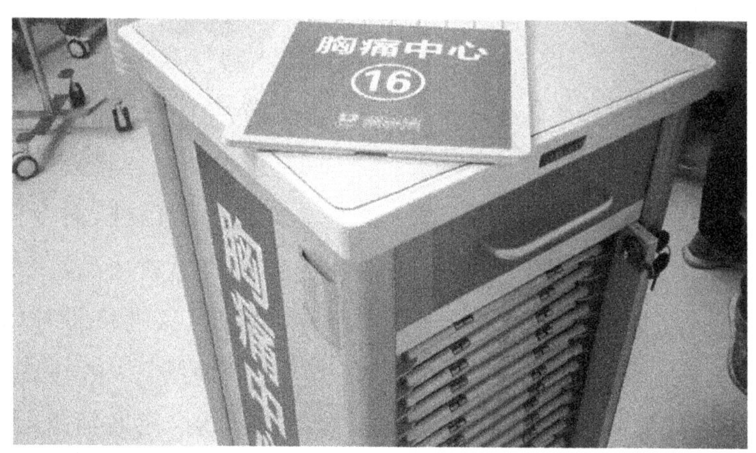

图 5－8　胸痛中心病历与病历牌

胸痛病历牌囊括了胸痛患者数据填报记录表，其中包含 3 项内容：① 急诊预检护士填写部分：急诊预检接诊时间、接诊护士签名、首份心电图检查完成时间、患者生命体征、来院方式、呼叫“120”时间、“120”到达现场时间；② 接诊医生填写部分：包含接诊时间、患者主诉、发病时间、首次心电图诊断及诊断时间、首次心肌损伤标志物（血清肌钙蛋白 I）医嘱开立时间、血清肌钙蛋白 I 及血肌酐报告结果、血清肌钙蛋白 I 抽血时间及出报告时间、急诊初步诊断及初步诊断时间；如需会诊，需请会诊医生填写相关信息并签全名确认；如开立其他检查项目，也需医生勾选；③ ICU 医生填写部分：包含勾选是否转院来院，首诊医院相关信息，以及首诊医院救护车到达及离开时间。

（三）红区：急诊抢救室、复苏室功能设置

急诊抢救室、复苏室具备抢救、复苏的全部仪器和设备，因此作为急性高危

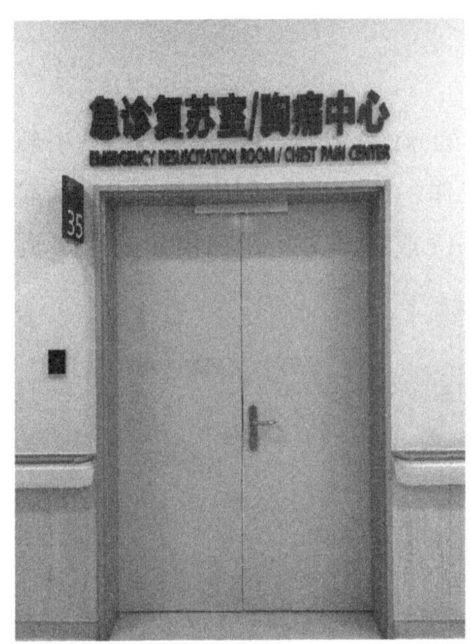

图 5-9　急诊复苏室/胸痛中心

胸痛患者紧急救治的场所，医院常规将胸痛中心设置于急诊复苏室区域内(见图 5-9)。从中可直接获得以下供胸痛患者所使用的仪器、物品、药品。

(1) 急救仪器设备：包括心电图机以及心电图无线传输系统、氧气装置、心电监护仪、除颤仪、呼吸机、输液泵、注射泵、心肺复苏机、床旁快速肌钙蛋白检测仪等(见图 5-10)。

(2) 急救药品：除去抢救车必备的基本急救药品以外，需专门配备供给胸痛患者的急救药品，一般包括阿司匹林、硫酸氢氯吡格雷片(波立维)和(或)替格瑞洛片(倍林达)以及阿托伐他汀(立普妥)。上述药物应定点放置，专人保管，定时清点，及时补充(见图 5-11)。

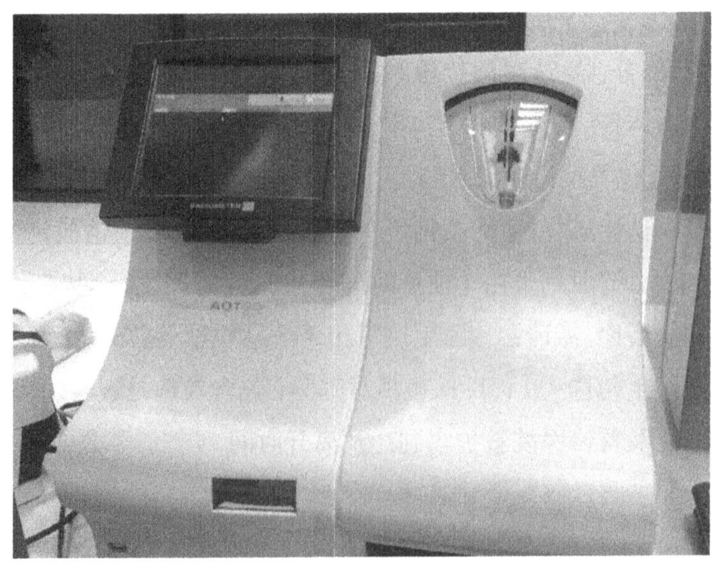
图 5-10　床旁快速肌钙蛋白检测仪

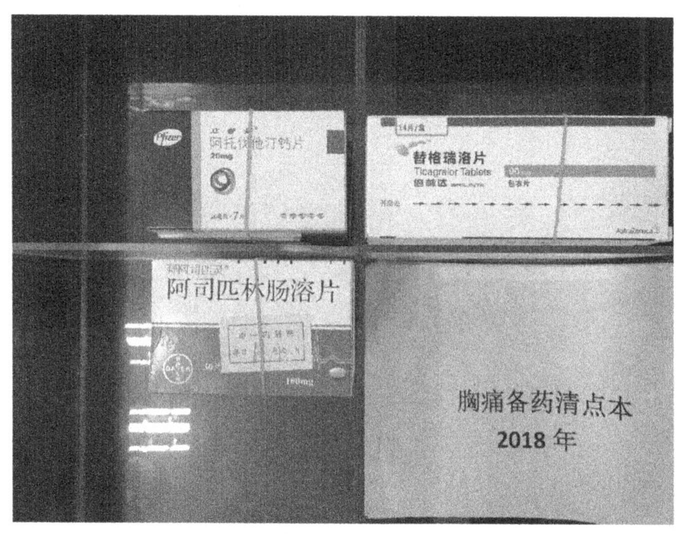

图5-11 胸痛中心备药

(3) 转运所需物品：由于急性高危胸痛患者病情危重，因此应根据患者情况准备好转运过程中的应急物资、监测仪器等。必备的转运物品应统一规范安置于急救盒或急救箱内，便于护士能够以最快速度备齐物品转运患者到达指定区域。一般急救箱内应包括：输液用品、急救药品、抢救记录本，同时该急救箱内物品也必须保证其呈完好、备用状态(见图5-12)。另外，也应根据患者病情需求，准备不同仪器设备。例如，针对频发心律失常的患者就应另外携带除颤设备；针对呼吸衰竭的患者，应根据患者病情携带简易呼吸器、或转运呼吸机等设备；针对病情十分危重的患者，可携带小型转运心电监护仪。总之，保障患者转运过程中的安全，将这一过程中的风险降到最低是护理管理人员以及医院管理者应当关注的问题。

(四) 黄区、绿区功能设置

黄区设于输液区、急诊留观区，供急诊患者输液、留院观察。绿区则包括所有候诊区域，供轻症患者等候诊治。其中，内科及胸痛诊室内必须张贴急性胸痛分诊流程图、胸痛中心急性胸痛鉴别流程图、STEMI再灌注总流程图、急性主动脉夹层诊治流程、急性肺动脉栓塞筛查流程图，以供医生参考，并遵守流程规范为患者诊治。

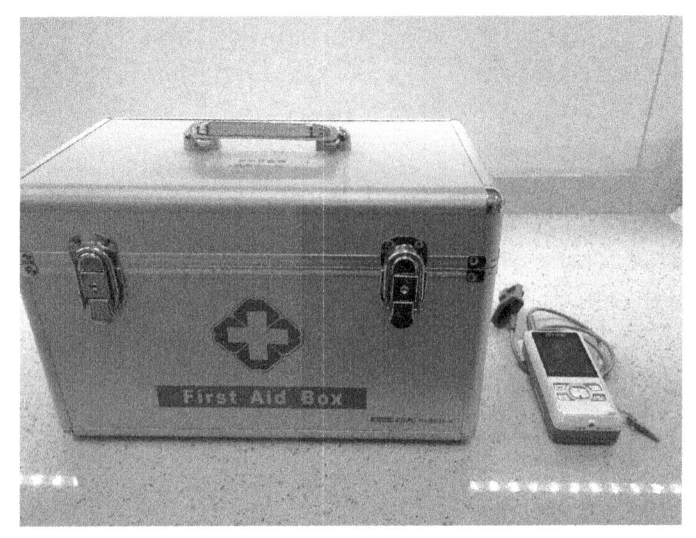

图 5-12　转运急救箱及氧饱和度监测仪

第二节　急性胸痛的优先机制

一、院内绿色通道

(一) 概念及起源

1. “绿色通道”概念及起源

“绿色通道”的概念源于机场“无申报通道”或“免验通道”,旨在为顾客提供方便、快捷、可靠和连贯的优质服务。急诊绿色通道的基本概念在于为包括胸痛危重患者在内的一切危重患者提供最为快捷、简便、安全的救治路径,使急、危、重症患者能立即到达抢救区域得到救治。急诊绿色通道需包括院前急救、急诊预检分诊、急诊抢救室/复苏室、急诊手术室、急诊重症监护室、急诊药房、急诊影像检查科、急诊检验科以及其他各个急诊科室。另外,还需要后勤保障、财务科技安保系统的共同依托。

2. 急诊绿色通道的意义

急诊医学作为一门专门从事紧急救治临床多个专业急性病证的独立临床

学科，承担着众多医疗服务范畴，总体来说，急诊科起到了对各个临床专业的急性病以及慢性病急性发作期的诊疗工作。早在1979年，美国医学会就正式确立急诊医学为一门独立学科，而绿色通道也由此时开始逐步发展至今。值得一提的是，1981年在美国巴尔的摩 St. Angle 医院成立的全球第一家“胸痛中心”，便是以为胸痛患者开放绿色通道为整体理念的。

保障患者生命安全，尽一切可能挽救患者生命，为患者赢得最佳治疗时间，提高抢救成功率以及疾病治愈率，降低病死率及致残率，都是建立急诊绿色通道的意义所在。对需急诊抢救的急、危、重症患者，医院应严格执行“先抢救，后付费”，简化就医流程，优化就医体验，落实首诊负责制，提供多学科联合治疗急、危、重症患者的高质量医疗服务。

（二）“绿色通道”开通范围及相关流程

（1）“绿色通道”开通范围：医院应有专门的规章制度，明确规定执行“先抢救后付费”制度的患者范围，一般包括：休克、昏迷、循环呼吸骤停、严重心律失常、急性重要脏器功能衰竭、生命垂危、复合伤等患者；无家属陪同且需急诊处理的患者；无法确定身份（如智力障碍且无人陪伴等）且需急诊处理的患者；不能及时交付医疗费用且需急诊处理的患者。并且实行“三先三后”的急救原则，即“先抢救后分科、挂号，先就诊后缴费、办手续，先治疗后检查”，相应的检查、手续可由各医院职能部门负责人，如门诊办公室主任或者医院行政总值班签字确认后执行；在患者的初步抢救完成后，由患者家属补交相应治疗、用药的相关费用和办理相关手续，以便进一步治疗；对于无家属陪伴或无法确认身份人员，在抢救同时报告医院职能负责部门，根据各个医院有关规定办理欠费手续；对于不能及时交付医疗费用的患者，完成初步抢救后向医院相关部门汇报，根据医院相关制度协商解决，期间必须保证患者的基本治疗。

（2）急、危、重症患者服务流程　在遇到符合“绿色通道”开放指征的患者，即病情危重的患者时，应制定具体可行的制度流程，供医疗工作者共同遵循。一般病情危重患者予以直接进入急诊抢救室或复苏室，对患者进行必要生命支持后进行挂号、缴费等事宜。抢救措施包括生命体征的监测、为患者开放静脉通路、实施其他一切抢救措施，如电除颤、心肺复苏、气管插管等。同时，要密切观察患者的生命体征，做好疾病的治疗、护理、病情变化记录等；必要时，要遵医嘱协助患者完成各项检查与检验项目，最后完善抢救记录，要求与医生病史保持统一，最后进行收费，急、危、重症患者规范服务流程如图 5-13 所示。

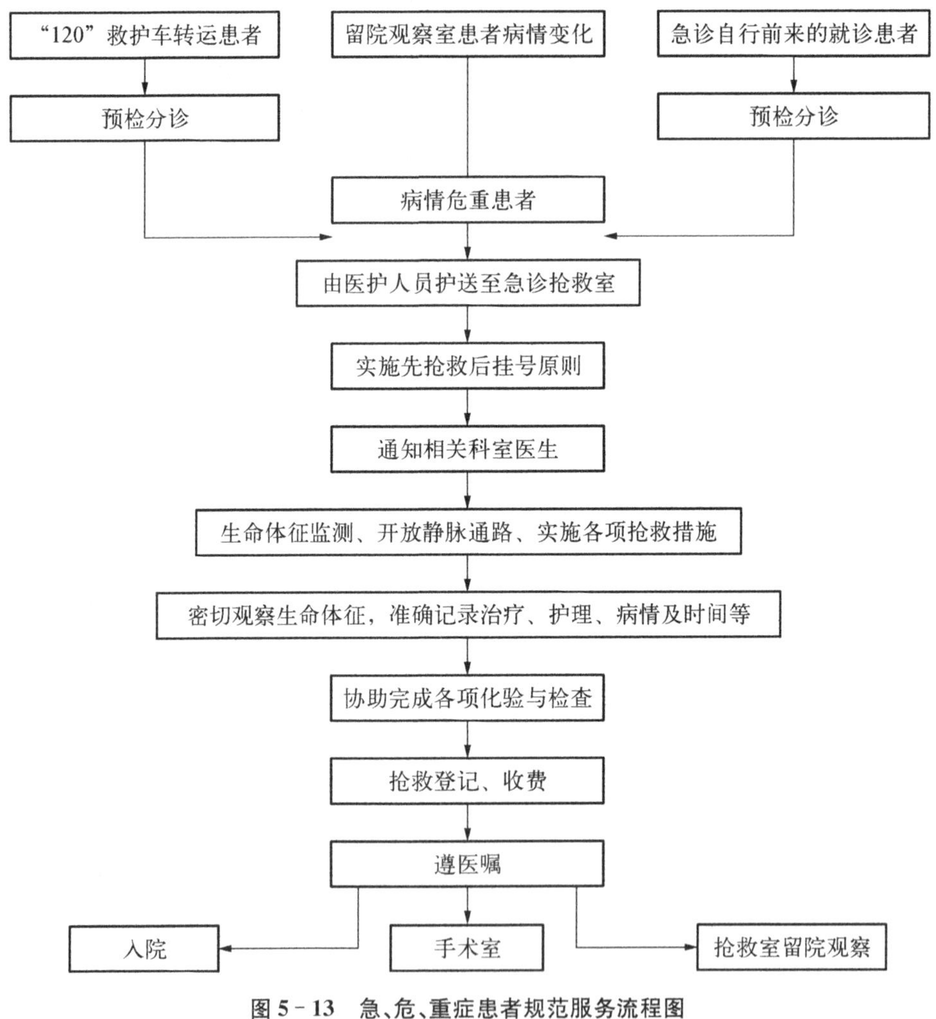

图 5-13 急、危、重症患者规范服务流程图

二、胸痛患者优先机制

便捷、快速的绿色通道对于急性高危胸痛患者来说是生命安全的保障，尤其是对于首份心电图诊断为 STEMI 的患者，通过院内绿色通道，患者能够实

施绕行急诊被直接送到导管室。但是要实行院内绿色通道的顺利启动，医院与院前急救系统（“120”）的配合是至关重要的。具体来说，医院与院前急救系统签署联合救治胸痛患者的书面协议后，会定期对院前急救人员进行相关培训，其目的之一就在于使其熟悉胸痛中心绿色通道路径及一键启动方式。当院前急救人员遇到心电图为STEMI的患者，会将该信息分享在医院共同的微信群中，同时拨打医院预检预报电话，予以预报；通过这种方式，院内医生可在患者救护车转运途中做好相关方面的准备，当患者送达医院时，急诊医护人员、心内科医生、心导管室医护人员已做好准备，患者可立即绕行急诊前往导管室接受PPCI；另一方面，如若经过院内医生判定为高危胸痛患者而非STEMI患者，该患者也可以通过绿色通道进入抢救室、监护室等科室优先进行救治。为急性高危胸痛患者开放绿色通道的硬性指标包括：急性胸痛患者在到院10 min内，应由急诊护士按医生要求完成12或18导联心电图检查，要求10 min内出具心电图报告；急诊医护人员或其他急诊检验人员应熟练掌握床旁快速检测肌钙蛋白的方法，确保能在20 min内获得患者的检测结果；同时，建立30 min导管室一键激活机制。

院内绿色通道的作用在于为高危患者争取时间，对于胸痛中心来说，院内绿色通道也有其相关的关键指标可进行评估：主动脉夹层或PE患者到院后行急诊计算机断层扫描血管造影术（computed tomography angiography，CTA）时间必须小于30 min；“120”救护车来院的STEMI患者D－to－B时间小于90 min，且达标率75％以上。

第三节　急诊专科护士准入标准

一、相关概念及基本准入标准

（一）急诊专科护士及核心能力的概念

我国护理专家樊落等人通过专家咨询法，定义急诊护士为“专科以上学历、急诊工作5年以上，并经过专业培训后取得相关资质，在急诊护理领域具有先进的专业知识、丰富的临床经验和较强的临床实践能力，能向患者直接提供高质量护理服务的注册护士”；定义急诊专科护士核心能力为“急诊专科护士应具备的为提供高质量护理服务所必须拥有的运用知识和技术的才能及相关的能力”。

（二）急诊专科护士基本准入标准：基本职业、业务、身心素质要求

（1）急诊专科护士职业素质要求　急诊专科护士应具备高尚的职业道德，对患者要有深切的同情心、社会责任感和救死扶伤的人道主义精神，树立时间就是生命的观念，具有急救意识和应变能力。同时，要有团队精神，与医生及其他医疗岗位上的工作人员密切协作，齐心协力抢救患者，真正地做到全心全意为人民服务。

（2）急诊专科护士业务素质要求　急诊专科护士应具有扎实的基础理论和专业理论知识，还应尽可能多地学习、掌握与急救护理相关的知识，不断拓宽知识领域，并且具有丰富的临床经验与精湛的技术，具有敏锐的观察力和准确的判断力，具有较强的分析能力和解决问题的能力，集知识、智慧和实际工作能力于一身。

（3）急诊专科护士身心素质要求　急诊专科护士应保持良好的精神、心理状态和稳定的情绪，掌握人际交流、沟通的技巧，与患者和家属建立协调的合作关系。同时，要注意锻炼身体，只有做到身心健康，才能胜任急诊急救工作的需要。

二、急诊护士的分类与相对应的能力要求

（一）医疗服务体系中的分类及相对应的能力要求

随着急诊医学范畴的不断扩展，急诊护理学的工作范畴也日趋扩大，内容也更加丰富和完善。在整个医疗体系中，急诊护理工作可分为院前急救护理、院内急诊急救护理、急危重症患者监护、突发事件的急救护理以及急诊护理领域内的教学、科研及人才培养。

（1）院前急救护理　是指急、危、重症伤病员进入医院前的医疗急救与护

理。包括患者发生急性伤害及发病现场的初步急救处理、转运途中的基本生命支持与监护环节。院外初步急救为患者的院内有效诊治创造条件,对于维持患者的生命、防止再损伤、减轻患者痛苦、提高抢救成功率及减少伤残率具有极其重要的意义。承担院前急救任务的医院,应培养和配备具备院前急救技能的护士。

(2) 院内急诊急救护理　是指患者到达医院急诊科后所进行的医疗急救与护理,是医院急诊科的主要工作任务;包括对患者进行快速的鉴别分诊、急诊检查及危急患者生命的对症治疗处理。

(3) 急、危、重症患者监护　是指急、危、重症患者在备有急救设备和先进监护仪器的ICU接受过电子重症监护室(electronic intensive unit care, EICU)专门培训的医护人员的治疗与护理。急危重症监护对多种急性严重疾病或创伤以及继发于多种严重疾病或创伤的复杂并发症进行全面的监护与治疗。

(4) 突发事件的急救护理　急诊科在保障急诊工作正常运转的前提下,还应接受政府部门的指令,随时做好承担突发公共卫生事件及重大灾害性事故的救援工作。因此应做好充分的人力、物力准备及各种应急预案。

(5) 急诊护理领域内教学、科研及人才培养　急诊科病源丰富、病种多、病情复杂,可获得危重患者病情变化的第一手资料,也是急诊专科领域内人才培训的良好基地,应广泛利用本专业资源开展本学科领域内的教学、科研及人才培养工作,提高急救护理服务水平,加速急诊护理领域内人才队伍的建设,促进急诊护理专业及学科发展。

(二) 医院内急诊科工作区域分类及相对应的能力要求

急诊各区域的护士所负责的工作职责不同,也导致了各个岗位护士的能力要求、准入要求有所区别,以下罗列了急诊各区域护士的一般工作职责。

1. 急诊预检护士工作职责及相对应的能力要求

(1) 分诊或鉴别是急诊就诊的第一环节,护士应热情接待,礼貌待人,态度和蔼,用语文明;满足患者的合理要求,难以做到的要说明情况,耐心解释;指导患者就医问讯;

(2) 要求急诊预检护士 5 min 内对患者进行处置,判断病情危重程度并正确分诊;分诊时要询问耐心,观察仔细,以免延误病情;分类准确、迅速;对于无急诊值班的专科，要呼叫有关专科医生参加急诊；要妥善处理不符合急诊条件的患者，并做好解释工作；做好各项等级工作及相关记录，对患者姓名、性别、年龄、接诊时间、初步印象应记录明确，对无名氏患者按医院规定妥善处理；

(3) 合理安排就诊秩序，既要照顾到先后次序，又要分轻重缓急。对急、危、重患者要保证绿色通道通畅，先护送入抢救室通知医生抢救，对急性、特殊、老年患者可直接指导入各诊察室，再主动到抢救室、诊察室查对、登记、分类补办挂号等手续。

(4) 保证急诊预检处物品供应工作；负责保管、消毒体温表及体温的测量工作；负责诊区各类化验单、处方等纸张的保管发放工作；负责各专科急诊会诊联络工作；负责统计各科急诊医生级别、去向工作；负责每日急诊就诊人数的统计报表工作，负责诊区、分诊台内、外的清洁、消毒工作；负责分诊登记、死亡登记、传染病登记及救护车登记工作；

(5) 遇有大批伤员、中毒患者时应及时报告各科主任、护士长、医务科等有关职能部门；遇有枪伤、无名氏等涉及法律问题时及时通知保卫科及医院相关职能部门。

2. 红区急诊抢救室护士工作职责及相对应的能力要求

(1) 对于病情危重的患者，在医生未到之前，护士应立即实施抢救常规，如给氧、建立静脉通道、包扎止血、监测生命体征等，与医生密切配合保证抢救及时、高效和顺利；

(2) 负责患者的全面抢救、治疗、护理工作，科学、准确、及时执行医嘱，按患者的病情需要巡视、观察患者，及时向医生反馈病情信息；

(3) 负责抢救室抢救仪器、抢救药品、各种抢救包的检查、清点、整理、清洁、消毒、补充等工作；

(4) 负责抢救室的患者和环境管理，保持室内安静，做好患者及家属的心理疏导，进行有效沟通，有创操作及特殊治疗取得患者及家属配合，防范差错纠纷；

(5) 与接班护士严格床头交接，保证抢救、治疗的连续性；

(6) 做好患者抢救护理文书记录，并妥善保管；

(7) 负责抢救治疗室的处置、清洁、卫生消毒工作。

3. 黄区观察室护士及绿区输液室护士工作职责及相对应的能力要求

(1) 护士负责急诊留院观察患者入观察室手续的办理，向患者或家属做好入观察室介绍，如病室环境、规章制度等；

(2) 认真执行无菌操作及“三查七对”，及时、准确、科学执行医嘱，完成各项治疗；

(3) 经常巡视病房，与患者及家属保持良好沟通，做好卫生宣教，发现病情变化或异常及时通知医生处理；

(4) 做好交班记录，认真交接班，保证治疗的连续性；

(5) 负责留院观察治疗室的清洁处置、卫生消毒工作；

(6) 留院观察患者死亡或传染病患者离室后所用物品应按消毒隔离程序常规处理。

三、急诊专科护士准入标准的规范及考核

急诊护理学是急诊医学的重要组成部分，是近十多年来崛起的一门综合性的应用学科，涉及医学领域的各个方面。随着工农业、交通业的迅速发展和城市人口老龄化的出现，交通事故、工伤、意外灾害及各类急性发作疾病的发生率也大幅提高，全社会对提高急救医疗水平的需求也越来越突出，在逐步建立起来的急救医疗体系中，医院急诊科的急救工作，作为应对各类突发事件，挽救伤病员生命的重要环节起着举足轻重的作用，现代急救医学的发展要求在急诊工作的护士必须具备更为全面的知识结构，能熟练掌握急诊急救的专业理论和高、新、尖急救监护仪器的使用。急诊专科护士应具有过硬的操作技能，那么在面对急症患者时，才能够做出快速、准确的判断，予以有效的抢救，从而提高急救的成功率，改善预后，提高整体护理质量。总而言之，急诊护理工作要求护士能熟练掌握急症护理知识和技能，能在紧急情况下对患者进行及时、准确的身心整体救治和护理；而且，急诊护理水平的提高，对提高抢救成功率和降低病死率、残疾率起着重要作用。现全国一、二线城市均有相应的急诊专科护士适任证培训班。目前，上海地区要求急诊专科护士参与统一的培训课程、理论考试、跟院前急救车一天以及总共为期两周在实训基地的实训。实训期间要求护士：

了解急诊各班工作程序，掌握急诊护士的素质要求，掌握预检护士的分诊技巧，了解抢救物品及监护要点，掌握各种抢救仪器的使用和保养方法，掌握检查、住院护送的护理要求，掌握突发事件的抢救流程和组织协调工作，掌握急症患者的抢救配合程序、并能熟练配合常见急症，包括：急性有机磷中毒患者，多发性创伤患者，呼吸、心跳骤停患者，脑卒中患者，颅脑损伤患者，消化道出血患者，严重胸外伤患者，AMI患者，各种原因所致休克患者，急性宫外孕患者，高热惊厥患者，哮喘持续状态患者；同时，还需掌握急诊常用抢救技术，包括：心肺复苏术，洗胃术，心电除颤术，呼吸机的使用，心电监护，心电图，体外心脏起搏，创伤抢救。

另一方面，我国护理专家已建立起较完善的适合我国国情的急诊专科护士核心能力评价指标体系。该体系由5个一级指标、16个二级指标、以及55个三级指标构成。此指标体系实则就是一份可观、完整、可考量的急诊专科护士的准入标准。急诊护理管理者可通过多种方式，根据该指标体系对急诊专科护士进行考核，方法包括：操作考试、理论考试、情景模拟考试、病例考试以及客观结构化临床考试(objective structured clinical examination，OSCE)。

四、胸痛中心相关的急诊专科护士准入标准

急诊专科护士必须经过胸痛中心专业的培训，才能够胜任挂牌胸痛中心医院急诊护士的岗位角色。除上述急诊专科护士培训内容外，胸痛中心专业在急诊护理方面的培训内容包括以下。

(1) 急诊专科护士能够按照胸痛患者分诊流程对急性胸痛患者做出正确、及时的分诊，并且具备识别高危胸痛患者的能力，同时在对患者进行分诊后，可立即联系院内心脏专科医生或胸痛中心坐诊医生对患者进行优先诊治。

(2) 急诊专科护士必须在10 min内完成急性高危胸痛患者的首份心电图检查，并且熟练掌握12/18导联心电图的操作方法，同时可识别STEMI心电图波形特征。并且清楚了解，在没有远程传输心电图报告的情况下，可用电话联系医院的胸痛坐诊医生或急诊抢救室医生，将该患者直接送入医院的急诊抢救区域；同时，在有远程心电传输的情况下，护士可以直接传输心电图；当患者明

确诊断为 STEMI 后，可绕行急诊直接进急诊导管室行急诊 PCI。另一方面，急诊专科护士也应清楚掌握床旁快速检测肌钙蛋白的方法，并且严格遵守从抽血到获取报告时间 20 min 的规定。另外，急诊专科护士应熟记院内胸痛中心的电话或可立即翻阅拨打。

（3）急诊专科护士必须清楚胸痛中心时钟统一的概念，即："120"急救中心部分、急诊科部分、导管室部分，病房以及 CCU 部分，配备完善的时间记录系统，并定期与北京时间校对，可以保证所要收集的相关时间的及时与准确；其中急诊科部分包括了急诊内部所有心电图机、时钟、除颤仪时间以及肌钙蛋白检测设备的时间校对工作。另外，急诊预检护士必须准确、完整地对时间节点记录表进行记录，并且保留该记录 2 年，以备进一步完善、优化胸痛患者急诊就诊流程。

（4）急诊专科护士应熟知绕行急诊的概念，即：当远程心电图传输后，遇到明确诊断为 STEMI 的患者，心血管内科医生应直接启动激活导管室，嘱院外即刻口服双联抗血小板药物（阿司匹林 300 mg 以及替格瑞洛 180 mg），并在院外即进行知情同意的告知，患者直接由救护车运送进入心导管室进行急诊 PCI 术，而不是救护车先送至急诊抢救室。

（5）急诊专科护士应清楚胸痛中心备用药的放置位置、药物名称、数量、作用，在遇到明确诊断为 STEMI 的患者时，根据医嘱嘱患者即刻服用双联抗血小板药物：阿司匹林 300 mg，替格瑞洛（倍林达）180 mg 或硫酸氢氯吡格雷片（波立维）600 mg。

第四节　急诊专科分诊流程

一、急诊患者分诊流程

（一）急诊分诊的概念

分诊（triage）源于法语，意为"进行分类"；在医学用语中，"分诊"被广义定义为将患者按照其疾病的轻重分类，同时为了解决现有资源的缺乏而决定对被分类后的患者进行护理及救治的优先顺序。与此同时，分诊这一概念也经常与急诊联系在一起,这是由于来急诊就诊的患者是不可预测的,因此这些同期而至的患者都需要得到护理及救治,而如何按轻重缓急分类排序就变得必不可少。文献研究表明,在许多的国家,包括在中国,这一初步的评估过程被认为是护士的角色。

急诊分诊是根据患者的主诉、主要症状和体征进行初步判断,分清疾病的轻重缓急及隶属专科,及时安排救治程序及指导专科就诊,使急诊患者尽快地得到诊治的工作程序或过程。急诊分诊的工作程序可简单概括为评估病情、分清疾病的类别以及级别和明确疾病的专科。

(二) 急诊分诊程序及分诊原则

1. 急诊分诊原则

(1) 尽快原则。急诊预检护士应当具有丰富的专业知识与技能和高度的责任心。一般要求由急诊工作经验超过 5 年的护士担任分诊工作,预检护士需要掌握丰富的临床专业知识,能对病情做出正确判断和应答,同时,接待患者和家属时要做到文明用语,热情细心,充分理解患者和家属的心理状态,急而不躁,从容进行分诊处理,协调好多方面工作,安排好患者就诊秩序。

(2) 抢救生命优先原则。遇急、危、重患者需要抢救时,应采取先救治后办理手续的原则,必要时开放绿色通道。预检护士应立即通知有关医生进行急救处理,并在医生到达之前,联合急诊抢救室护士先给予适当的预见性救护措施,如人工呼吸、胸外心脏按压、氧气吸入、建立静脉通路等。

(3) 首诊负责制原则。当预检护士分诊时遇到病情复杂,涉及多专科,难以确定科别者,可按首诊负责制原则,请最初就诊科室处理。如遇一些病证需其他科室参与,可组织急会诊,多学科共同治疗患者疾病。

(4) 重症优先原则。维护有序的就诊环境,安排患者就诊时,既要考虑到先后次序,又要注意观察轻重缓急,合理安排,避免急诊患者因等候而延误救治。

(5) 上报及处理纠纷、突发事件原则。涉嫌法律纠纷患者多部门协同处理原则对交通事故、突发事件、吸毒、自杀、疑似他杀或无名氏等涉及法律纠纷事件,应及时通知相关部门。遇到突发公共卫生重要情况,应及时报告医务科、行政值班或相关领导,必要时组织调配人员协助抢救。例如,成批伤员、知名人士等均应及时汇报。

（6）协助进一步诊治原则。急诊患者需进一步检查或收治入院、急诊手术、留院观察或转院时，应协助与对方科室、医院联系，做好准备。急诊危重患者需等病情稳定后方可转送，并安排工作人员陪同，做好有关病情处理的口头及书面交接工作。

（7）优先照顾原则。掌握急诊就诊范围，做好分诊工作，对老年人、婴幼儿、残疾者可酌情照顾。

2. 急诊分诊程序

急诊科是将各专业的急诊结合在一起的综合性部门，负责处理内、外、妇、儿、眼、耳鼻喉、神经内科和神经外科等专科的所有急、危、重症患者。患者就诊的第一道程序是接受急诊预检护士的分诊。分诊的具体程序是：分诊评估、分析与诊断、计划与实施及评价，也称为 SOAPIE 方法。其中，SOAPIE 分别是指：主观信息（subjective data），客观信息（objective data），分析与诊断（analysis），计划（planning），实施（implementation），评价（evaluation）。

1）分诊评估

分诊评估是分诊程序中首要及关键的一步，分诊的质量，即患者经过护士分诊后能否被分配到合适的急诊区域，直接影响患者在急诊科的就诊过程，最终将影响医疗、护理质量。为确保急诊就诊患者获得快速、高效的服务，一般要求急诊预检护士在 5 min 内完成对患者简单、系统的护理评估并做出分诊评价，指导就诊。

（1）分诊评估的目的：分诊评估是收集患者主观与客观信息的过程。它的主要目的不是做出医疗诊断，而是帮助护士对下列事宜做出迅速的判断：① 病情急、危、重程度；② 患者就诊的顺序；③ 选择恰当的就诊科别；④ 即刻需要实施的护理措施；⑤ 根据分诊标准规定或分诊预案需要开始的诊断性检查项目；⑥ 选择合适的治疗者；⑦ 患者可选择的其他医疗服务部门。

（2）分诊评估的内容评估分为初步评估与进一步评估 2 个级别。初步评估的重点是气道畅通情况（airway）、呼吸情况（breathing）和循环情况（circulation），即 ABC。进一步评估是比较深入系统性的评估，其深入的程度取决于患者的具体病情，主要包括收集患者的主观与客观信息，通常同时进行初步与进一步评估，以节省时间。

初步评估是极其简单而迅捷的评估，是在迅速看一眼患者或快速测览总结性的院前报告后进行的评估，仅用 30 s 就能完成。其中，ABC 任何一方面异常均可危及患者生命，必须立即把患者送入抢救室采取急救措施，而更详细的病史资料可以随后再收集。初步评估依次应评估：① 呼吸道通畅情况：判断患者呼吸道是否通畅，可采用询问患者："你叫什么名字?""你怎么了?"等，如患者能用语言回答问题，说明其呼吸道通畅。呼吸道可因舌根后坠、喉或支气管痉挛而阻塞，多见于因各种原因引起昏迷的患者。完全性呼吸道阻塞是一种极其紧急而又严重的情况，呼吸气流完全中断，若不及时予以疏通和通气，患者将于数分钟内因窒息而出现呼吸及心跳停止。部分性呼吸道阻塞可因通气功能障碍而导致逐渐加重的缺氧和二氧化碳潴留，危及心、脑等生命脏器功能，同样必须迅速加以纠正。② 呼吸情况：如果患者神志不清或已知或怀疑颈椎受伤，必须特别注意患者的呼吸状况。可根据患者的皮肤颜色、胸部有无起伏、鼻部有无气息来判断患者有无呼吸或是否有呼吸困难。③ 循环情况；可通过触摸患者有无大动脉搏动和四肢末梢温度来判断患者的循环情况。评估的内容包括；血液循环和组织灌注量是否充足，有无需要即刻心肺复苏的指征；有无明显的活动性大出血；有无休克的早期表现；有无危及生命的胸痛症状等。

进一步评估是指，如果患者没有生命危险，应对患者进行简单的系统评估。一般采用问诊和身体评估 2 种方法收集患者足够的主观与客观信息，以决定患者的就诊紧急程度和应该选择的就诊科别。① 问诊：问诊是获得主观信息的主要方法。因此，预检护士必须能够熟练地应用沟通技巧，正确地询问患者有关问题，引出与确定患者病情的紧急程度和选择合适就诊科室与医生的有关细节。问诊内容包括：一般情况，即姓名、年龄、地址、保险等情况，这些信息不但用于建立病史，也可根据患者回答问题的情况，判断患者的意识状态；主诉与现病史：了解疼痛或不适的性质、部位与范围、程度、病程、持续时间、相关症状以及好转与恶化的因素；既往史与过敏史等。② 身体评估：客观信息主要是通过身体评估而获得。身体评估应是快速、简明和有重点的身体检查，与问诊同时进行。分诊护士应该善于应用自己的感觉（视觉、听觉、嗅觉、味觉和触觉）收集患者资料。内容应包括生命体征、意识状态、体位、皮肤黏膜颜色、面部表情、气味等全身与局部状况信息。应注意预检护士的评估目的不是做出医疗诊断，因此，获得的信息只要能够决定患者应该分诊到哪科以及就诊的先后顺序即足够了。

由于患者病情及来诊人数没有计划性，预检护士的评估过程应具有高度的灵活性。在对一位患者进行评估的同时，预检护士应随时停下来对另一位新来的患者进行迅速的评估，其目的是了解每一位来诊患者的病情。如果患者是由院前急救人员用救护车或直升机转运而来，由于院前急救人员的现场评估、病情分类等已基本确定，此时预检护士的职责是在听取院前急救人员报告的同时，对患者的病情再做简单迅速的评估，以进一步确定患者的紧急程度，或决定将患者送入哪一治疗区比较合适。对极其危重有生命危险的患者，如严重创伤者，若院前急救人员已通过无线通信系统在现场或转运途中与急诊科提前取得联系，报告患者的病情及预计到达的时间，预检护士应提前做好必要准备，如填写医疗表格、建立病历、通知医生与护士，在患者到达后立即将患者引入准备好的治疗区。

2）分析与诊断

预检护士根据评估所获得的信息，对患者的病情进行分析与诊断，即根据患者病情的轻重缓急，对患者的病情进行分类，以决定患者就诊的先后顺序。急诊患者病情分类主要由下列因素决定：① 病情的急、危、重程度；② 短期引起并发症的危险性；③ 急诊科的规模和设置；④ 医院或急诊科的有关规定。因此，各个医院可根据医院或急诊科规模的大小、急诊科的设置、人员配备及所开设的急诊学科范围的不同采用不同的分类方法。现一般进行上文提及的三区四级分诊法。

3）计划与实施

根据患者的病情分类情况，预检护士在计划与实施阶段主要有 3 个任务：① 根据分诊标准制订计划并实施必要的检查与护理措施。必要的检查与护理措施包括：止血，简单的包扎，闭合性软组织损伤处给予冷敷，通知有关人员为胸痛疑为 AMI 患者做心电图，开始诊断性检查项目（血、尿、粪常规）等。② 选择、护送患者到合适的治疗区急诊科，通常是处理所有专业的急、危、重症患者的综合性部门，设有不同专科的治疗区，如：抢救室、内科重症患者治疗区、外科诊区及清创室，还有妇科、儿科、眼科、耳鼻喉科及一般非紧急患者治疗区。各区配有不同的专科治疗设备及物品。护士根据患者的具体病情，合理、充分利用急诊科的资源，保证患者在合适的治疗区接受恰当的治疗。③ 通知相关医生与负责护士：不同级别的医生在处理问题的能力上也有差别。因此，护士必须了解每一位急诊科医生的专科特长和处理问题的能力水平，从而根据实际情况，选择通知合适的医生为患者诊疗，同时通知负责护士。对急、危、重症患者需向接诊医生和负责护士简要介绍患者的评估情况。

4）评价

评价是指评价候诊患者的分诊工作的准确性。预检护士不仅需要在急诊患者到来时进行评估，判断病情类别，排列就诊次序，还需要对那些候诊的患者病情进行及时观察，评价分诊工作的准确性或患者病情变化情况。这对急诊量较大的医院同时有数名患者等待治疗时尤为需要。预检护士应对非紧急患者至少每 30 min 巡视 1 次，对一般急、危、重症患者每 15 min 巡视 1 次，一旦发现病情变化，必要时需要对病情进行重新分类，更改就诊次序，做好二次分诊工作。

3. 急诊预检护士分诊现状

急诊预检护士是负责急诊患者接诊、分诊工作的主要人物。在此过程中，不同的地区医院，预检护士会采用不同的评估方法对患者状态进行评估，常用的评估工具包括：SOAPIE 法（主诉 subjective，观察 objective，评估 assess，计划 plan，实施 implementation，评价 evaluation）；改良的早期预警评分系统（modified early warning score，MEWS）将急诊患者病情分值化，从而进行分级；针对疼痛患者的 PQRST 法（诱因 provokes，性质 quality，放射 radiate，程度 severity，时间 time）；也有国内专家自行设计但并未推广使用的胸痛分诊记录单等多种将患者病情程度量化的辅助工具。护士评估患者后，将提供给患者就诊状态的信息，其中包括他们在急诊的就诊路线、候诊时间、去向、以及就诊医生信息。现阶段我国急诊预检护士所运用的评估患者的量表均未统一，但大部分医院均采用上述的三区四级分诊标准，也有部分医院运用国际上使用较多的五级分诊标准进行分诊。

二、急诊内科患者分诊流程

（一）改良的早期预警评分量表

如上段文字提及，现在分诊标准、分诊评估量表各异；目前较为推崇的是使用 MEWS 评分表对患者进行三区四级分诊。MEWS 评分表是一种简易的病情及预后评估系统，该表根据患者的心率、收缩压、呼吸频率、体温和意识情况进行综合评分，将病情危重度分值化，具有快速、简捷、科学及对病死危险性进行预测等优点(见表 5－1)。

表 5－1　改良的早期预警评分量表

项　目	评　　分						
	3	2	1	0	1	2	3
心率/次/min		≤40	40～50	51～100	101～110	111～129	≥130
收缩压/kPa (mmHg)	≤9.33(70)	9.33～10.67 (70～80)	10.80～13.33 (81～100)	13.47～21.20 (101～159)	21.33～23.86 (160～179)	24.00～26.53 (180～199)	≥10.67～ (80～　)
呼吸频率/次/min		<9		9～14	15～20	21～29	≥30
体温/℃		<35		36.6～38.4	—	≥38.5～	
意识		—		清楚	对声音有反应	对疼痛有反应	无反应

注：1 mmHg≈0.13 kPa。

(二) 急诊内科患者预检分诊标准

依据 MEWS 评分结合患者症状，将急诊患者的病情分为Ⅰ～Ⅳ级：① Ⅰ级患者(危急)，MEWS 评分≥9 分，包括不明原因心跳呼吸骤停；严重休克；严重多发伤；窒息；溺水；电击伤；中毒伴严重呼吸窘迫(呼吸频率>30 次/min)；低氧血症；血流动力学不稳定者[收缩压<12.00 kPa(90 mmHg)]；中暑伴昏迷、抽搐、血流动力学不稳定者[收缩压<12.00 kPa(90 mmHg)]；伴有血流动力不稳定的恶性心律失常[收缩压<12.00 kPa(90 mmHg)]，予以入抢救室，立刻就诊。② Ⅱ级患者(危重)，5 分≤MEWS 评分<9 分，包括：急性意识障碍；高血压急症；休克；心率>180 次/min 或<40 次/min；呼吸窘迫(呼吸频率>30 次/min)、严重低氧血症(吸氧后氧饱和度<90%)、急性呼吸衰竭；持续胸痛；严重的急性左心衰竭；血糖异常(高血糖、低血糖)伴昏迷、休克；大咯血；哮喘持续状态；消化道大出血；严重急腹症；癫痫大发作；气道异物；过敏、喉头水肿，入抢救室，10 min 之内优先就诊。③ Ⅲ级患者(紧急)，3 分≤MEWS 评分<5 分，包括有急诊情况但病情稳定，生命体征平稳，予以急诊诊室候诊，可

优先就诊。④ Ⅳ级患者(非紧急)，MEWS 评分<3 分，就诊等待时间不确定，视当时就诊人数和危重患者数量而定。另外，凡气管插管、呼吸心跳骤停、急性意识障碍、持续严重的心律失常、严重的呼吸困难、重度创伤大出血、急性发作的哮喘以及其他需要立即采取生命急救措施的患者，应直接开放绿色通道，送入抢救室。对于初次预检分级是Ⅲ级或者Ⅳ级的患者，如自觉病情加重可来急诊预检处再次评估，依据评估结果决定是否升级就诊。

(三) 急诊内科患者预检分诊导向就诊流程

急诊内科患者预检分诊导向的就诊流程见图 5-14。

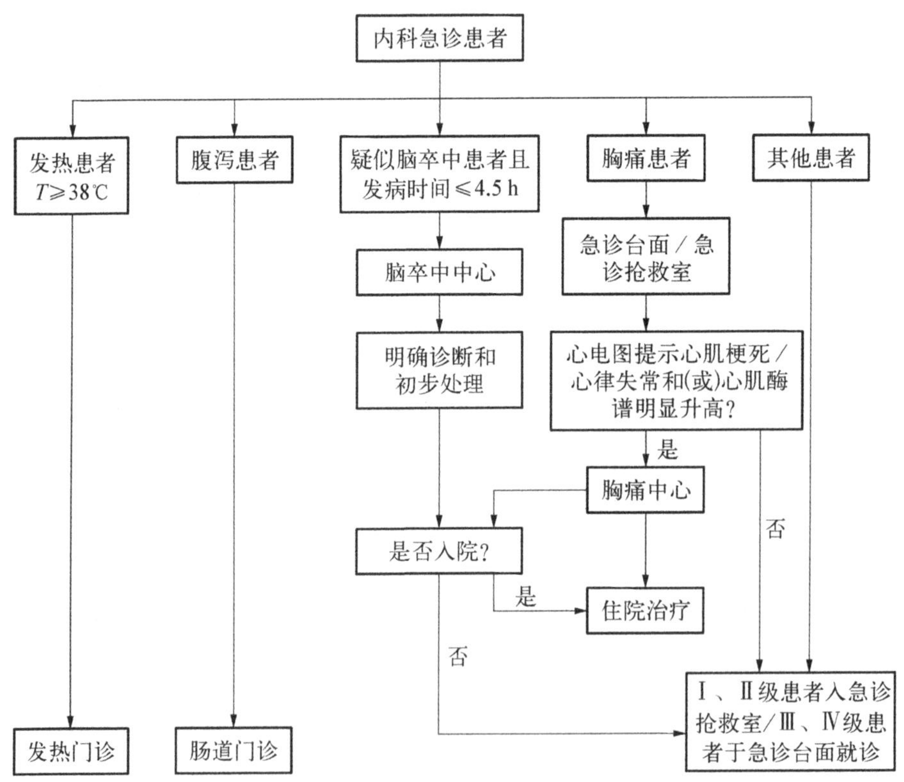

图 5-14 急诊内科患者预检分诊导向的就诊流程

(四) 胸痛患者分诊流程

由于炎症、外伤、肿瘤或其他理化因素造成的组织损失，刺激肋间神经、膈神经、脊神经后根和迷走神经支配的气管、支气管、心脏及主动脉的神经末梢，均可引起胸痛。胸痛在内科急症中较为常见，其疼痛的部位和严重程度并不一定和病变的部位和轻重一致。起源于浅表或局部的轻微损害，容易诊断和处理，但如果是由于内脏或躯干病变所致者，病变往往比较隐蔽，如果不能及时诊断处理，有时可危及生命。例如，肺梗死、心绞痛、心肌梗死、主动脉夹层和气胸等。

1. 胸痛患者问诊要点

(1) 胸痛的部位和放射区：胸壁炎症病变常局限于病灶局部，有红、肿、热、痛等改变。带状疱疹的疼痛沿神经分布，不超过中线，且有多数小水疱群；自发性气胸常为患侧胸痛；食管、纵隔疾病常在胸骨后疼痛，且可向肩部或肩胛间区放射；心绞痛、心肌梗死时，常为胸骨后和心前压疼痛，并向左肩和左臂内侧放射；膈下脓肿、胸膜炎常在患侧下胸部疼痛，也可向同侧肩、颈部放射。

(2) 胸痛的性质：肌痛多为酸胀痛，骨痛常呈酸痛或刺痛，肋间神经痛为阵发性灼痛、刺痛或刀剖样痛；心包炎呈尖锐、持续、剧烈疼痛，疼痛在深呼吸和咳嗽时加重；自发性气胸与急性纤维索性胸膜炎多呈撕裂样痛；食管炎多有灼热感或灼痛；心绞痛和心肌梗死常为压榨样痛或伴有窒息感；主动脉瘤侵及胸壁时呈锥痛；原发性肺癌和纵隔肿瘤可有胸部隐痛和闷痛。

(3) 伴随症状：① 伴咳嗽见于气管、支气管和胸膜疾病；② 伴吞咽困难多见于食管疾病；③ 伴咯血常见于肺结核、肺梗死和肺癌；④ 伴呼吸困难可见于肺炎双球菌性肺炎、自发性气胸和渗出性胸膜炎等；⑤ 心绞痛、心肌梗死常发病于高血压动脉粥样硬化的基础上，下壁心肌梗死及腹部疾病常伴有恶心、呕吐、腹痛。

2. 胸痛患者身体评估

全身评估胸痛的临床意义可大可小，如胸壁皮肤轻度擦伤，虽然可引起胸痛，但对身体影响不大；反之，如果由于心血管疾病引起，如 AMI、主动脉夹层，不仅可产生严重的胸痛，而且可危及生命。遇胸痛患者，首先应测量体温、心率、呼吸、血压，肺炎所致胸痛常伴有发热；大叶性肺炎、自发性气胸、渗出性胸膜炎、过度换气综合征所致胸痛常伴有呼吸困难；AMI 可伴有心律失常、低血压、休克或急性心力衰竭；伴面色苍白常见于 AMI、主动脉夹层、自发性气胸等。故预检护士还必须为急性胸痛患者做心电图检查。

3. 急性胸痛患者分诊流程

急性胸痛患者分诊流程见图 5 - 15。

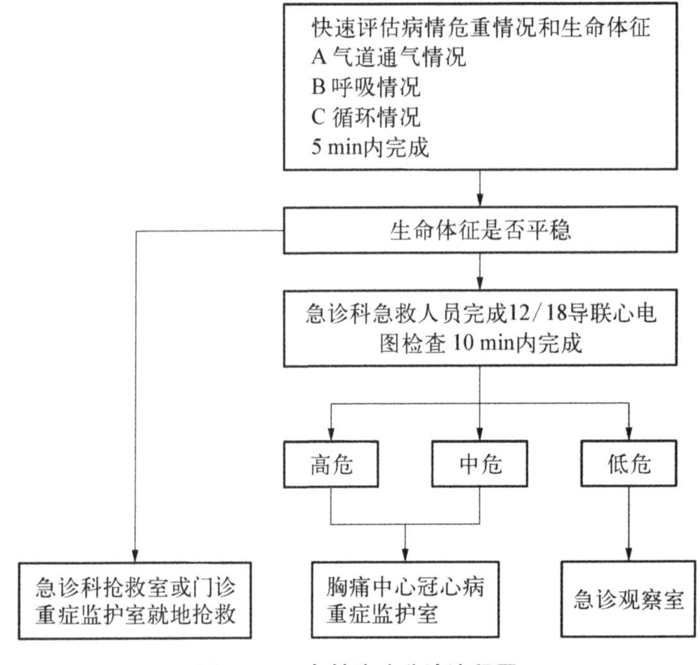

图 5 - 15　急性胸痛分诊流程图

（邵　蕾　郭晓颖）

参考文献

[1] 陈琪，赵丽蓉，张红霞.基础生命支持课程在临床急救教学中的应用研究[J].护士进修杂志，2017，32(23)：2191 - 2193.

[2] 董建兰，居伟.探讨全面流程管理在急诊护理管理中的实施与效果[J].吉林医学，2014，35(26)：5928 - 5929.

[3] 高福荣.43 例口腔颌面部损伤合并窒息患者的急救和护理体会[J].当代护士（下旬刊），2012(11)：74 - 75.

[4] 高锐，赵文静，蒋金，等.基于 BLS 的培训模式在医护人员规培中的应用[C].湖北省武汉市中国组织化学与细胞化学杂志临床研讨会，2017.

[5] 郭航远，徐步云，池菊芳.中国胸痛中心认证的经验和体会[J].心脑血管病防治，2016，

16(4)：248－250.

[6] 胡崇芳，刘晓英. 我国护理学生护理问诊现状[J]. 基层医学论坛，2012，16(24)：3225－3226.

[7] 刘颖，陈建荣，张鹏. 急诊分诊现状与展望[J]. 护理学杂志，2015，30(6)：110－112.

[8] 金静芬，郭芝廷. 国内三甲医院急诊预检分诊现状与对策研究[J]. 中华急诊医学杂志，2015，24(4)：458－461.

[9] 施庆芳. 规范分诊在急诊工作中的应用[J]. 临床医药实践，2013，22(8)：618－620.

[10] 殷立士，田素斋，唐丽梅，等. 影响急诊分诊正确率的原因与对策[J]. 护理实践与研究，2013，10(14)：75－77.

[11] 杨巾夏，陈翠萍，马桂芬，等. 护士核心能力测评工具的研究进展[J]. 中华现代护理杂志，2015，21(1)：2－6.

[12] 易绍东，向定成，段天兵，等. 建立胸痛中心对不同来院方式 ST 段抬高急性心肌梗死患者进门-球囊时间的影响[J]. 中国介入心脏病学杂志，2014，22(9)：549－552.

[13] 杨雪峰，于海超，孟照辉，等. 急诊胸痛中心的现状与未来[J]. 心血管病学进展，2014，35(2)：190－193.

[14] 中国胸痛中心认证工作委员会. 中国胸痛中心认证标准[J]. 中国介入心脏病学杂志，2016，24(3)：121－130.

[15] Hagino H, Kishimoto H, Ohishi H, et al. Outcomes for emergency severity index triage implementation in the emergency department[J]. J Clin Diagn Res, 2015, 9(4): 4－7.

[16] Peng LL, Hammad K. Current status of emergency department triage in mainland China: A narrative review of the literature[J]. Nurs Health Sci, 2015, 17(2): 148－158.

[17] Mccann, JC, Ames BN. Adaptive dysfunction of selenoproteins from the perspective of the triage theory: why modest selenium deficiency may increase risk of diseases of aging[J]. FASEB J, 2011, 25(6): 1793－1814.

[18] McHugh M, Tanabe P, McClelland M, et al. More patients are triaged using the emergency severity index than any other triage acuity system in the United States [J]. Acad Emerg Med, 2012, 19(1): 106－109.

[19] Peng L, Hammad K. Current status of emergency department triage in mainland China: A narrative review of the literature[J]. Nurs Health Sci, 2015, 17(2): 148.

第六章　急性胸痛的鉴别诊断流程

第一节　胸痛的病史采集要点

近年来，胸痛已成为患者到达急诊就诊的最常见主诉之一。引起胸痛及胸部不适的病因有很多，如反复咳嗽引起的胸口疼痛、激烈运动后引起的胸部不适等，也包括 AMI、急性肺栓塞等会立即危及到患者生命的胸痛病因。如何正确识别和排除危及生命的胸痛病因，首先取决于急诊科护士和医生快速、准确的病史采集。

一、急诊预检护士病史采集要点

(一) 患者基本信息

预检护士需询问并确认患者姓名、性别、年龄、家庭地址和联系电话，并将以上信息填写在胸痛中心患者登记表(见表 6－1)上，便于数据收集以及患者转归追踪。

表 6-1 胸痛中心患者登记表

日期	姓名	性别	年龄	家庭住址	联系电话	简要病情	生命体征	转归

（二）基本生命体征测量预检

护士需在 2 min 内完成胸痛患者生命体征的测量，包括神志、体温、心率、呼吸、血压和血氧饱和度，根据 MEWS 评分完成胸痛患者的分级分诊工作（详见第二篇的第一章第四节）。

（三）疼痛评估

疼痛是一种令人不快的感觉和情绪上的主观感受，伴有现存和潜在的组织损伤。疼痛作为第五大生命体征，在胸痛患者的病史采集过程中尤为重要。预检护士在接收主诉为胸痛的患者时，首选需询问患者发生胸痛的时间、疼痛持续时间、诱发因素、伴随症状、胸痛的性质及部位，然后对其进行疼痛评估。目前，国内外普遍采用的疼痛评估方法有视觉模拟评分法（visual analogue scale，VAS）、口头数字评分法（verbal numeric rating scale，VNRS）、数字评分法（numerical rating scale，NRS）和面部表情疼痛量表（faces pain scale，FPS）等。综合考虑疼痛评估量表使用的便捷性和预检护士的偏好，推荐使用 VNRS 和 FPS。

1. VNRS

针对清醒的患者，预检护士常使用疼痛程度数字评估量表（见表 6-2）对患者的疼痛程度进行评估。该量表将疼痛程度用 0～10 共 11 个数字依次表示，0 表示无疼痛，10 表示最剧烈的疼痛，难以忍受。由护士询问患者：哪一个数字最能代表你现在的疼痛程度？根据患者的描述，记录相应的数字。按照疼痛对应的数字,可将疼痛程度分为:无痛(0),轻度疼痛(1～3),中度疼痛(4～6),重度疼痛(7～10)。

表 6-2 疼痛程度数字评估量表

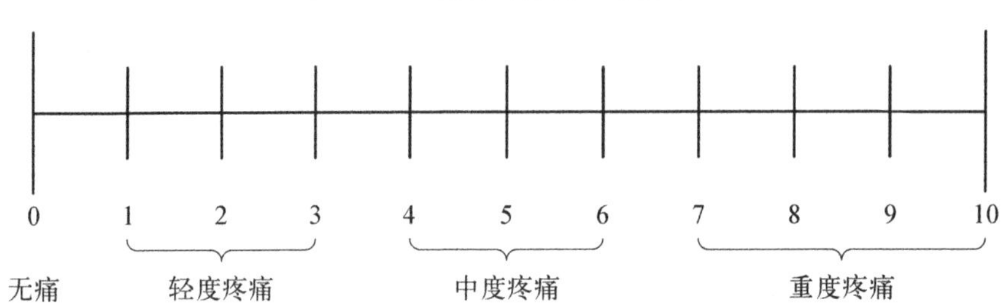

2. FPS

对于存在交流障碍的患者,如老年人,预检护士可以根据患者当前疼痛的面部表情状态,对照面部表情疼痛量表(见表 6-3),记录患者相应的疼痛程度。

表 6-3 面部表情疼痛量表

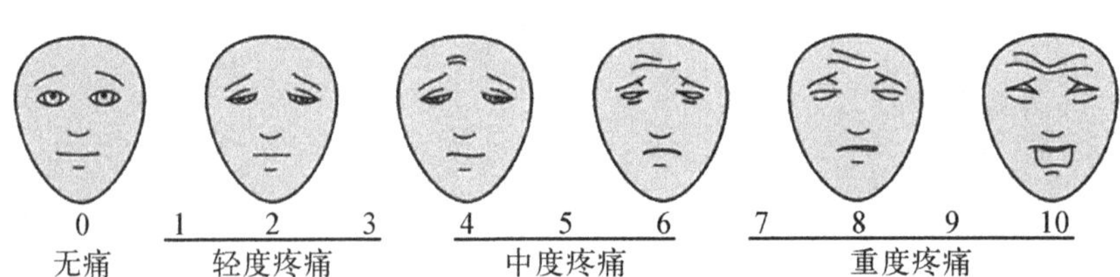

(四) 12/18 导联心电图(electrocardiogram, ECG)

检查心电图是利用心电图机从体表记录心脏每一个心动周期所产生的电活动变化的曲线图形。当接诊胸痛患者时,预检护士会立即对患者进行 12 导联心电图检查。12 导联心电图是早期诊断 AMI 的关键。美国心脏协会(American Heart Association, AHA)推荐所有胸痛患者均应在到院后 10 min 内完成 12/18 导联心电图检查,并在 10 min 内出具心电图报告。

1. 12 导联心电图

由 4 个肢体导联和 V_1～V_6 6 个胸导联组成,具体位置见图 6-1。

(1) 肢体导联:红色(RA)-右上肢;黄色(LA)-左上肢;绿色(LL)-左下肢;黑色(RL)-右下肢。

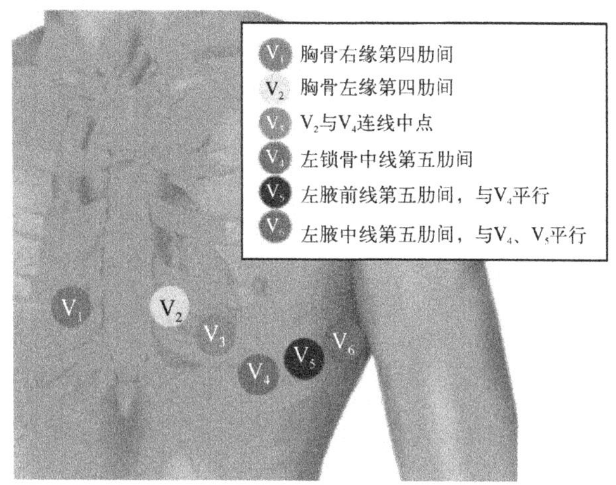

图 6-1 12 导联心电图胸导联位置

(2) 胸导联：V_1(红)-胸骨右缘第 4 肋间；V_2(黄)-胸骨左缘第 4 肋间；V_3(绿)-V_2与V_4连线中点；V_4(褐)-左锁骨中线第 5 肋间；V_5(黑)-左腋前线第 5 肋间，与V_4平行；V_6(紫)-左腋中线第 5 肋间，与V_4、V_5平行。

2. 18 导联心电图

是在原有 12 导联心电图基础上增加V_7～V_9与V_{3R}～V_{5R} 6 个胸导联，具体位置见图 6-2。肢体导联位置不变，V_7～V_9位于患者左侧背部，V_{3R}～V_{5R}与V_3～V_5相对称。

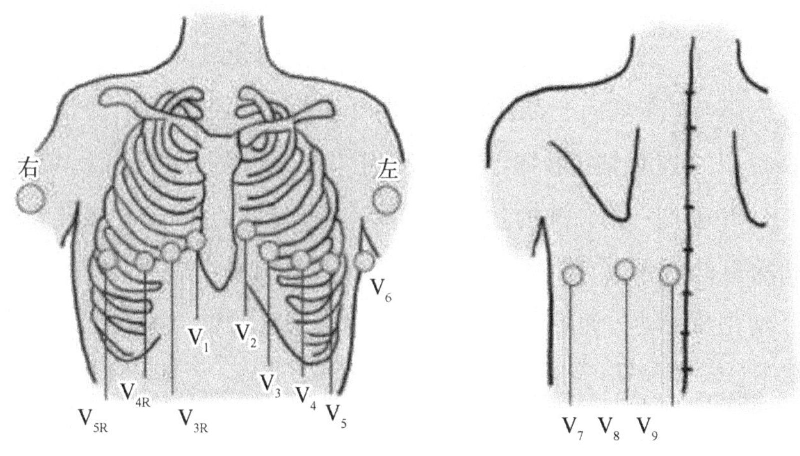

图 6-2 18 导联心电图胸导联位置

(1) 肢体导联：红色(RA)-右上肢；黄色(LA)-左上肢；绿色(LL)-左下肢；黑色(RL)-右下肢。

(2) 胸导联：V_7(红)-左腋后线与 V_4 水平；V_8(黄)-肩胛中线与 V_4 水平；V_9(绿)-脊柱旁线与 V_4 水平；V_{3R}(褐)-与 V_3 对称，位于 V_1 与 V_{4R} 连线的中点；V_{4R}(黑)-与 V_4 对称，右锁骨中线第五肋间；V_{5R}(紫)-与 V_5 对称，右腋前线第 5 肋间，与 V_{4R} 平行。

3. 正常心电图

正常人的心脏起搏点位于窦房结，并按正常传导顺序激动心房和心室。所有起源于窦房结的心律，称为窦性心律，属于正常节律。正常的心电图波形(见图 6-3)具有以下的特征。

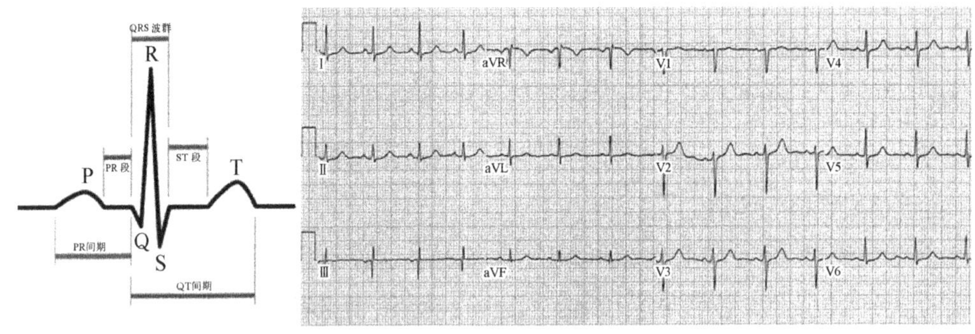

图 6-3 正常心电图

(1) P 波：代表左右两心房除极的电位变化。① 时间：正常人 P 波时间一般小于 0.12 s。② 形态：P 波一般呈钝圆形，有时可出现小切迹。P 波方向在Ⅰ、Ⅱ、aVF、V_4～V_6 导联向上，在 aVR 导联向下，在其他导联呈双向、倒置或低平均可。③ 振幅：P 波的振幅在肢体导联一般小于 0.25 mV，在胸导联小于 0.2 mV。

(2) P-R 间期：从 P 波的起点至 QRS 波群的起点，代表心房开始除极至心室开始除极的时间。① 时间：心率在正常范围时，P-R 间期为 0.12～0.20 s。在幼儿及心动过速的情况下，P-R 间期相应缩短。在老年人及心动过缓的情况下，P-R 间期可略延长，但一般不超过 0.22 s。② P-R 段：代表左右心房复极过程，因产生电位影响极为微弱，通常与等电位线一致，可出现与 P 波方向相反的移位，通常抬高小于 0.05 mV，下移小于 0.08 mV。

(3) QRS 波群：代表左右心室除极的电位变化。① 时间：正常成年人 QRS 时间小于 0.12 s，多数在 0.06～0.10 s。② 形态和振幅：在胸导联，正常人 V_1、V_2 导联多呈 rS 型，V_1 导联的 R 波一般不超过 1.0 mV。V_5、V_6 导联 QRS 波群可呈 qR、qRs、Rs 或 R 型，且 R 波一般不超过 2.5 mV。正常人胸导联的 R 波振幅自 V_1～V_6 逐渐增高，S 波逐渐变小。V_1 的 R/S 小于 1，V_5 的 R/S 大于 1。在 V_3 或 V_4 导联，R 波和 S 波的振幅大体相等。在肢体导联，Ⅰ、Ⅱ导联的 QRS 波群主波一般向上，Ⅲ导联的 QRS 波群主波方向多变。aVR 导联的 QRS 波群主波向下，可呈 QS、rS、rSr 或 Qr 型。aVL 与 aVF 导联的 QRS 波群可呈 qR、Rs、Rr 或 S 型，也可呈 rS 型。正常人 aVF 导联的 R 波一般小于 0.5 mV，Ⅰ导联的 R 波小于 1.5 mV，aVL 导联的 R 波一般小于 1.2 mV，aVF 导联的 R 波一般小于 2.0 mV。③ 电轴：$-30°$～$105°$。

(4) Q 波：正常人的 Q 波时限小于 0.04 s(除 aVR 导联外)。aVR 导联出现较宽的 Q 波或 QS 波均属正常。有时Ⅲ导联 Q 波的宽度可达 0.04 s，但极少超过 0.05 s。正常情况下，Q 波深度不超过同导联 R 波振幅的 1/4。正常人 V_1、V_2 导联不应出现 Q 波，但偶尔可呈 QS 波。

(5) 过渡区：V_2～V_4 导联，胸导联正、负向波相等。振幅 $R_I<1.5$ mV，$RaVR<0.5$ mV，$RaVL<1.2$ mV，$RaVF<2.0$ mV，$RV_1<1.0$ mV，RV_5、RV_6 均小于 2.5 mV。

(6) ST 段：自 QRS 波群的终点至 T 波起点间的线段，代表心室缓慢复极的过程。正常的 ST 段因无电位差，故常与等电位线一致，有时也可有轻微的偏移。但在任一导联，ST 段下移一般不超过 0.05 mV。ST 段上抬在 V_1～V_2 导联一般不超过 0.3 mV，在 V_3 导联不超过 0.5 mV，在 V_4～V_5 导联及肢体导联不超过 0.1 mV。

(7) T 波：代表心室快速复极时的电位变化。① 形态：在正常情况下，T 波形态两肢不对称，前半部斜度较平缓，后半部斜度较陡。大多与 QRS 波群主波方向相同，在Ⅰ、Ⅱ、V_4～V_6 导联直立，在 aVR 导联向下。若 V_1 导联主波向上，则 V_2～V_6 导联 T 波均应向上。② 振幅：在肢体导联通常小于 0.6 mV，在胸导联小于 1.0 mV。

(8) QT 间期：指 QRS 波群的起点至 T 波终点的间距，代表心室除极和复极全过程需要的时间。QT 间期长短与心率的快慢密切相关。心率越快,QT 间期越短;反之,QT 间期则越长。心率在 60～100 次/min 时,QT 间期的正常范围是 0.32～0.44 s。

二、急诊科医生病史采集要点

对于胸痛患者,急诊科医生在病史采集过程中必须避免仅根据病史就过早诊断,容易造成极危病因的漏诊和误诊。病史采集应遵循全面、高效的原则,通过问诊、体格检查、实验室检查及影像学检查,并结合患者的心电图报告确定疾病诊断。

(一) 问诊

问诊是病史采集的首要步骤。如何在简短的时间内获取有效信息,及时、准确地排除危及生命的胸痛病因,考验的是急诊科医生的问诊技巧和丰富的临床经验。需要注意的是,真正以胸痛为主要症状就诊的患者并不多,更多的是以“胸闷”或“胸部不适”为主诉。胸闷与胸痛的临床意义等同,只是不同患者或同一患者在不同时间阶段的感受差异而已。患者描述症状时所使用的语言与其文化程度、职业和理解能力有关。临床上,大多数患者是不会使用医学术语来描述症状的,可能只是指着自己的胸部说“这儿不舒服”,医生应该从患者的语言表述中挖掘症状的真正含义。

问诊内容应包含患者的现病史和既往史。现病史主要包括:疼痛的部位,疼痛的程度和性质,疼痛的诱因及发作背景,疼痛的持续时间,疼痛的缓解方式,以及伴随症状和体征。询问既往史时,医生需了解患者是否存在相关疾病的高危因素,如冠心病、糖尿病、高血压、恶性肿瘤等,同时注意询问患者近期有无发生创伤、大手术,有无吸烟史、饮酒史。针对此次患者的症状,可以询问既往是否做过相关诊断性检查,如 CT、CT 血管造影、磁共振成像(magnetic resonance imaging, MRI)等。除此之外,急诊科医生还能通过询问患者此次不适是否与既往疾病发作类似,来帮助疾病的诊断。

1. 疼痛的部位

许多疾病引起的胸痛都有一定的特定部位,如胸壁组织病变所引起的胸痛常固定于病变部位，肋间神经炎等引起的胸痛常沿肋间神经的走行分布，肋软骨炎的胸痛常位于第2、3肋软骨附近。纵隔和食管疾病所引起的疼痛常在胸骨后，如反流性食管炎的胸痛部位呈长条状分布于胸骨后。心脏性疼痛，如心绞痛部位常位于胸骨后或心前区，范围较广泛但不十分确定，患者常常用自己的手掌或拳头按压在胸前描述胸痛的部位，具有一定的特异性，而以手指指出明确而非常局限的固定点的疼痛往往与心肌缺血无关。此外，有些疾病引起的胸痛可以向其他部位放射，如心绞痛时常向左肩或左臂内侧放射，主动脉夹层分离发病时常向颈部、背部、上肢、腰部、腹部甚至下肢放射。

有些患者可能会误将胸痛症状理解为腹部不适，也有患者会将上腹部不适误解为胸部不适，尤其是剑突下疼痛和上腹疼痛往往容易与胸痛混淆。因此，询问胸痛病史时应尽量让患者用手指出不适的部位。需要特别指出的是，部分老年人、卒中后患者、糖尿病合并心脏病患者常常以非胸部的症状为主诉，如以腹痛、下颌痛或牙痛等为就诊原因，但若仔细询问发作时的情况，患者往往能回忆起同时还有胸部不适。

2. 疼痛的程度和性质

胸痛的程度可自轻微的隐痛至剧烈的疼痛，医生可以根据护士所做的疼痛评估进行判断，或根据疼痛评估量表再次判断患者的胸痛程度。疼痛的性质也是多种多样的，如肋间神经痛往往较剧烈，呈阵发性灼痛或刺痛；肌肉疼痛往往呈现与胸壁活动有关的酸痛；骨痛往往是酸痛或锥痛；心绞痛往往呈压榨样痛，同时伴有压迫感或窒息感，或者描述为胸闷或憋闷感；主动脉夹层分离患者多为剧烈的撕裂样疼痛；膈疝呈灼痛或膨胀感；原发性肺癌多为伴有刺激性咳嗽的闷痛。询问胸痛时不能把注意力都集中在疼痛上，患者常常否认有疼痛的症状，而把胸部不适描述为闷胀不适、窒息、压榨或压迫、发紧、沉重、烧心、膨胀或者堵塞感。

3. 疼痛的诱因及发作背景

有些胸痛可有明确的诱发因素，如胸壁骨髓或肌肉的疼痛常与胸廓运动有关，心包炎症性疼痛往往与体位改变有关，胸膜炎性胸痛常与呼吸运动、咳嗽等有关。主动脉夹层及自发性气胸多在突然用力或情绪激动时发作，急性肺动脉栓塞往往与长期卧床、近期骨折史、腹部或盆腔手术等有关。心肌缺血所引起的心绞痛，可因心绞痛的类型而有不同的诱因，如劳力性心绞痛的常见诱因是体力劳动和情绪紧张，大多数发生于劳累当时而非劳累过后，饱餐、寒冷刺激等因素也可诱发；冠状动脉痉挛性心绞痛多发生在休息时，尤其是后半夜或劳累过后发生，深呼吸和吸烟也可诱发；卧位性心绞痛多与前半夜体位改变后回心血量增加有关。肥厚性梗阻型心肌病常常在用力时诱发。心脏神经官能症患者的胸痛常与情绪变化有明确关系。反流性食管炎多与卧位和进食有关。

4. 疼痛的持续时间

胸痛因病因不同可呈持续性或阵发性，典型劳力性心绞痛常于用力或情绪紧张时发作，呈阵发性，持续数分钟至十余分钟，在去除诱因或含服硝酸甘油后1～5 min缓解。在含服硝酸甘油后十多分钟甚至更长时间才缓解的往往不是心绞痛，超过20 min的持续性胸痛应高度怀疑是否发生了AMI。一过性瞬间疼痛一般不是心肌缺血所致，多与胸壁神经末梢的异常刺激有关。心脏神经官能症所引起的疼痛多为与情绪或精神因素有关的持续性胸痛或胸闷，可长达数小时，但能坚持日常工作和生活，症状多在运动后减轻。心包炎和胸膜炎多为持续性胸痛，持续时间可长达数天或短至数小时，随着心包积液的产生而减轻或消失，但随后逐渐出现呼吸困难。肺癌的胸痛一般为持续性，可呈阵发性加重。带状疱疹多为持续性剧烈的烧灼样疼痛。胸主动脉夹层分离常常是突发短暂的剧烈撕裂样胸痛，在短暂的剧烈疼痛后可仍有持续性的隐痛，若血压控制不稳定，则可随血压波动而阵发性加剧。

5. 疼痛的缓解方式

胸痛的缓解方式也是鉴别胸痛原因的重要内容。劳力性心绞痛多在停止活动或含服硝酸甘油后症状逐渐缓解，而自主神经功能紊乱患者的胸痛多在体力活动后减轻。卧位性心绞痛和反流性食管炎多在卧位时诱发或加重，坐位或直立时缓解或减轻。心包炎患者的症状常在前倾坐位或其他特殊体位时减轻。主动脉夹层分离患者的疼痛常在血压降低后随之减轻。

6. 伴随症状和体征

严重的心绞痛多伴有窒息感和出汗，部分患者可有气促、心悸；AMI多伴有濒死感、全身大汗，以及恶心、呕吐等消化道症状；心包炎常伴有发热及心包摩擦音；主动脉夹层分离的胸痛多伴有高血压、明显的放射痛、休克，以及左右或上下肢体血压的显著差异。急性肺梗死患者多伴有严重呼吸困难、发绀和咯血;肺癌患者常常伴有刺激性咳嗽,部分患者伴有咯血;胸膜炎患者多伴有呼吸困难和发热;食管癌和反流性食管炎患者一般都伴有吞咽困难,且肺癌和食管癌等恶性肿瘤和结核病患者多伴有明显消瘦和体重下降,结核病患者有午后低热和盗汗等中毒症状。

(二)体格检查

通过对胸痛患者心音及呼吸音的听诊,能辅助医生对患者进行疾病诊断。完整的心脏检查应包括坐位和仰卧位的听诊和触诊,以确定是否存在心包摩擦音以及急性主动脉瓣关闭不全或主动脉瓣狭窄的体征。肺部检查应确定呼吸音是否对称,以及是否存在哮鸣音、爆裂音或肺实变的表现。通常胸痛并伴有局部哮鸣音或不对称肢体肿胀时,应引起对急性肺栓塞的关注;自发性气胸患者可出现单侧呼吸音减弱,但皮下气肿的发生并不常见。

(三)疾病鉴别要点

急诊胸痛患者不同于慢性胸痛患者,往往病情严重,临床表现极不稳定,随时可能威胁生命。接诊医生需要在尽可能短的时间内获得最有鉴别价值的病史信息以帮助明确发生胸痛的原因。因此,急诊科医生除了需要熟练掌握急诊胸痛的问诊及体格检查技巧外,仍须抓住以下鉴别要点,能迅速把可能随时威胁患者生命的急性胸痛鉴别出来。

1. 胸痛发作是否伴随意识障碍

如果急性胸痛患者伴随意识障碍,哪怕是轻度的意识障碍如神志模糊、晕厥前状态或短暂的晕厥等,则强烈提示此类胸痛可能是威胁生命的胸痛性疾病,如AMI、主动脉夹层或肺动脉栓塞。

2. 胸痛发作是否伴随出冷汗

如果急性胸痛患者同时出现全身冷汗,或者自觉出冷汗、虚脱,往往提示是威胁生命的胸痛。剧烈的胸痛患者可能因为过分专注于胸痛,而忽视了是否同时伴有出冷汗。若是发作性胸痛,则多数患者在胸痛缓解时能觉察到衣服湿透等大量出汗的证据。若在胸痛发作时身边有家属或其他目击者,往往也能提供更加准确的出汗情况。

3. 胸痛发作是否伴随呼吸困难

伴随呼吸困难的胸痛、胸闷症状，多是AMI、急性肺动脉栓塞或气胸等表现，尽管也可见于胸膜炎、心包炎等疾病，但后两者的胸痛发生，具有与呼吸或体位的相关性，比较容易鉴别。急性心肌缺血性胸痛的发作，几乎都伴有胸部压迫感或紧缩感，导致患者呼吸不畅，但部分患者不会主动描述，需医生适时提示，方可防止遗漏重要信息。

4. 胸痛发作是否伴随肢端湿冷和脉搏细弱

只有心血管疾病的急性胸痛，才会导致肢端湿冷、脉搏细弱，如AMI、肺动脉栓塞、主动脉夹层、急性心包炎等。反之，急性胸痛患者若脉搏强劲且无肢端湿冷者，则多为来自心血管以外的胸痛，如胸壁的疼痛或带状疱疹等，可能因为疼痛导致血压升高，而出现脉搏更加有力而不是细弱，由于末梢灌注正常亦不会出现肢端湿冷。唯有主动脉夹层患者可能出现血压与末梢灌注的矛盾现象，即高血压伴肢端湿冷。

（四）急诊科医生应关注的与心痛有关的检查项目

实验室检查胸痛患者除血常规、血生化、血电解质、凝血功能等常规血液检查外，有几项指标是急诊科医生尤为关注的。

1. 心肌标志物

经广泛的临床应用，心肌钙蛋白（cardiac troponin, cTn）、肌酸激酶同工酶（creatine kinase isozyme MB, CK－MB）和肌红蛋白（myoglobin, Mb）逐渐用于早期诊断ACS，也是早期诊断AMI的重要指标，俗称“心梗三联”。针对胸痛患者，急诊科医生会在20 min内完成即时检验（point-of-care testing, POCT）心肌损伤标志物。

（1）POCT：目前临床上运用较广的是快速检测心肌钙蛋白I（cTnI），因为它对心肌损伤有高度的特异性和敏感性。正常值是小于0.2 μg/mL，大于1.5 μg/mL为临界值。

（2）cTn：由心肌钙蛋白T（cTnT）、cTnI两种亚单位所组成。cTnT/cTnI通常在AMI起病3～4 h后升高，① cTnI在11～24 h达高峰，7～10 d恢复正常。正常值是小于0.2 μg/mL，大于1.5 μg/mL为临界值。cTnI是一个十分敏感和特异的AMI标志物，对诊断AMI的敏感性为97%，特异性为98%，预测值为99.8%。此外，cTnI还可敏感地测出小灶性心肌损伤的存在，UA和非Q波型心肌梗死。② cTnT在24～48 h达高峰，10～14 d恢复正常。正常值是0.02～0.13 μg/mL，大于0.2 μg/mL为临界值。cTnT常用于判断AMI大小，对于UA和心肌炎的诊断也有一定价值。

(3) CK-MB：在起病4 h内升高，16～24 h达高峰，如无并发症3～4 d恢复正常。肌酸激酶同工酶(CK-MB)的正常参考范围是0～25 U/L。临界值是100 U/L，其增高的程度能较准确地反映心肌坏死的范围。高峰出现时间是否提前是判断溶栓是否成功的重要指标，高峰出现早的患者预后较好。

(4) Mb：通常在起病后2 h内升高，12 h达高峰，24～48 h内恢复正常。Mb的正常范围是0～85 μg/mL。

2. D-二聚体

来源于纤溶酶溶解的交联纤维蛋白凝块，主要反映纤维蛋白溶解功能。D-二聚体的临床检测主要应用在深静脉血栓形成和急性肺栓塞的诊断，其正常参考值是小于500 μg/L。需要注意的是，老年患者以及恶性肿瘤、脓毒血症、近期重大手术者、外伤或妊娠的患者都可能有D-二聚体水平的升高。

(五) 影像学检查

根据胸痛患者的病史采集情况，急诊科医生会做出潜在疾病的判断，并根据判断开立相应的影像学检查，包括：胸部X线摄影、CT、床旁超声等。胸片通常用于诊断肺炎、气胸；CT或CT血管造影可及时诊断急性主动脉夹层和急性肺栓塞；床旁超声可用于评估患者有无创伤性气胸、心包积液和心包填塞等情况。

第二节 胸痛的常见原因及鉴别诊断

一、AMI

(一) 定义

AMI是指在冠状动脉病变的基础上，因冠状动脉供血急剧减少或中断，使相应的心肌严重而持久地缺血而导致心肌坏死。

(二) 病因及发病机制

AMI 的基本病因是冠状动脉粥样硬化。当患者的一支或多支冠状动脉管腔狭窄超过 75%，一旦狭窄部血管粥样斑块增大、破溃、出血，局部血栓形成、栓塞或出现血管持续痉挛，使管腔完全闭塞，而侧支循环未完全建立；心肌严重而持久地急性缺血达 20～30 min 以上，即可发生心肌梗死。

1. 诱发因素

① 交感神经活动增加，机体应激反应性增强使血压升高、心率增快、冠脉张力增高。② 休克、脱水、大量出血、外科手术或严重心律失常导致心输出量下降，冠状动脉血流量锐减。③ 饱餐，特别是进食高脂肪餐后血脂增高，血液黏稠度增高。④ 重体力活动、情绪过分激动或血压急剧升高等使心肌耗氧量剧增。梗死部位的心肌在冠状动脉闭塞后 20～30 min 即有坏死，1～2 h 大部分心肌呈凝固性坏死，一般需要经过 6 h 才会出现明显的组织学改变。心肌梗死的瘢痕愈合需 6～8 周，即成为陈旧性心肌梗死。

2. 危险因素

同冠状动脉粥样硬化症。包括：血脂异常、高血压、吸烟、糖尿病和葡萄糖耐量异常。肥胖，缺少体力活动，喜食高热量、高胆固醇、高糖和高盐食物者，A 型性格，家族遗传史等也是 AMI 的危险因素。

(三) 临床表现与心肌梗死的部位、面积大小、侧支循环情况密切相关

1. 先兆症状

多数患者发病前数日或数周有乏力、胸部不适、活动时心悸、气促、烦躁、心绞痛等前驱症状。最常见的是既往无心绞痛患者出现心绞痛，原有稳定型心绞痛的患者变为不稳定型，且频繁发作、程度较重，持续时间久，硝酸甘油疗效较差，诱发因素不明显。

2. 典型症状

(1) 疼痛：为最早出现的、最突出的症状。多发生于清晨安静时，诱因多不明显，疼痛性质和部位与心绞痛相似，但程度较重，常呈难以忍受的压榨痛、烧

灼样痛或窒息，伴有大汗、烦躁不安、恐惧及濒死感，持续时间可长达数小时或数天，口服硝酸甘油后症状不能缓解。部分患者的疼痛可向上腹部、下颌、颈部、背部放射而被误诊。少数 AMI 患者可无疼痛，一开始即表现为休克或急性心力衰竭。

(2) 全身症状：疼痛后 24～48 h 可出现发热，体温升高至 38℃左右，可持续 3～7 d，伴心动过速、白细胞计数增高、红细胞沉降率增快。

(3) 胃肠道症状：疼痛剧烈时常伴恶心、呕吐、上腹部痛和肠胀气，重者可发生呃逆。与坏死的心肌刺激迷走神经以及心输出量下降，组织器官血流灌注不足有关。

(4) 心律失常：多发生在起病 1～2 d 内，尤以 24 h 内最多见。在各种心律失常中以室性心律失常最多，尤其是室性期前收缩。频发的、成对出现的、多源性或呈 R on T 现象的室性期前收缩以及短阵室性心动过速常为心室颤动的前兆。心室颤动是心肌梗死患者 24 h 内死亡的主要原因。下壁心肌梗死易发生房室传导阻滞。

(5) 低血压和休克：疼痛发作期间血压下降常见，但未必是休克。如疼痛缓解而收缩压低于 10.67 kPa(80 mmHg)，且患者表现为烦躁不安、面色苍白、皮肤湿冷、脉搏细速、尿少、神志迟钝等，则为休克表现。

(6) 心力衰竭：主要为急性左心衰竭，可在起病最初几天内或在梗死演变期出现，为梗死后心肌收缩力明显显著减弱或不协调所致。患者表现为呼吸困难、咳嗽、烦躁、发绀等，进而发展至肺水肿，随后可出现颈静脉怒张、肝肿大、水肿等右心衰竭体征。右心室心肌梗死者可一开始就出现右心衰竭的表现，伴血压下降。

3. 体征

① 心脏体征：心脏浊音界可正常或轻、中度增大；心率多增快，也可减慢；心尖部第一心音减弱，可闻及第四心音奔马律；部分患者在心尖部可闻及粗糙的收缩期杂音或喀喇音，为二尖瓣乳头肌功能失调或断裂所致；少部分患者在起病 2～3 d 出现心包摩擦音，为反应性纤维性心包炎所致。② 血压：除 AMI 早期血压可一过性增高外，几乎所有患者都有明显的血压下降。原有高血压患者，血压可降至正常以下。③ 当伴有心律失常、休克或心力衰竭时，可出现相

应的体征。

4. 并发症

① 乳头肌功能失调或断裂：轻者可以恢复，严重者可导致急性左心衰竭，甚至死亡。② 心脏破裂：较少见，多为心室游离壁破裂，偶有室间隔破损。③ 心室壁瘤：主要见于左心室，较大的室壁瘤在体检时可有左侧心界扩大，心脏搏动较广泛。④ 栓塞：见于起病后 1～2 周，如为左心室附壁血栓脱落所致，则引起脑、肾、脾或四肢等动脉栓塞。由下肢静脉血栓脱落所致，则产生肺动脉栓塞。⑤ 心肌梗死后综合征：于心肌梗死后数周或数月内发生，表现为心包炎、胸膜炎或肺炎，有发热、胸痛等症状，可能是机体对坏死物质的过敏反应。

（四）辅助检查

1. 实验室检查

① 常规血液检查：24～48 h 后常见白细胞计数总数增高，中性粒细胞增多，嗜酸性粒细胞减少或消失，红细胞沉降率增快，C 反应蛋白增高可持续 1～3 周。起病数小时内，血液中的游离脂肪酸增高。② 心肌损伤标志物升高：Mb 在起病后 2 h 内升高，12 h 达高峰，24～48 h 内恢复正常。cTnI 或 cTnT 在起病 3～4 h 后升高，cTnI 在 11～24 h 达高峰，7～10 d 恢复正常；cTnT 在 24～48 h 达高峰，10～14 d 恢复正常。这是诊断心肌梗死最具敏感性和特异性的生化指标。肌酸激酶同工酶(CK－MB)在起病 4 h 内升高，16～24 h 达高峰，3～4 d 恢复正常，其增高的程度能较准确地反映心肌坏死的范围，对心肌梗死早期诊断有重要价值，高峰值出现的时间是否提前是判断溶栓是否成功的重要指标。

2. 心电图

急性透壁性心肌梗死的心电图常有特征性改变及动态演变过程。

(1) 特征性改变：① 急性期可见 ST 段抬高呈弓背向上，在面向坏死区周围心肌损伤区的导联上出现。宽而深的 Q 波，在面向透壁心肌坏死区的导联上出现。T 波倒置，在面向损伤区周围心肌缺血区的导联上出现。② 非 ST 段抬高型心肌梗死的患者心电图可有两种表现，有 ST 段压低但无病理性 Q 波；无 ST 段抬高也无病理性 Q 波，仅有 T 波倒置。

(2) 动态性改变：起病数小时后，ST 段明显抬高，弓背向上，与直立的 T

波连接形成单向曲线，并出现病理性Q波，同时R波减低，为急性期改变；在非治疗干预的情况下，抬高的ST段可在数日至2周内逐渐回到基线水平，T波变为平坦或倒置，为亚急性期改变；在非治疗干预的情况数周后，T波倒置加深呈冠状T，此后逐渐变浅、平坦，部分可在数月或数年后恢复直立，也可能永久存在，为慢性期改变；Q波大多永久存在。但在治疗干预的情况下，动态演变过程各个阶段会提前发生，持续时间变短或发生变化。非ST段抬高型心肌梗死演变可出现ST段普遍压低，继而T波倒置加深呈对称性，病理性Q波始终不会出现；T波倒置可在1～6个月恢复正常。

(3) 定位：急诊科医生可根据特征性心电图改变的导联数来进行心肌梗死的定位和确定范围。

① 急性前壁心肌梗死表现为心前区 V_1～V_6 导联部分或全部出现改变(图6-4)。偶尔在AMI的初期可观察到心电图镜像改变，最常表现为下壁导联(Ⅱ、Ⅲ和aVF)上ST段压低。镜像改变实际上是从另一个不同的角度或方向观察到的相同的ST段改变。

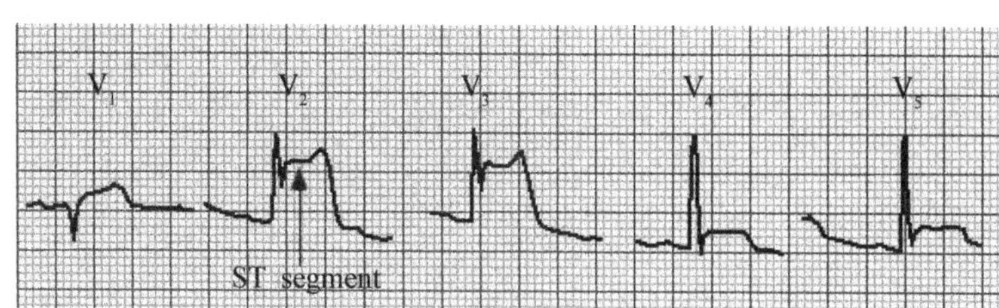

图6-4 急性前壁心肌梗死

② 急性前间隔透壁性心肌梗死表现为 V_1～V_2 导联上改变(图6-5)。偶尔在AMI的初期可观察到心电图镜像改变，表现为下壁导联(Ⅱ、Ⅲ、aVF)或侧壁导联(Ⅰ、aVL、V_5 和 V_6)上ST段压低。

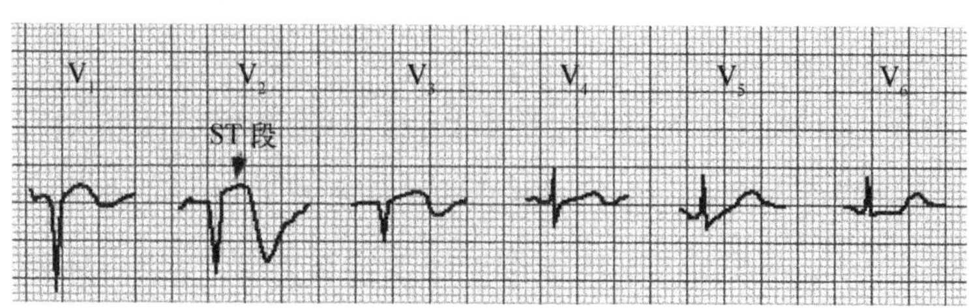

图6-5 急性前间隔透壁性心肌梗死

③ 急性前心尖部透壁性心肌梗死表现为 V_3 和 V_4 导联上的改变(图 6－6)。偶尔在 AMI 初期可观察到心电图镜像改变,表现为下壁导联(Ⅱ、Ⅲ、aVF)上 ST 段压低。

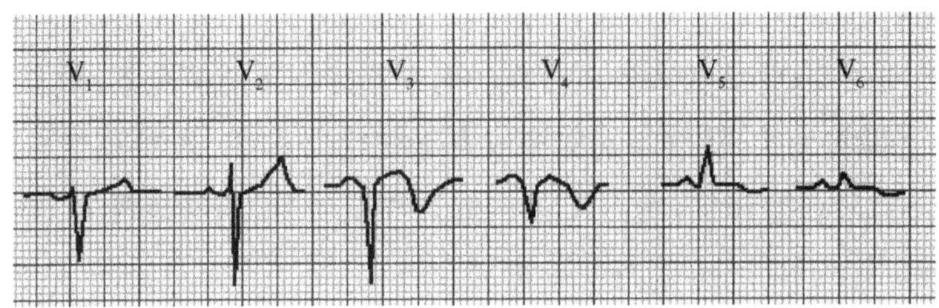

图 6－6 急性前心尖部透壁性心肌梗死

④ 急性前侧壁透壁性心肌梗死表现为 V_5 和 V_6 导联上的改变,常伴随有Ⅰ和 aVL 导联上改变(图 6－7)。偶尔在 AMI 初期可观察到心电图镜像改变,表现为下壁导联(Ⅱ、Ⅲ、aVF)上 ST 段压低,某些情况下表现为 V_1 和 V_2 导联上 ST 段压低。

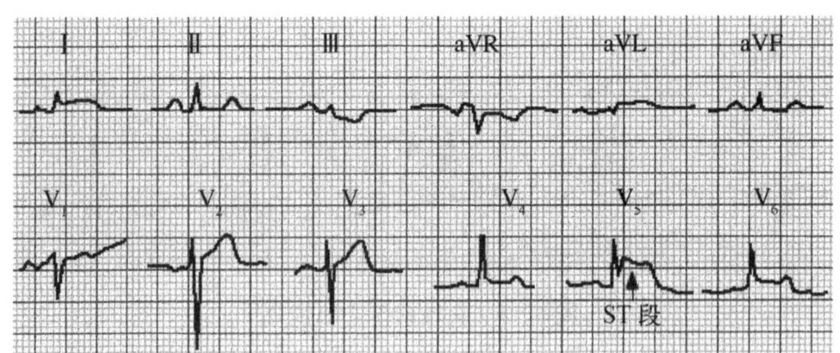

图 6－7 急性前侧壁透壁性心肌梗死

⑤ 急性侧壁透壁性心肌梗死表现为仅Ⅰ和 aVL 导联上改变(图 6－8)。偶尔在 AMI 的初期可观察到心电图镜像改变,表现为下壁导联(Ⅱ、Ⅲ、aVF)或 V_1～V_2 导联上 ST 段压低。

⑥ 急性下壁透壁性心肌梗死表现为Ⅱ、Ⅲ、aVF 导联上改变(图 6－9)。偶尔在 AMI 的初期可观察到心电图镜像改变,表现为Ⅰ和 aVL 导联上 ST 段压低。心前区 V_1～V_2 导联上 ST 段压低可能是镜像改变,但更可能表示真正的后壁受累,通过 V_7～V_9 导联上 ST 段抬高可诊断。此外,可能会有心前区胸导

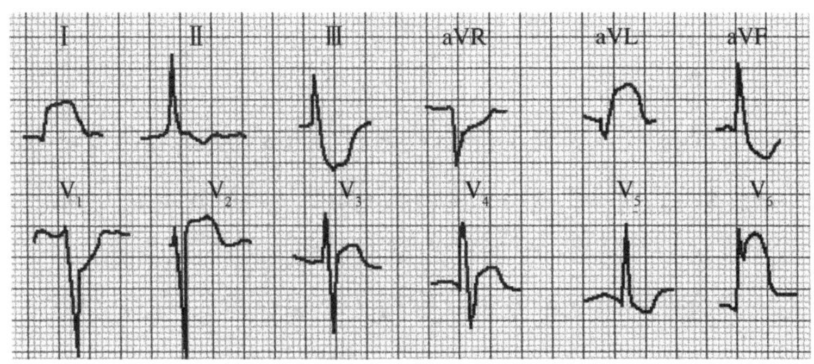

图 6-8　急性侧壁透壁性心肌梗死

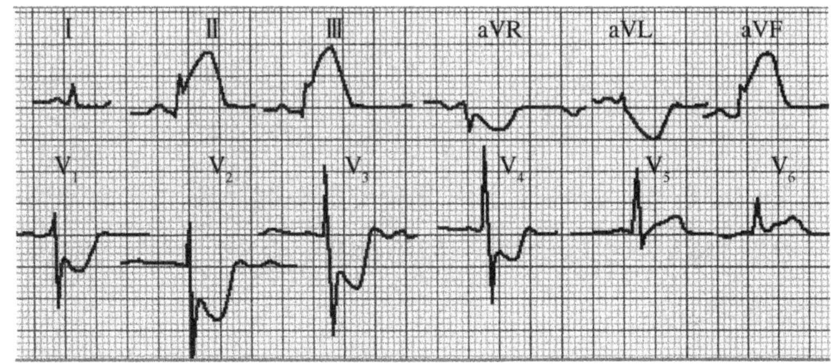

图 6-9　急性下壁透壁性心肌梗死

联 V_1～V_2 上 ST 段抬高。右室受累可能发生下壁心肌梗死，通过 V_{3R} 和 V_{4R} 导联上存在 ST 段抬高可以证实。右侧心前区导联上 ST 段抬高的持续时间可能会短于下壁导联，因此，一旦发现下壁导联 ST 段抬高，应尽快行右侧心前区导联的心电图检查，即 18 导联心电图检查。

⑦ 陈旧性心肌梗死：慢性心肌梗死的特征是位于初始 Q 波深（>1 mm）且宽（0.03～0.04 s）。如果在同一导联上还存在 T 波倒置，则 Q 波的演变更可能支持陈旧性心肌梗死的诊断。上述改变所在的导联取决于心肌梗死的部位。

（4）病理性的 Q 波是指：V_2～V_3 导联上任何宽度大于等于 20 ms 的 Q 波，或 V_2～V_3 导联上呈 QS 波群。在两个相邻导联上，Q 波宽度≥30 ms 且深度≥0.1 mV，或在Ⅰ、Ⅱ、aVL、aVF 或 V_4～V_6 导联上呈 QS 波群。V_1～V_2 导联上 R 波宽度≥40 ms 且 R/S≥1，伴有与之一致的正向 T 波（在无传导异常的情况下）。

3. 超声心动图

M 型超声可了解心室壁的运动和左心室功能，诊断室壁瘤和乳头肌功能失调,为临床治疗及判断预后提供重要依据。

4. 放射性核素检查

利用坏死心肌细胞中钙离子能与放射性锝焦磷酸盐结合及坏死心肌无血液供应的特点,通过扫描或照相,可显示心肌梗死的部位。用门电路闪烁照相法进行放射性核素心腔造影,可观察心室壁的运动和左室射血分数,有助于判断心室功能。目前采用单光子发射计算机化体层显像、正电子发射计算机体层扫描可观察心肌的代谢变化,更好地判断心肌的坏死情况。

二、PE

(一) 定义

肺栓塞是内源性或外源性栓子阻塞肺动脉引起肺循环功能障碍的临床和病理生理综合征,包括肺血栓栓塞症、脂肪栓塞综合征、羊水栓塞、空气栓塞、肿瘤栓塞和细菌栓塞等。

肺血栓栓塞症是指来自静脉系统或右心的血栓阻塞肺动脉或其分支所致疾病,以肺循环(含右心)和呼吸功能障碍为主要临床表现和病理生理特征,是最常见的肺栓塞类型,通常所称的肺栓塞即指肺血栓栓塞症。

(二) 病因及发病机制

1. 病因

① 有深静脉血栓形成史:深静脉血栓是肺栓塞的重要来源,以下肢深静脉血栓最多见,如腘静脉和髂外静脉血栓等。② 有长期卧床史:因偏瘫、下肢骨折、手术后、重病等长期卧床者,甚至长时间不活动的健康人,因血流缓慢,血液淤滞形成血栓,引起肺栓塞。血栓发生率与卧床呈正相关。③ 创伤:如大手术、烧伤、车祸等创伤后有 15%的患者发生肺栓塞。因损伤组织释放某些物质损伤血管内皮所致。④ 心肺血管疾病:慢性心脏疾病,如心肌病、肺源性心脏病、风湿性心脏病等,也是因损伤血管内皮导致的结果。⑤ 肿瘤:癌症可增加肺栓塞风险性,因癌细胞产生的某些物质,如组蛋白、蛋白酶等能激活凝血系统,而导致血液呈高凝状态,促进血栓形成。⑥ 妊娠和避孕药:孕妇发生肺栓

塞的概率高于同龄未婚女子。避孕药可作用于凝血系统,促进血栓形成。⑦ 其他:高龄、肥胖、脱水、糖尿病等均可导致肺栓塞。

2. 发病机制

肺栓塞的发病机制类似于静脉血栓形成的机制,即 Virchow 三要素:血流改变(即血流淤滞)、血管内皮损伤和血液成分改变(即遗传性或获得性高凝状态)。

3. 危险因素

包括易栓塞倾向和获得性危险因素。易栓塞倾向除因子 Vleiden 导致蛋白 C 活化抵抗、凝血酶原 *20210A* 基因突变、抗凝血酶Ⅲ缺乏、蛋白 C 缺乏及蛋白 S 缺乏等导致易栓症外,还发现肾上腺素能受体 β2 抗体和脂蛋白脂酶基因多态性与肺栓塞独立相关,非洲裔美国人深静脉血栓(deep venous thrombosis, DVT)病死率高于白种人也提示遗传倾向是重要的危险因素。

研究还发现,肺栓塞病死率会随着年龄增长而增加;其发病率无明显性别差异性;另外肥胖患者静脉血栓栓塞(venous thrombus embolism, VTE)的发病率为正常人群的 2～3 倍;肿瘤患者 VTE 的发病率为非肿瘤人群的 5 倍等,提示获得性危险因素在肺栓塞的发病机制中起重要作用。常见的获得性危险因素有:高龄、动脉疾病(包括颈动脉和冠状动脉病变)、肥胖、真性红细胞增多症、管状石膏固定患肢、肺栓塞病史、近期手术史和创伤、活动受限如卒中、急性感染、抗磷脂抗体综合征、长时间旅行、肿瘤、起搏器置入和中心静脉置管等。

4. 并发症

急性肺动脉高压、右心衰竭、循环衰竭、咯血、肺梗死、心源性休克等。

(三) 病理生理反应

肺栓子通常为多发性的,在大部分病例中累及下肺叶。一旦血栓嵌于肺中,即可出现一系列病理生理反应:

1. 梗死

在约 10%的患者中,小血栓向远端移动到肺段和亚肺段血管,导致肺梗死。这些患者更可能出现胸膜炎性胸痛和咯血,推测是由肺和相邻脏层及壁层胸膜发生强烈炎症反应所致。

2. 气体交换异常

肺栓塞导致的气体交换受损是由于血管床的机械性阻塞改变了通气与灌注比值,也是由于炎症所致肺泡表面活性物质功能障碍以及肺不张所致功能性肺内分流。两种机制均可导致低氧血症。有观点认为炎症还会刺激呼吸驱动从而导致低碳酸血症和呼吸性碱中毒。肺栓塞患者很少出现高碳酸血症和酸中毒,除非存在休克。

3. 心血管受损

肺栓塞所致低血压是由于每搏输出量和心输出量(cardiac output, CO)减少。肺栓塞患者的肺血管阻力(pulmonary vascular resistance, PVR)会增加,原因是血栓物理性阻塞血管床以及肺血管床内缺氧性血管收缩。而 PVR 增加会阻碍右心室流出,继而引起右心室扩张和室间隔变平。右心室流出量减少和右心室扩张均会降低左心室前负荷,从而减少心输出量。例如,当肺血管床梗阻接近 75%时,右心室必须产生超过 6.67 kPa(50 mmHg)的收缩压来保证充足的肺动脉血流量。如果右心室无法做到这一点,就会出现衰竭继而发生低血压。因此,对于没有基础心肺疾病的患者,多个大血栓一般通过该机制引起低血压。不同的是,对于有基础心肺疾病的患者,低血压可以由较小的栓子引起,可能是由于显著的血管收缩反应和(或)右心室不能产生足够的压力来对抗高 PVR。

(四) 肺栓塞的分类

1. 按血栓的大小分类

① 大块血栓所致的肺栓塞:血栓堵塞了区域性肺动脉分支以上的动脉。② 微血栓所致的肺栓塞:指肌性动脉被弥漫性栓塞。肌性动脉是指外径为 100～1 000 mm 以下的小动脉。

2. 按发病时间分类

① 急性肺栓塞:指发病时间较短,一般在 14 d 以内,新鲜血栓堵塞肺动脉者。② 亚急性肺栓塞:发病时间超过 14 d,在 3 个月以内者。③ 慢性 PE:发病时间超过 3 个月,肺动脉血栓已被机体化。

3. 肺梗死

① 肺梗死型:急性肺栓塞合并肺组织的坏死称为肺梗死,病理学上称为出

血性坏死。当血栓堵住肺动脉末梢时，易引起肺梗死。② 非肺梗死型；直径粗大的肺动脉干堵塞后，不易发生肺梗死。

（五）临床表现

肺栓塞有多种起病特征，从没有症状到休克或猝死不等。最常见的主诉症状是呼吸困难，其次是胸膜炎性胸痛、咳嗽和DVT症状。咯血是一种不常见的主诉症状。患者很少出现休克。许多患者(包括大块肺栓塞患者)没有症状或存在轻度或非特异性症状。因此，至关重要的是要对本病保持高度怀疑以免遗漏临床相关病例。

1. 症状

肺栓塞的患者常出现的症状有呼吸困难、胸痛、咯血、端坐呼吸、晕厥、小腿或大腿疼痛和(或)肿胀等。① 呼吸困难是肺梗死最常见的症状，轻者只表现为活动性呼吸困难，重者在静息状态下也会出现呼吸困难。呼吸困难的发作常较迅速，通常在数秒内或数分钟内，但并非所有发作均如此。在既往无心肺疾病的年龄较大的患者中，呼吸困难的发作频率可能较低。在肺主干血管或肺叶血管栓塞的患者中，更可能出现呼吸困难。② 肺栓塞引起的胸痛常表现为胸膜痛，深呼吸时胸痛加重，常由于栓塞部位靠近胸膜，局部肺组织缺血产生炎症渗出，累及胸膜，引起胸膜炎症。故胸痛还会伴有少量胸腔积液，多为渗出液，如未发生肺梗死，积液一般在7～10 d吸收，肺梗死引起的胸腔积液一般在2～3 d吸收。③ 咯血可能是由于肺梗死引起的强烈炎症反应。咯血在临床上多见于支气管扩张、支气管炎、肺结核、肺脓肿、肺癌等。肺栓塞引起的咯血多为少量，常见于肺外周部位的栓塞，可伴有密度较淡的肺部阴影。④ 当呼吸困难、胸痛和咯血同时出现，称为“肺梗死三联征”。⑤ 晕厥可作为肺栓塞的唯一或首发症状。⑥ 患者也可能出现咳嗽、烦躁不安、惊恐甚至濒死感。

2. 体格检查

当对患者进行体格检查时，主要是呼吸系统和循环系统体征，特别是呼吸频率增加(超过20次/min)、心率加快(超过90次/min)、血压下降及发绀。肺部听诊可有湿啰音及哮鸣音，在肺动脉瓣区可闻及第二心音亢进或分裂，三尖瓣区可闻及收缩期杂音。急性肺栓塞会导致急性右心负荷加重，可出现肝脏增大、肝颈静脉反流征和下肢水肿等右心衰竭的体征。当发现颈静脉充盈或异常搏动也提示右心负荷增加。在进行下肢体检时可发现单侧肢体水肿，若一侧下肢的周径较对侧增加超过 1 cm，或下肢静脉曲张、发红、压痛、皮肤色素沉着，可触及条索状的硬化等情况，均应高度怀疑肺栓塞。

（六）辅助检查

1. 实验室检查

① 动脉血气分析：是诊断急性肺栓塞的筛选性指标。应以患者就诊时卧位、未吸氧、首次动脉血气分析的检测值为准。当在胸部 X 线摄影正常的情况下出现不明原因的低氧血症、低碳酸血症或正常、肺泡-动脉血氧分压差增大及呼吸性碱中毒，均需考虑肺栓塞的可能并进行进一步评估。值得注意的是，在高达 18%的患者中，动脉血气分析可正常。此外，大面积肺栓塞合并阻塞性休克和呼吸骤停的患者可出现高碳酸血症、呼吸性和(或)乳酸性酸中毒。动脉血气可能具有预后价值。例如，在诊断肺栓塞时，如果患者存在低氧血症或血氧测定读数小于 95%，其出现院内并发症的风险增加，如呼吸衰竭、阻塞性休克和死亡。因此，低氧血症的患者应住院治疗，而不是出院接受门诊抗凝治疗。② D-二聚体：是交联纤维蛋白在纤溶系统作用下产生的可溶性降解产物。在血栓栓塞时，因血栓中纤维蛋白溶解使其血中浓度升高。对于疑诊肺栓塞的患者，D-二聚体是一种敏感性高，但特异性低的诊断工具。手术、外伤、感染和 AMI 时 D-二聚体也可增高。因此，D-二聚体测定的主要价值在于排除急性肺栓塞。D-二聚体的正常参考值是＜500 μg/L，升高提示体内血栓存在，D-二聚体小于 500 μg/L 时，则可以排除急性肺栓塞。③ 肌钙蛋白：在疑似肺栓塞的患者中，cTnI 和 cTnT 的水平对诊断既无敏感性也无特异性。然而，作为右心室功能不全的标志物，在中等至大血管肺栓塞的患者中，30%～50%的患者出现肌钙蛋白水平升高。因此，其可用于评估肺栓塞患者的预后。肌钙蛋白升高通常在肺栓塞后 40 h 内恢复，而在 AMI 后，其升高持续的时间更长。

2. 心电图检查

在疑诊肺栓塞的患者中，常存在心电图异常。然而，这些表现是非特异性的，诊断价值有限。由于心电图的表现常呈一过性，因此应动态观察其变化。最常见的心电图表现是心动过速及非特异性 ST 段和 T 波改变。在诊断为肺栓塞的患者中，与预后不良有关的心电图异常包括心房颤动(图 6-10)、心动过缓、新出现的右束支阻滞、病理性 Q 波(Ⅱ、Ⅲ和 aVF 导联)、前壁 ST 段改变和 T 波倒置。

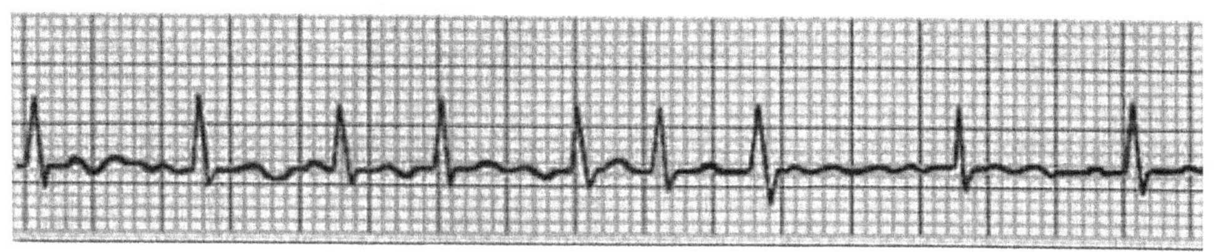

图 6-10 房颤心电图

3. 胸片和 CT 肺血管造影

肺动脉被阻塞而呈现局部血管纹理减少、肺体积减小、肺透亮度增加；如合并肺梗死可出现肺周围浸润性阴影，典型阴影呈截断的椎体形阴影及“驼峰”征；肺门动脉增大、右肺下动脉横径增宽、上腔静脉和奇静脉增宽，可有栓塞同侧膈肌抬高；少量胸腔积液。如果计划进行 CT 肺血管造影(computed tomographic pulmonary angiogram, CTPA)，则无须进行胸片检查。CTPA 具有无创、扫描速度快、图像清晰、较经济的特点。肺栓塞的直接征象为肺动脉内低密度充盈缺损，部分或完全包围在不透光的血流之内，或者呈完全充盈缺损，远端血管不显影；间接征象包括肺野楔形条带状的高密度区或盘状肺不张，中心肺动脉扩张及远端血管分布减少或消失等。CTPA 是诊断肺栓塞的重要无创检查技术，敏感性和特异性高，它的局限性主要在于对肺动脉亚段及以远端肺小动脉血栓的敏感性较差。

通常，肺驼峰征和 Westermark 征罕见。但如果存在这些征象，应提高对肺栓塞的怀疑度。肺驼峰征是以胸膜为基底的肺部外周楔形不透射线的阴影(图 6-11)，A 是患者胸部 X 线摄影，在中肺叶(箭头)的外侧部分，显示有一个楔形的不透明；B 为 CT 图像，通过中胸部显示相应的楔形不透明和血栓在肺动脉(箭头所指部位)。Westermark 征显示的是肺内节段性分布的肺血管突然中断伴远端低灌注(图 6-12)。该图是在有闭塞性肺栓塞的患者身上的 Westermark 征，A 是患者胸部 X 线摄影，星号处显示患者左肺下叶的低血量区域；B 为 CT 图像，箭头标记处显示左主肺动脉有大血栓。

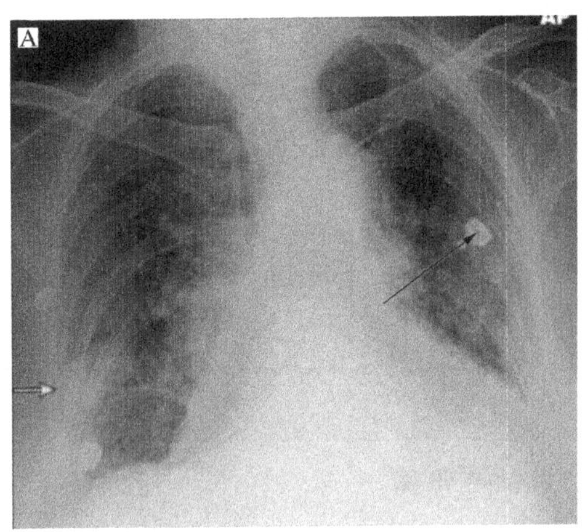
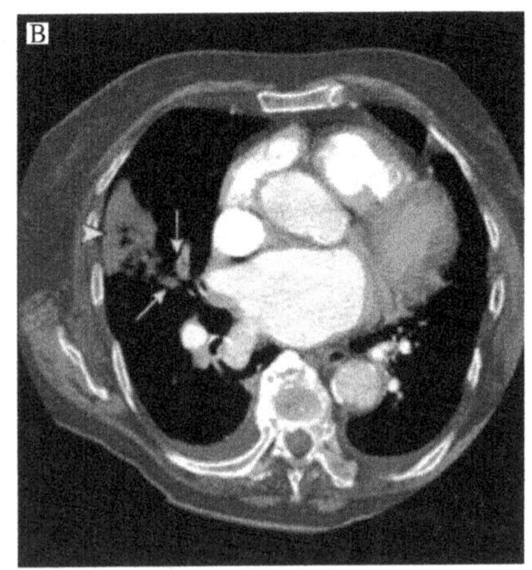

图 6－11　肺驼峰征

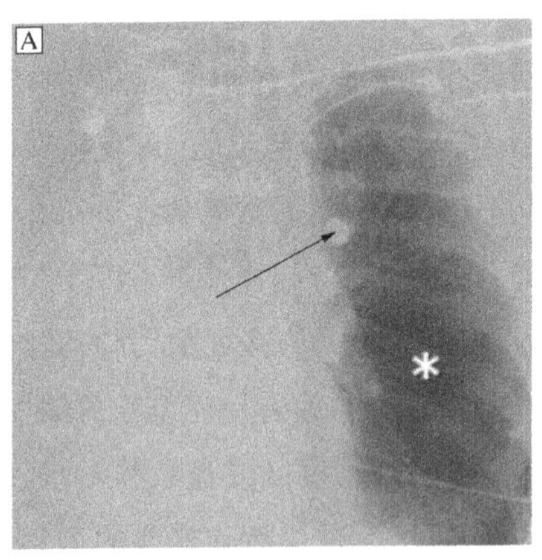
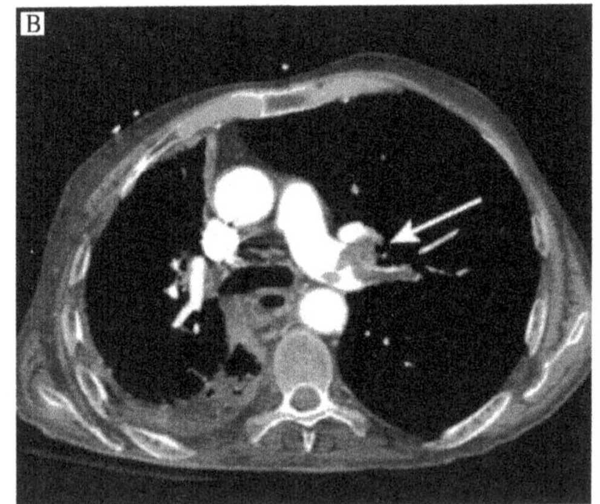

图 6－12　Westermark 征

4. 下肢超声检查

B型超声检查可直接看到血栓影像，血栓在静脉内呈高回声信号，静脉不能被压迫是下肢深静脉血栓形成的特定征象。多普勒彩色超声检查可以提示血栓形成处静脉血流消失或中断，若未非完全闭塞，则可见残余静脉管腔内的血流信号。对于有下肢静脉血栓形成症状的患者，超声诊断深静脉血栓形成的敏感性和特异性分别达到 95％和 98％，但对于怀疑肺栓塞患者的诊断敏感性较低(30～50％)。下肢静脉超声检查正常并不能排除肺栓塞。

5. 超声心动图检查

它的直接征象可显示肺动脉主干及左、右肺动脉干内栓子，右心房、室内栓子。间接征象包括右心室扩大、右心室运动减弱、心室间隔左移、左心室变小呈“D”字形；肺动脉变宽、三尖瓣反流、三尖瓣跨瓣压差增加、肺动脉压升高。

6. 放射性核素肺通气/灌注扫描

典型征象是肺段灌注扫描缺损与正常通气显像不匹配。其诊断肺栓塞的敏感性为92%，特异性为87%，且不受肺动脉直径的影响，尤其是在诊断肺动脉亚段以下肺栓塞中具有特殊意义。但任何引起肺血流或通气受损的因素，如肺部炎症、肺部肿瘤、慢性阻塞性肺疾病等均可造成局部通气血流失调，因此单凭此项检查可能造成误诊，部分有基础心肺疾病的患者和老年患者由于不耐受等因素也使其临床应用受限。此检查可同时行双下肢静脉显像，与胸片、CTPA相结合，可大大提高诊断的特异性和敏感性。

7. 肺动脉造影

是诊断肺栓塞的“金标准”，其敏感性为98%，特异性为95%～98%，肺栓塞的直接征象有肺动脉内造影剂充盈缺损，伴或不伴轨道征的血流阻断；间接征象有肺动脉造影剂流动缓慢，局部低灌注，静脉回流延迟。在其他检查难以肯定诊断时，如无禁忌证，可行造影检查。造影往往会给临床带来更直观的印象，从而更好地指导治疗。

三、急性主动脉夹层

（一）定义

急性主动脉夹层是指由于多种原因引起的主动脉内膜撕裂并剥离，主动脉腔内的血液通过主动脉内膜的破裂口进入主动脉壁并造成动脉壁的分离，主动脉壁中层形成夹层血肿，并沿主动脉纵轴扩张的一种极为严重的心血管疾病。主动脉夹层的具体发病病因不详。鉴于主动脉夹层是一种相对少见，但极为严重的疾病，急诊科医生能否早期、准确地诊断和治疗，对患者的生存至关重要。

（二）病理生理学

主动脉夹层发生的初始事件是主动脉内膜的撕裂。主动脉中膜变性或囊状中膜坏死被认为是非创伤性主动脉夹层发生的先决条件。血液经撕裂处进入主动脉中膜，将内膜与其外层环绕的中膜和(或)外膜分离开，形成一个假腔。目前尚不能确定启动事件是初始的内膜破裂继发中膜分离，还是中膜内出血继发上覆的内膜破裂。夹层可向最初撕裂点的近端和远端扩展，累及分支血管和主动脉瓣并进入心包腔。这张扩展会引起很多相关的临床表现，包括缺血(冠状动脉、脑、脊髓或内脏)、主动脉瓣反流和心包填塞。此外，真腔和假腔之间有多处相通。

（三）危险因素

体循环高血压是急性主动脉夹层最重要的易感因素，患者有动脉粥样硬化病史也是造成急性主动脉夹层的危险因素。但在年轻患者中，这些因素没有那么重要。年轻患者的易感因素包括以下。

1. 存在主动脉瘤的患者

主动脉夹层的起始部位在升主动脉比在主动脉弓或降主动脉更常见。这种病史在40岁以下的患者中更为常见。

2. 存在可引起血管炎的炎性疾病

如巨细胞动脉炎、多发性大动脉炎、类风湿关节炎和梅毒性主动脉炎。

3. 存在胶原病

如马方综合征、埃勒斯-当洛斯综合征，主动脉环扩张。马方综合征和主动脉夹层并存的患者大多数有夹层家族史。在妊娠晚期，马方综合征和夹层之间也可能存在关联。

4. 二叶式主动脉瓣畸形

在此类患者中，主动脉夹层总是累及升主动脉，通常伴有主动脉中膜弹力纤维的严重丢失。这类患者对夹层的易感性可能反映了主动脉壁的先天性缺陷，因为主动脉根部和(或)升主动脉扩大，经常与二叶式主动脉瓣畸形相关，甚至二叶式主动脉瓣功能正常的患者也可能发生主动脉根部和(或)升主动脉扩大，而与二叶式主动脉瓣的功能无关。

5. 主动脉缩窄

主动脉缩窄的患者中，主动脉夹层可见于以下情况：当手术未处理缩窄旁存在固有中膜缺陷的异常主动脉时；对自体缩窄的气囊扩张机械性地破坏了缩窄旁的固有异常主动脉时；以及主动脉缩窄位于固有异常的主动脉根部，在共存的二叶氏主动脉瓣畸形之上时。

6. Turner 综合征

主动脉夹层或破裂经常与主动脉缩窄同时发生，是一个逐渐被公认的女性 Turner 综合征患者的死因。

7. 冠状动脉旁路移植术(coronary artery bypass graft，CABG)

升主动脉夹层是 CABG 的一种罕见并发症，在常规体外循环 CABG 和微创心脏不停跳 CABG 中都可能发生，而且可能在后者中更常见。

8. 创伤

很少导致典型的夹层，但能引起主动脉峡部的局部撕裂。急减速，例如机动车事故造成的胸部创伤导致主动脉破裂或横断更常见。

9. 其他

高强度举重或其他剧烈阻力训练可能会导致急性升主动脉夹层，这可能是血压瞬间大幅升高导致的。

(四) 急性主动脉夹层的分类与分期

1. 急性主动脉夹层的分类

现在有两个不同的解剖系统可用于主动脉夹层的分型，分别是 DeBakey 分型系统和 Daily(Stanford)分型系统。

(1) DeBakey 根据主动脉内膜撕裂口和分离范围将其分为 3 种类型：① DeBakey Ⅰ型：破裂口起自升主动脉，超越主动脉弓直至降主动脉；② DeBakey Ⅱ型：裂口起始并局限于升主动脉；③ DeBakey Ⅲ型：裂口起始于降主动脉峡部，扩展范围累及降主动脉和(或)腹主动脉。

(2) Daily 和 Millet 根据手术需要提出了更简单的分类法。① Stanford A 型：凡累及升主动脉的夹层病变(包括 DeBakey Ⅰ、Ⅱ型)及破口位于左弓而逆行撕裂至升主动脉者；② Stanford B 型：病变始于主动脉弓峡部及以远的夹层病变(相当于 DeBakey Ⅲ型)。Stanford 分类更有利于治疗手段的选择。A 型夹层适合外科治疗，而 B 型夹层适合腔内隔绝术治疗。

2. 急性主动脉夹层的分期

传统的分期方法，起病在 2 周以内为急性主动脉夹层，超过 2 周则为慢性主动脉夹层。分期的原因是 14 d 以内主动脉夹层并发症发生率，尤其是破裂率远远高于 14 d 以上的夹层。根据夹层的病理生理及临床变化特点，将其分为 3 期：① 急性期为从发病到第 14 天，此期病情最为凶险，变化快、病死率非常高，应该积极或尽快手术治疗；② 亚急性期为发病第 15～28 天，此期病情相对稳定，为进一步治疗赢得了时间，但血管组织充血明显，手术难度大；③ 慢性期为发病超过 28 d，病情比较稳定，血管组织充血水肿逐渐消退，手术缝合比较牢固，充血机会明显减少，手术安全性明显提高。

国外的指南建议无论是外科手术或者腔内隔绝术，均适合于 2 周之后进行。然而，主动脉夹层的真正的死亡高峰是在急性期内，晚期手术并不能大幅减少病死率。因此，从理论上讲，指南的建议存在明显的缺陷。因此，国内对主动脉夹层患者，不论是 A 型还是 B 型夹层，在发病后都应尽早进行外科手术或者主动脉腔内隔绝治疗，以降低病死率。长期的临床实践证明，早期积极的介入治疗可以显著降低 B 型主动脉夹层患者的病死率并改善存活患者的长期预后和生活能力。至于 A 型主动脉夹层，更应争分夺秒尽早进行外科主动脉置换术。

（五）临床表现

(1) 症状：典型的主动脉夹层患者往往是 50～60 岁的男性，但我国主动脉夹层患者呈现明显的年轻化趋势，与我国的高血压人群的知晓率、控制率低有密切的关系。① 疼痛：多数主动脉夹层患者既往有高血压史，以突发剧烈胸背痛为首发症状，胸痛呈剧烈刀割样、撕裂样，且疼痛出现后立即达到最严重程度。此外，部分患者疼痛可以沿夹层扩张路径延续，呈现由胸部向颈部或由胸部向腹部、下肢的撕裂样疼痛。② 除上述症状外，根据累及的周围组织及血管分支不同，可有不同的临床表现：合并主动脉瓣严重反流者可迅速出现心力衰竭、心包填塞，导致低血压和晕厥。主动脉沿路分支动脉受累可导致相应脏器的缺血症状，缺血的临床症状因受累的器官而不同。如累及冠状动脉可出现心肌缺血甚至典型 AMI 症状，累及颈总动脉可出现脑卒中；左侧锁骨下动脉开口的闭塞造成左上肢无脉；肠系膜上动脉受累可以出现肠道缺血的症状；髂动脉闭塞则导致一侧或双侧下肢急性缺血，表现为肢体疼痛、麻木、股动脉搏动消失；双侧肾动脉受累后导致完全闭塞则可出现无尿、急性肾衰竭，但如果单侧肾动脉受累，对侧肾动脉功能正常，肾脏缺血也可能没有任何症状。除了具有典型症状者外，约5%的慢性夹层患者可以完全无症状。

(2) 体格检查：尽管主动脉夹层的体征存在很大变异，但体格检查，尤其是血管相应征象的检查仍可以初步判断夹层的部位以及心血管系统受累的范围。血压高见于绝大多数主动脉夹层患者，左、右上肢血压不对称强烈提示主动脉夹层累及锁骨下动脉；而低血压在近端夹层患者中更常见；真正的低血压多提示心包填塞、严重的急性主动脉关闭不全或者夹层破裂出血。在A型夹层患者中约一半有舒张期主动脉瓣反流性杂音。与临床症状相同，夹层累及主动脉沿路分支动脉可导致相应脏器的缺血体征：部分患者双上臂血压明显不同，多为右上肢高于左上肢；周围动脉搏动消失，夹层累及肠系膜和肾动脉可引起肠麻痹乃至坏死和肾梗死等体征。此外，胸腔积液也是主动脉夹层的一种常见体征，多出现于左侧，也可见于双侧。

（六）辅助检查

急性主动脉夹层常用的检查包括实验室检查、心电图和影像学检查。需要注意的是，当患者病情稳定后，才可进行胸片、主动脉造影、CT、经胸超声心动图(transthoracic echocardiography, TTE)、经食管超声心动图(trans-esophageal echocardiography, TEE)和MRI等影像学检查来确诊主动脉夹层。

(1) 实验室检查：① D-二聚体：可以作为一个有用的筛查工具，来识别没有急性主动脉夹层的患者。现已广泛使用500 μg/L这一临界值，低于此值对排除夹层具有很好的预测性。但因胸部症状急性发作后，D-二聚体水平会随时间推移降低，这可能使D-二聚体的应用局限于主动脉夹层的风险低，但临床诊断仍不确定的患者。② 血清乳酸脱氢酶浓度：可能因假腔中血液溶血而升高，但该结果不具特异性。③ 在怀疑有主动脉夹层的患者中用30 min快速免疫测定评估血清平滑肌肌球蛋白重链浓度，在发病3 h内用这种检测方法的敏感性和特异性，与TTE、常规CT及主动脉造影相似，甚至更优。但是低于

TEE、螺旋 CT 和 MRI。该检测方法的实用性需要进一步评估。

（2）心电图检查：胸痛的部位和性质，以及心电图无缺血的特征性改变，通常可以鉴别出胸痛的病因是主动脉夹层而非心绞痛或心肌梗死。然而，当夹层导致冠状动脉缺血时，单用心电图用处不大。主动脉夹层的患者心电图可以是正常的，也可显示非特异性 ST 段和 T 波变化，通常为与高血压相关的左心室增大和劳损模式。少部分患者的心电图呈缺血性改变，在升主动脉夹层的患者中，心电图可表现出 AMI 图形。在主动脉夹层中冠状动脉受累可能不会表现出心电图改变。

（3）胸部 X 线摄影：常规胸部 X 线摄影可显示主动脉夹层引起的主动脉增宽，A 型夹层患者可出现纵隔增宽，而部分患者的胸部 X 线摄影无异常。B 型夹层患者情况类似，大部分患者出现纵隔增宽，少数患者胸部 X 线摄影无异常。此外，在夹层患者中可以发现存在胸腔积液的影像学证据，这一发现更常见于女性。其他对夹层的特异性较差的特征也能在胸部 X 线摄影中发现，包括：主动脉轮廓增宽、钙化移位、主动脉扭曲、主-肺动脉窗不透明影。由于胸部 X 线摄影的敏感性有限，尤其是对于 B 型夹层，几乎所有患者都还需要做其他影像学检查。

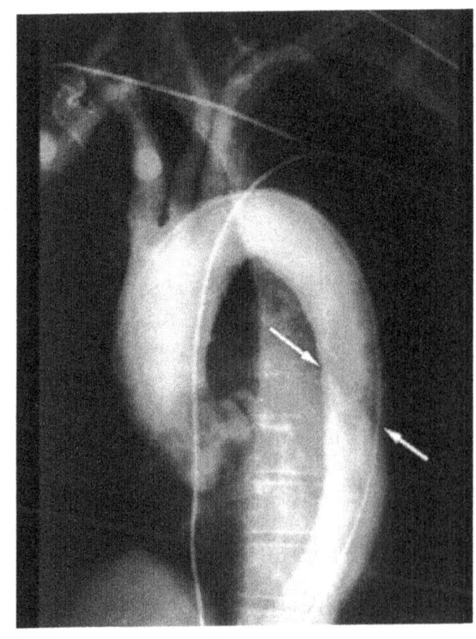

图 6-13　主动脉造影下的主动脉夹层

（4）主动脉造影：有创的 X 线主动脉造影是指向主动脉管腔内注射碘造影剂，然后确定夹层的位置、夹层与主动脉主要分支之间的关系及真假腔之间的相通部位（图 6-13）。同时也可以进行冠状动脉造影并评估主动脉瓣关闭不全。确诊主动脉夹层时主动脉造影通常已被无创性检查替代。主动脉造影的敏感性和特异性高，真假腔同时不透明使之间的内膜瓣不可见、假腔血栓形成导致缺乏造影剂引起的不透明影或非交通性夹层出现壁内血肿时，可造成假阴性结果。

(5) CT 扫描：诊断主动脉夹层需要在静脉注射碘对比剂后，识别出两个独立的管腔并可见内膜瓣。标准 CT 诊断主动脉夹层的敏感性和特异性高，优点包括在大多数医院随时可用，并且可以识别腔内血栓和心包积液。标准 CT 的两个缺点分别是：仅在不足 75%的患者中可显示内膜瓣；仅在很少情况下能确定破口的位置。此外，可能需要使用有肾毒性的碘造影剂，且无法评估主动脉瓣关闭不全。螺旋 CT 大大提高了 CT 诊断的准确性(见图 6－14)，多层 CT 也可能提高 CT 的准确性(见图 6－15)。

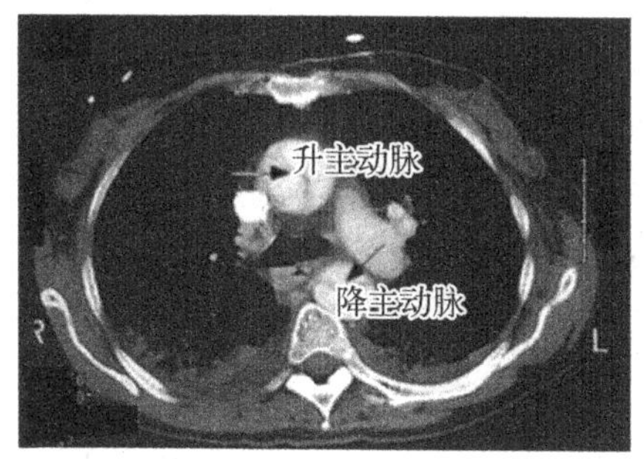

图 6－14　多层计算机断层扫描(CT)下的主动脉夹层

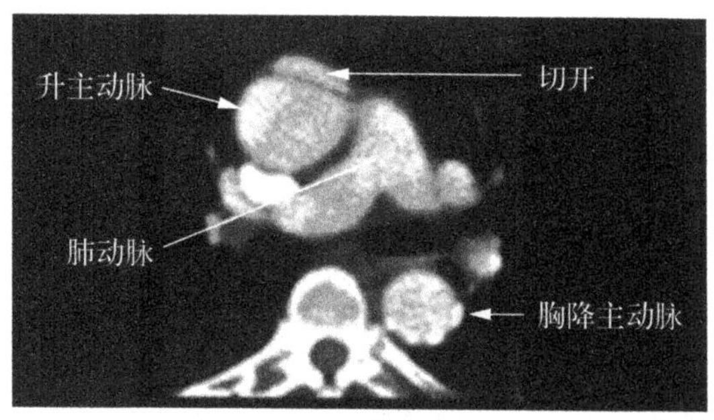

图 6－15　多层计算机断层扫描(CT)下的主动脉夹层

(6) MRI 扫描：虽然不太常用，但 MRI 扫描是另一种评估疑似夹层患者胸主动脉的准确度很高的无创技术。MRI 扫描诊断主动脉夹层的标准是出现两个管腔，并可见内膜瓣(图 6－16)，其他有提示性的发现包括主动脉增宽伴管壁增厚和假腔内血栓形成。

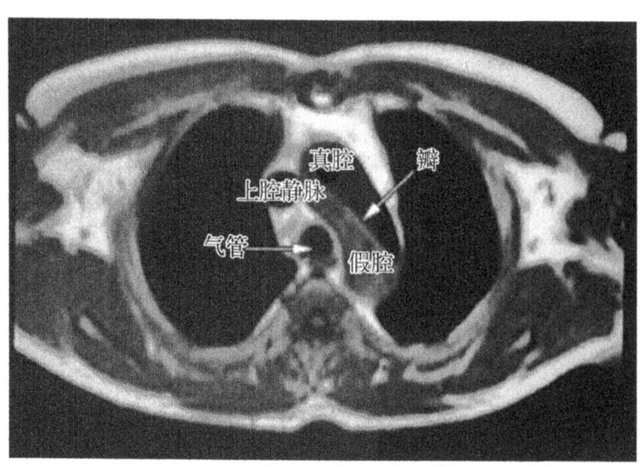

图 6－16　磁共振显像下的主动脉夹层

(7) TTE 检查：是无创性心脏影像学检查的基础，但对于评估胸主动脉夹层的实用性有限。TTE 检查的主要问题是在相当多的患者中不能充分观察远端升主动脉、横主动脉和降主动脉(图 6－17)。此外，虽然在某些患者中可以在近端主动脉看到起伏的内膜瓣，但是与 CT、MRI 和 TEE 检查相比，TTE 的敏感性和特异性较低。因此，TTE 检查对评估夹层的心脏并发症，包括主动脉瓣关闭不全、心包积液、心包填塞和左室局部收缩功能最为有用。

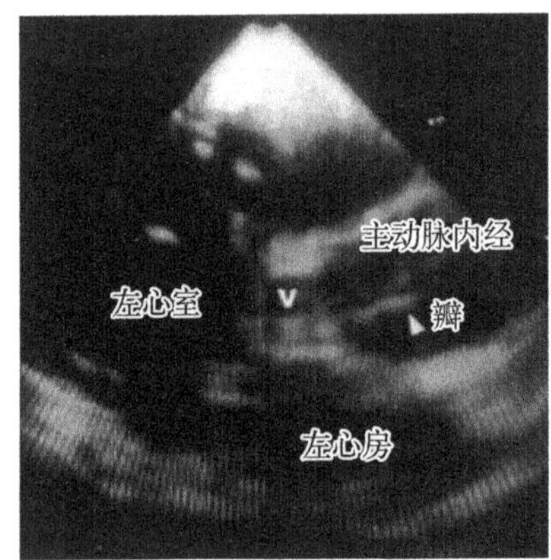

图 6－17　经胸超声心动图下的升主动脉夹层

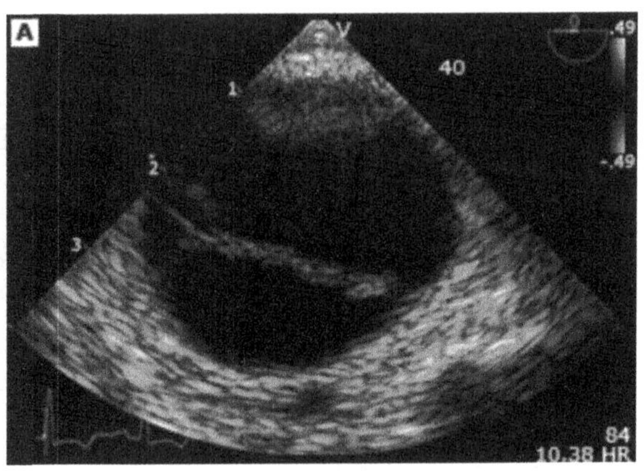

图 6－18　经食道超声心动图下的主动脉夹层

(8) TEE 检查：多平面 TEE 检测主动脉夹层的优点包括到食管与胸主动脉更为接近，并且无肺和胸壁的干扰(图 6－18)。虽然需要食管插管，但是 TEE 检查仍然是一种便捷的操作，在急诊科实施起来也比较容易，从开始实施后几分钟内便可得出诊断。TEE 检查对特别不稳定的患者或不适用 MRI 检查的患者，如带有心脏起搏器或有其他禁忌证者尤其有用。TEE 检查通常需要程序镇静，对不稳定的患者可能会有不良的血流动力学影响。TEE 检查需要由经验丰富的操作人员实施以保证结果的准确性，这也是 TEE 检查在许多时候不能立即实施的原因。

四、自发性气胸

(一) 定义

当气体进入胸膜腔，造成积气状态，称为气胸。自发性气胸是因肺部疾病使得肺组织及脏层胸膜自发破裂，或因靠近肺表面的肺大疱、细小气肿泡自发破裂，使肺及支气管内的空气进入胸膜腔。

（二）病因及发病机制

自发性气胸的病因及发病机制可以分为两大类：原发性自发性气胸和继发性自发性气胸。

(1) 原发性自发性气胸：多见于瘦高体型的男性青壮年。常规X线检查除可见胸膜下肺大疱外，肺部无显著病变。多为脏器胸膜下肺泡先天发育缺陷或炎症瘢痕，引起肺表面细小气肿泡破裂所致。

(2) 继发性自发性气胸：是在肺结核、慢性阻塞性肺病、肺癌、肺脓肿等肺部疾病的基础上发生的。其发病机制有：① 细支气管炎性狭窄或不完全阻塞引起活瓣作用，使肺内压急剧升高，致使肺气肿或肺大疱破裂。② 肺组织坏死伴脏层胸膜的破溃。

(3) 诱发因素：原发性自发性气胸患者常常在静息时发生。患者也可能在持重物、剧烈运动、用力排便、剧烈咳嗽等需用力屏气的动作后，造成呼吸道内压力突然增高而诱发气胸。

(4) 危险因素：目前根据研究已证实与自发性气胸相关的危险因素有吸烟史、家族史、胸腔子宫内膜异位症等。① 吸烟是自发性气胸的一个重要危险因素，相关致病因素可能是吸烟导致的气道炎症。研究表明，罹患自发性气胸的风险与吸烟数量直接相关，与非吸烟者相比，随着每日吸烟数量的增加，患病的相对危险度呈成倍增长趋势。② 家族史也是可能导致自发性气胸的危险因素之一，因为常染色体显性、常染色体隐性、多基因和X连锁隐性遗传机制，使得自发性气胸会在某些家族中聚集发生。③ 胸腔子宫内膜异位症可能导致月经性气胸，对于气胸发生时间与月经期有相关性的女性患者，应考虑到月经性气胸。

（三）临床表现

(1) 症状：胸痛、干咳和呼吸困难是自发性气胸的典型症状。其轻重程度取决于胸膜腔内气体量、起病缓急程度、胸膜腔内的张力、患者的年龄和有无并发症。患者常出现低氧血症，是因为通气较差的塌陷肺组织仍持续接受大量的血液灌注。如果疼痛和低氧血症比较严重，患者可能存在急性呼吸性碱中毒。部分自发性气胸患者，会在屏气等诱发因素下突感一侧针刺样或刀割样胸痛。疼痛持续时间短，继而出现胸闷、呼吸困难的症状。张力性气胸患者可有烦躁不安、发绀、冷汗、脉速、心律不齐、意识不清等呼吸循环障碍的表现。血气胸的患者如失血量过多，会出现血压下降，甚至休克。

(2) 体格检查：患者出现呼吸频率加快，呼吸运动减弱、发绀、语颤减弱等现象。大量气胸时，查体患侧胸廓的呼吸活动度降低、呼吸音减弱和叩诊呈过清音，右侧气胸可使肝浊音界下移。患者若出现皮下气肿，触诊时皮下有握雪感。当发生液气胸时，可闻及胸内的振水音。

(3) 并发症：脓气胸、血气胸、纵隔气肿、皮下气肿及呼吸衰竭等。

(四) 辅助检查

(1) 胸部X线摄影：胸部X线摄影是诊断气胸的重要方法。当胸部X线摄影中显示存在一条白色脏层胸膜线的情况即可确定存在气胸，俗称气胸线。脏层胸膜线(气胸线)区分了肺和胸膜腔内气体，线的形状可较直或凸向胸壁。图6－19是正常胸部X线摄影影像，图6－20中箭头标记的位置即典型的凸向胸壁的白色脏层胸膜线。在多数病例中，脏层胸膜缘外看不到肺的脉管结构。吸气相和呼气相摄片对于诊断气胸的敏感性相当，因此多数情况下，一个标准的吸气相胸片检查就已足够。

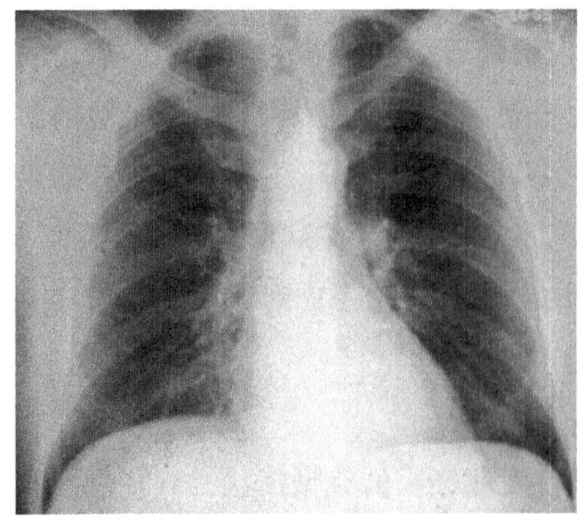

图6－19 正常胸部X线摄影

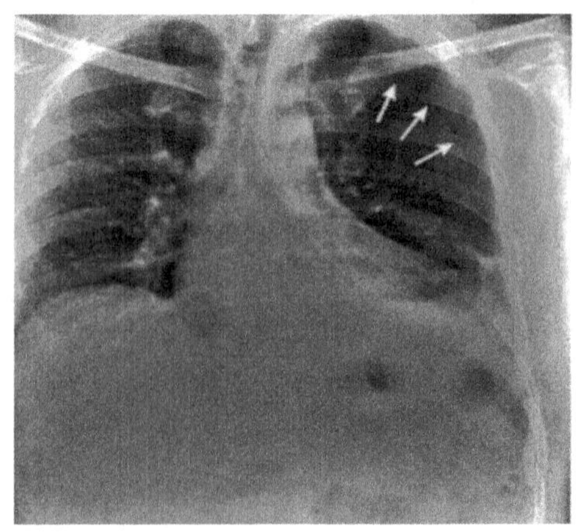

图6－20 气胸白色脏层胸膜线

(2) 胸部CT：胸部CT是检测气胸最准确的影像学检查。尤其是对于有基础肺部疾病的患者，若通过常规胸片不能明确诊断气胸，胸部CT是明确胸膜腔空气是否存在、程度大小和位置的最佳方法。少量的胸膜腔内积气、不典型的胸膜腔积气以及局限性气胸都能被CT识别，如图6-21显示的是一名患者在发生车祸后造成气管支气管损伤，随之引起双侧前气胸和纵隔气肿的胸部CT。此外，复杂的胸膜病变(如：胸腔积液、气胸以及胸膜粘连)也能通过CT扫描进行最佳的显示。胸膜腔的介入性操作，绝大多数也是在CT引导辅助下进行的。

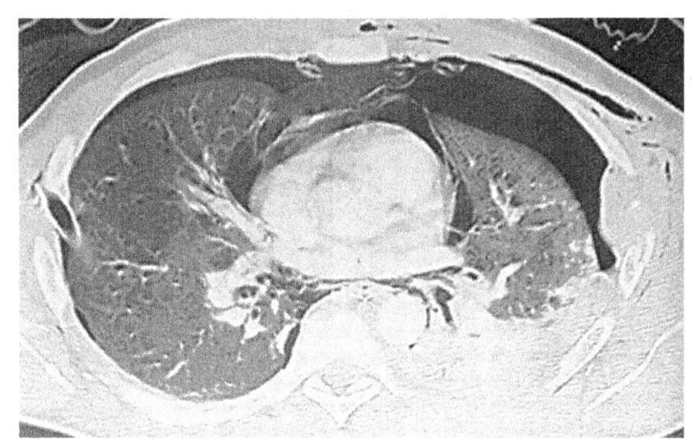

图6-21　双侧前气胸和纵隔气肿

(五) 气胸的类型影像学检查

能提供关于气胸类型的重要线索。因此，在确定气胸的类型时，需要将临床背景和影像学结果一起考虑。

(1) 单纯性气胸：发生单纯性气胸时，患侧的胸膜腔压力仍保持负压，只是稍微比对侧胸膜腔压力高。单纯性气胸常常只有轻微的影响，除非患者呼吸储备受限或正在进行机械通气。在放射影像学上(图6-22)，单纯性气胸往往较小型，且不伴有纵隔向对侧移位。

(2) 张力性气胸：发生张力性气胸时，患侧的胸膜腔压力超过大气压，尤其是在呼气相时。这通常是“单向阀”机制的结果，即吸气相时气体容易进入胸膜腔，但呼气相时阀门堵住从而胸膜腔的气体无法被排出。其结果是气体积聚、胸膜腔内压增高，并最终由于压缩对侧正常肺组织而出现呼吸衰竭。在放射影像学上（见图 6－23），张力性气胸表现为纵隔向对侧明显移位，同侧半横膈扁平或反转。

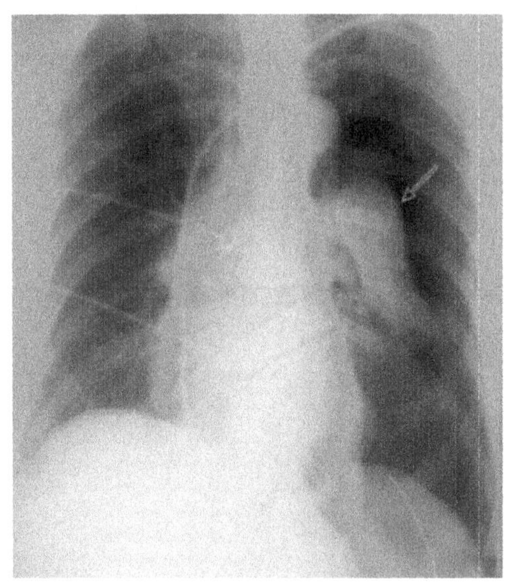

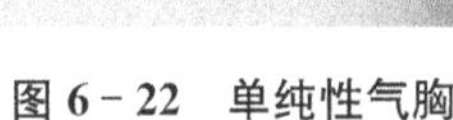

图 6－22　单纯性气胸

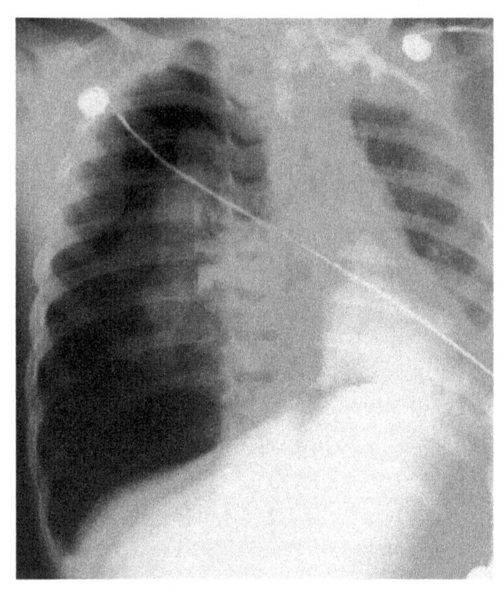

图 6－23　张力性气胸

（3）开放性气胸（见图 6－24）：开放性气胸发生于持续存在的创伤性胸壁缺损，吸气时周围的空气可以通过这个缺损进入胸膜腔，即"吸气性创口"。其结果是，纵隔向正常一侧胸腔移位，患侧胸腔的肺组织持续塌陷。呼气时，气体通过胸壁缺损区排出胸膜腔，纵隔摆回患侧胸腔。塌陷的肺被从正常肺呼出的气体充填，即"钟摆空气"。"纵隔扑动"可能会导致呼吸衰竭。在放射影像学上，开放性气胸的特征是可见胸壁缺损以及呼气时纵隔向患侧明显移位。这种纵隔表现不同于张力性气胸，后者呼气时因空气潴留于患侧胸膜腔而使纵隔向正常肺移位。

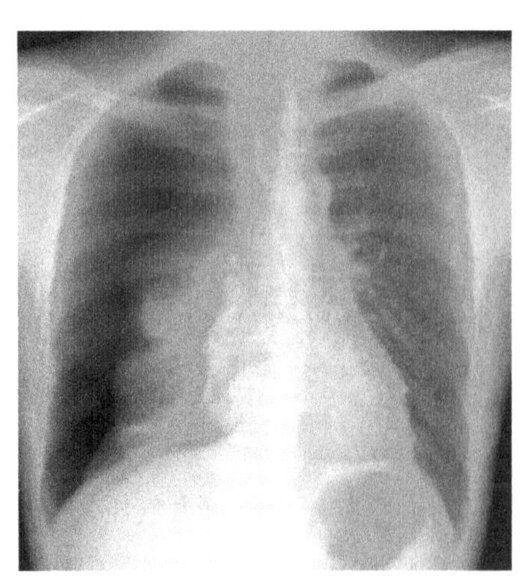

图 6－24　开放性气胸

第三节　急诊室胸痛的鉴别诊断流程及处理原则

一、急性胸痛鉴别诊断流程

急诊室内的急性胸痛鉴别诊断流程(见图 6－25)可以帮助急诊科医生快速鉴别诊断出 AMI、急性肺栓塞和急性主动脉夹层,避免漏诊、误诊,从而缩短患者等候治疗时间,改善患者的预后情况。

二、AMI 鉴别诊断流程

AMI 的鉴别诊断流程可根据图 6－1,通过 12 导联心电图,肌钙蛋白的检测快速鉴别。

(一) 治疗原则(图 6－26)

对 STEMI,主张早发现、早住院,并强调住院前的处理,应遵循尽快回复心肌的血液再灌注,及时处理严重心律失常和其他严重并发症的原则。血液再灌注的方法有溶栓疗法、介入治疗和手术治疗。住院后争取在 30 min 内进行药物溶栓或在 90 min 内开始介入治疗,以挽救濒死的心肌,防止梗死面积的进一步扩大,尽可能缩小心肌缺血的范围,使患者安全过渡急性期,防止猝死。同时,尽快缓解患者疼痛,除采用心肌再灌注的方法外,还可应用药物止痛。常用药物有:哌替啶 50～100 mg 肌内注射或吗啡 5～10 mg 肌内注射,必要时 1～2 h 可再注射一次,以后每 4～6 h 可重复应用。可同时给予硝酸甘油舌下含服或硝酸异山梨酯静脉滴注。

(二) 溶栓疗法

在起病 6 h 内使用纤溶酶激活剂激活纤溶酶原,使转变为纤溶酶,溶解冠脉

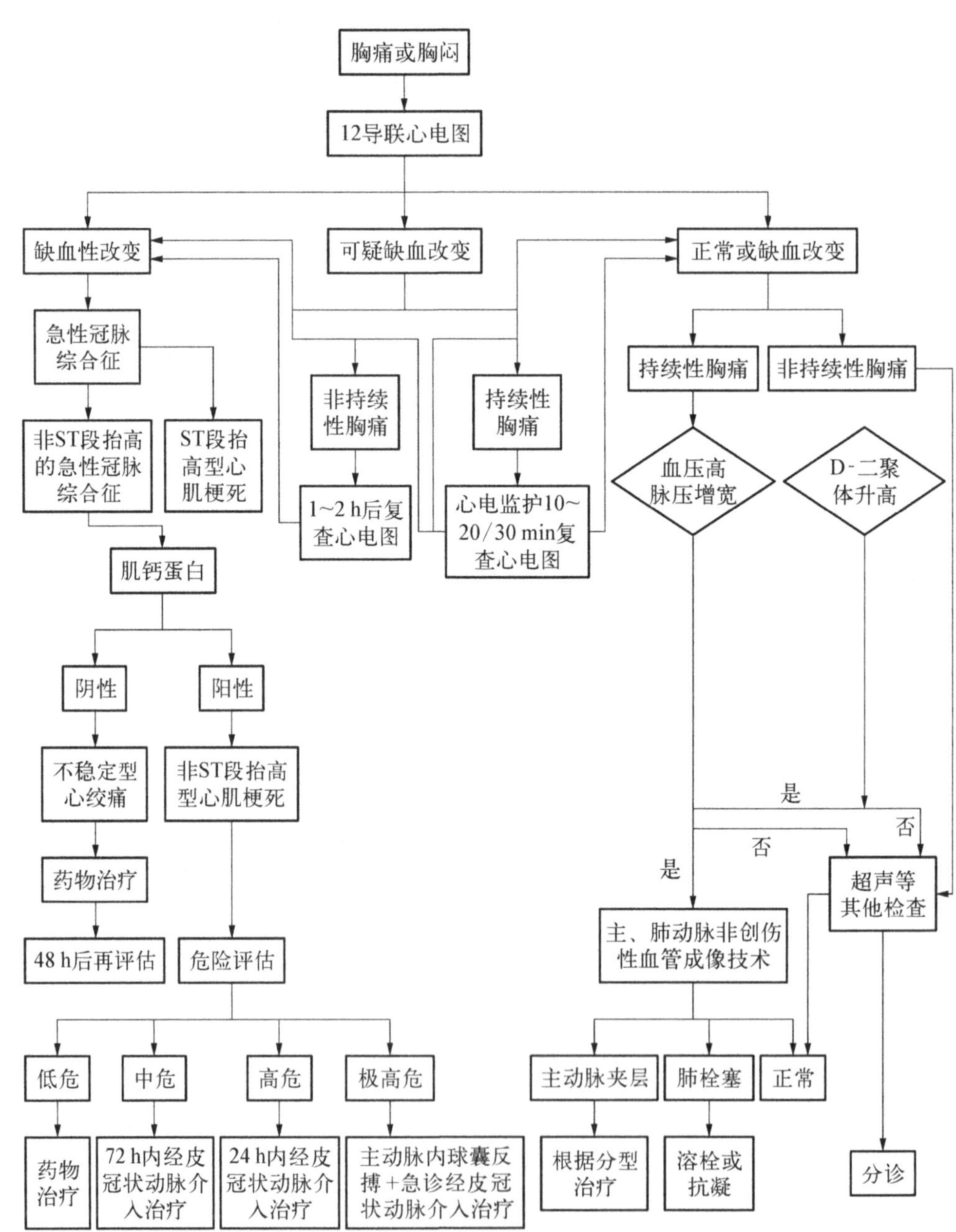

图 6-25 急性胸痛鉴别诊断流程

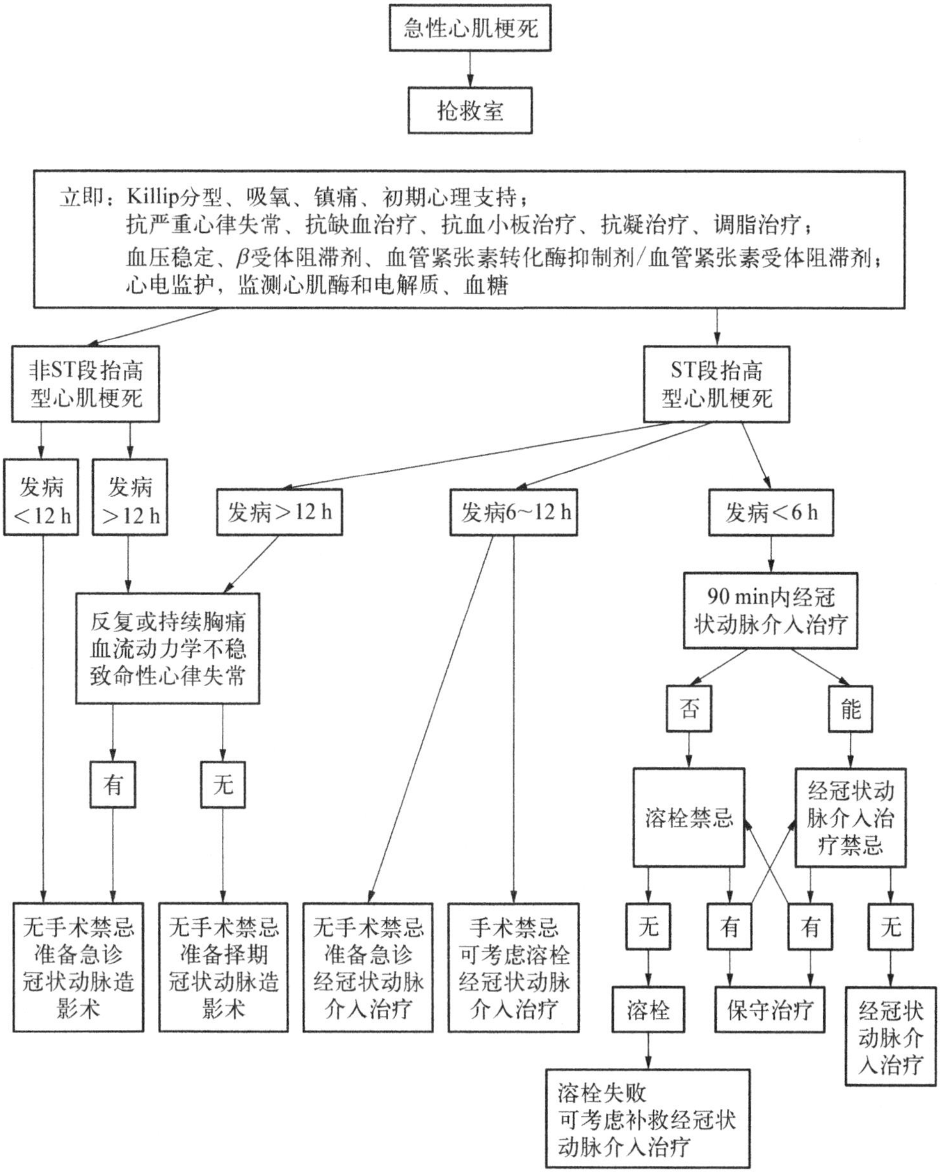

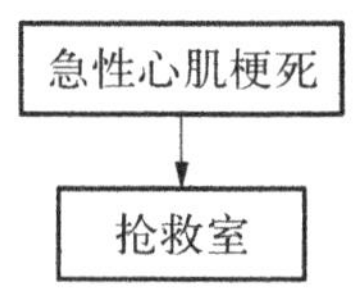

急性心肌梗死
抢救室
立即：Killip分型、吸氧、镇痛、初期心理支持；
抗严重心律失常、抗缺血治疗、抗血小板治疗、抗凝治疗、调脂治疗；
血压稳定、β受体阻滞剂、血管紧张素转化酶抑制剂/血管紧张素受体阻滞剂；
心电监护，监测心肌酶和电解质、血糖
非ST段抬高型心肌梗死
ST段抬高型心肌梗死
发病<12 h
发病>12 h
发病>12 h
发病6~12 h
发病<6 h
反复或持续胸痛
血流动力学不稳
致命性心律失常
90 min内经冠状动脉介入治疗
否
能
有
无
溶栓禁忌
经冠状动脉介入治疗禁忌
无
有
有
无
无手术禁忌
准备急诊
冠状动脉造影术
无手术禁忌
准备择期
冠状动脉造影术
无手术禁忌
准备急诊
经冠状动脉介入治疗
手术禁忌
可考虑溶栓
经冠状动脉介入治疗
溶栓
保守治疗
经冠状动脉介入治疗
溶栓失败
可考虑补救经冠状动脉介入治疗

图 6－26　急性心肌梗死的治疗决策路径

内血栓，使闭塞的冠状动脉再通，心肌得到再灌注，濒临坏死的心肌可能得以存活或使坏死范围缩小，从而改善预后。

（1）适应证：① 两个或两个以上相邻导联 ST 段抬高在诊断标准以上或现病史提示 AMI 伴左束支传导阻滞，起病在 12 h 以内，年龄小于 75 岁。② STEMI，起病时间 12～24 h，但有进行性缺血性胸痛且有广泛 ST 段抬高者。

（2）禁忌证：① 1 年内发生过缺血性脑卒中或脑血管事件。② 1 个月内有活动性出血或有创伤史。③ 有慢性严重高血压病史或发病时严重高血压未控制者。④ 3 周内施行过外科大手术者。⑤ 2 周内施行过不能压迫部位的大血管穿刺术者。⑥ 已知有出血倾向或发病前正在进行抗凝治疗者。⑦ 可疑为主动脉夹层患者。

（3）药物应用：国内常用药物有：① 尿激酶 150 万～200 万 U，30 min 内静脉滴注。② 链激酶或重组链激酶 150 万 U，60 min 内静脉滴注。③ 重组组织型纤维蛋白溶酶原激活剂 100 mg 在 90 min 内静脉给药，先静脉注射 15 mg，继而 30 min 内静脉滴注 50 mg，其后 60 min 内再静脉滴注 35 mg，使用重组组织型纤维蛋白溶酶原激活剂时需联合抗凝治疗。

（三）介入治疗

在患者住院 90 min 内施行 PCI，包括 PPCI、支架植入术、补救性 PCI 和溶栓治疗再通者的 PCI。

（四）手术治疗

药物溶栓治疗无效或介入治疗失败的，有条件且有手术指征的患者，应争取在 6～8 h 内施行主动脉-冠状动脉旁路移植术。

（五）危险分层

根据美国心脏学会与心脏医学会的指南，对非 ST 段抬高型 ACS 的患者应当进行危险分层，根据危险分层决定是否行早期血运重建治疗。首次推荐采用全球急性冠状动脉事件注册（GRACE）危险评分作为危险分层的首选评分方法。建议根据 GRACE 评分是否＞140 及高危因素的多少，作为对非 ST 段抬高型 ACS 的患者选择紧急(＜2 h)、早期(＜24 h)以及延迟(72 h 内)有创治疗策略的依据。

指南建议：GRACE 评分＞140 或至少 1 项高危因素；症状反复发作；可诱发的缺血患者应用有创治疗策略；存在高危缺血风险的患者(顽固性心绞痛、合并充血性心力衰竭、心律失常或血流动力学不稳定)应行紧急症冠状动脉造影(＜2 h)。GRACE 评分＞140 或存在多项其他高危因素的患者应接受早期有创治疗策略(＜24 h)。GRACE 评分＜140 或不存在多项其他高危因素，但症状反复发作或负荷试验阳性的患者建议接受延迟有创治疗策略(72 h 内)。整体风险低，有创诊断或介入干预存在高风险的患者不推荐应用有创治疗策略。

三、急性肺栓塞鉴别诊断流程

急性肺栓塞的鉴别诊断流程(见图 6－27)，医生首先通过病史采集，对可疑的肺栓塞患者进行评价。在完成相关实验室检查和放射学检查后，对确诊为急

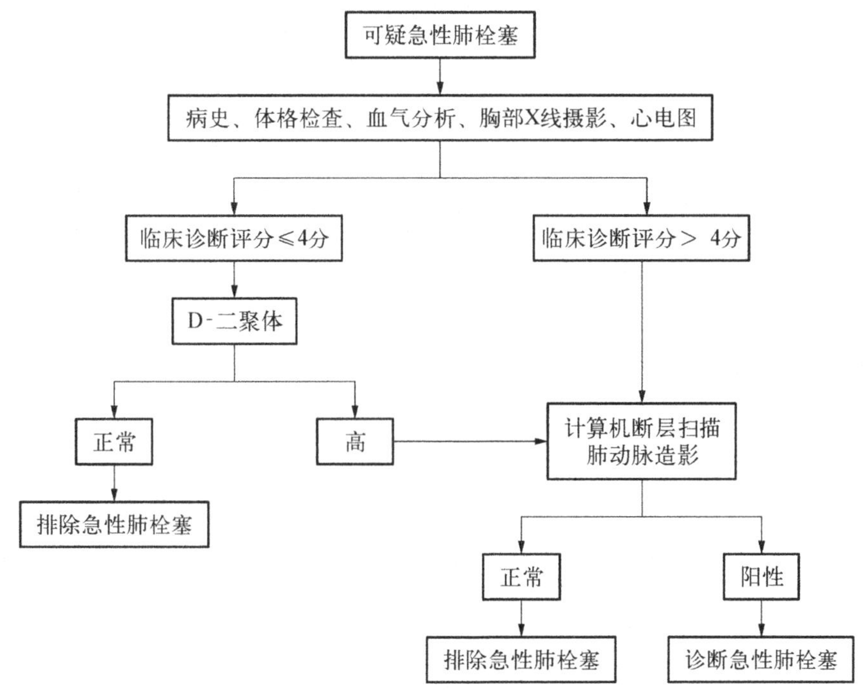

图 6－27 急性肺栓塞鉴别诊断流程

性肺栓塞患者进行危险度分层。根据不同的危险度,给予相对应的治疗手段。治疗方法包括:一般治疗、抗凝治疗、溶栓治疗和肺动脉血栓摘除术。

(1) 对高度怀疑急性肺栓塞的患者,急诊医生会使用临床诊断评分表(见表 6-4),根据评分结果决定进一步的处理措施。得分>4 分为高度可疑,≤4 分为低度可疑。

表 6-4 临床诊断评分表

临床症状	分值
深静脉症状或体征	3.0
肺栓塞较其他诊断可能性大	3.0
心率>100 次/min	1.5
4 周内制动或接受外科手术	1.5
既往有深静脉血栓或肺栓塞病史	1.5
咯血	1.0
6 个月内接受抗肿瘤治疗或肿瘤转移	1.0

(2) 急性肺栓塞需根据病情严重程度,制订相应的治疗方案。因此,急诊科医生应迅速、准确地对患者进行危险度分层(表 6-5),为制定相应的治疗策略提供重要依据。

表 6-5 急性肺栓塞危险度分层表

急性肺栓塞死亡危险	休克或低血压	右心室功能不全	心肌损伤	推荐治疗
高危(>15%)	+	+	+	溶栓或肺动脉血栓摘除术
中危(3%~15%)	−	+	+	住院加强治疗
	−	+	−	住院加强治疗
	−	−	+	住院加强治疗
低危(<3%)	−	−	−	早期出院或门诊治疗

(3) 一般治疗:对高度怀疑或确诊的急性肺栓塞患者,应密切监测患者的生命体征,对有焦虑和惊恐症状的患者应适当使用镇静药,胸痛者予止痛药治疗。对合并下肢深静脉血栓的患者应绝对卧床至抗凝治疗达到一定强度方可,

保持大便通畅，避免用力排便。同时应用抗生素控制下肢血栓性静脉炎和治疗肺栓塞的并发感染。动态监测心电图和动脉血气分析，加强呼吸循环支持。适当使用药物，抑制和预防室上性快速心律不齐及快速房性心律失常。最好在中心静脉压监护下进行静脉输液以防肺水肿。防止肺血管或冠状动脉反射性痉挛。

(4) 抗凝治疗：禁忌证是活动性出血、血小板计数(100×10^9/L)、严重高血压、肝肾功能不全、近期手术史、妊娠头 3 个月和分娩前 6 周、心内膜炎、心包炎、动脉瘤、消化性溃疡合并出血。

① 普通肝素：首剂负荷量 80 U/kg，或 5 000～10 000 U 静脉推注，继之以 18 U/(kg·h)速度泵入。然后根据活化部分凝血活酯时间(activated partial thromboplastin time，APTT)调整剂量，尽快在最初的 24 h 内使 APTT 维持在正常对照值的 1.5～2.5 倍；维持有效抗凝 5～7 d，临床情况平稳后过渡到口服抗凝药物治疗(见表 6－6)。

表 6－6 根据活化部分凝血活酯时间调整普通肝素剂量的方法

活化部分凝血活酶时间	普通肝素调整剂量
<35 s(<1.2 倍正常对照值)	静脉注射 80 U/kg，然后静脉滴注剂量增加 4 U/(kg·h)
35～45 s(<1.2～1.5 倍正常对照值)	静脉注射 40 U/kg，然后静脉滴注剂量增加 2 U/(kg·h)
46～70 s(<1.5～2.3 倍正常对照值)	无须调整剂量
71～90 s(<2.3～3.0 倍正常对照值)	静脉滴注剂量减少 2 U/(kg·h)
>90 s(>3.0 倍正常对照值)	停药 1 h，然后静脉滴注剂量减少 3 U/(kg·h)

② 低分子肝素：皮下注射吸收完全，生物利用度高，半衰期较长，具有较好的剂量效应关系，血小板减少性出血发生率低，一般不需要监测凝血指标，适用于非大面积的肺栓塞。不建议严重肾功能不全患者使用。

③ 维生素 K 拮抗药：首选华法林进行长期抗凝。它们初始通常与低分子肝素联合使用，起始剂量为 2.5～3.0 mg/d，3～4 d 后开始测定部分凝血酶原活动度，当该比值稳定在 2.0～3.0，48 h 后停止使用低分子肝素，继续予以华法林治疗。

华法林的治疗时间：对于可短期内消除的危险因素，如口服雌激素、短期制动、创伤和手术等，抗凝治疗 3 个月即可；对于栓子来源不明的首发病例，给予抗凝治疗至少 6 个月。特发性或合并凝血因子异常的深静脉血栓形成所导致的急性肺栓塞、复发性肺栓塞或合并慢性血栓栓塞性肺高压的患者，需长期抗凝。对于肿瘤合并急性肺栓塞患者的抗凝治疗至少需要 6 个月，部分病例也需长期抗凝治疗。

（5）溶栓治疗：

① 溶栓机制：药物直接或间接将血浆蛋白纤溶酶原转变为纤溶酶，迅速裂解纤维蛋白，使血块溶解，清除和灭活凝血因子Ⅱ、Ⅴ、Ⅷ，干扰凝血作用。

② 溶栓适应证：大面积肺栓塞伴血流动力学改变，如并发休克和体循环低灌注；原有心肺疾病由于次大面积肺栓塞引起循环衰竭；次大面积肺栓塞合并右心功能障碍。可以将溶栓适应证更加简化为必须满足 3 个条件：血流动力学不稳定、右心衰竭和肌钙蛋白升高即可开始进行溶栓治疗。

③ 溶栓禁忌证：绝对禁忌证包括近期活动性胃肠道大出血，有自发性颅内出血或有出血性卒中病史。相对禁忌证的是 2 周内的大手术、分娩、器官活检或不能压迫止血部位的血管穿刺；2 个月内的缺血性卒中；10 d 内的胃肠道出血；15 d 内的严重创伤；1 个月内的神经外科或眼科手术；难于控制的重度高血压[收缩压>24.00 kPa(180 mmHg)，舒张压>14.67 kPa(110 mmHg)]；近期曾行心肺复苏；血小板计数<100×10^9/L；妊娠；细菌性心内膜炎；严重肝肾功能不全；糖尿病出血性视网膜病变；出血性疾病；动脉瘤；左心房血栓；年龄>75 岁。

④ 给药方案：在 2 h 内持续静脉滴注尿激酶 20 000 U/kg；用重组组织纤溶酶原激活剂 50～100 mg，先静脉注射 8～16 mg，剩余剂量后续持续静滴。

⑤ 溶栓时间窗：起病 48 h 内即开始行溶栓治疗能够取得最大的疗效。有症状的患者在 6～14 d 行溶栓治疗仍有一定作用。

⑥ 疗效指标观察：症状减轻，特别是呼吸困难好转；呼吸频率和心率减慢，血压升高，脉压增宽、无创血氧饱和度升高；动脉血气分析：氧分压(PaO_2)上升，二氧化碳分压($PaCO_2$)回升，pH 下降，合并代谢性酸中毒者 pH 上升；心电图检查提示急性心室扩张表现好转，T 波恢复直立或不变；胸部 X 线摄影显示的肺纹理减少或稀疏区变多、肺血流分布范围改善；超声心动图检查表现如室间隔左移减轻、右心房右心室内径缩小、右心室运动功能改善、肺动脉收缩压下

降、三尖瓣反流减轻等。

(6) 肺动脉血栓摘除术：该手术是高危险度且存在溶栓禁忌证，或溶栓无效的急性肺栓塞患者的一种值得推荐的治疗方法。

四、急性主动脉夹层鉴别诊断流程

急性主动脉夹层的鉴别诊断流程(见图 6－28)，根据实验室检查结果，以及对主动脉夹层有较高敏感性的放射学检查结果，能够帮助急诊科医生快速鉴别诊断出急性主动脉夹层，并给予相应的治疗方案。主动脉夹层治疗的主要目的是阻止夹层血肿的进展，进而减少分支血管受损或主动脉破裂。早期的基本策略是降低收缩压和减弱左心室收缩力，以减弱对主动脉假腔的压力。

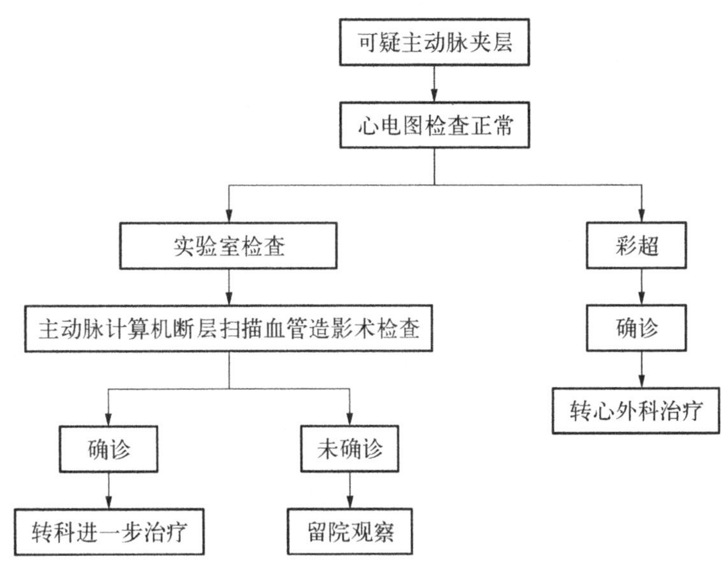

图 6－28 急性主动脉夹层的鉴别诊断流程

(一) 对于所有高度怀疑的在急诊内科治疗的患者，应立即给予其心电监护，监测生命体征及尿量

(1) 镇痛和镇静：使用吗啡、哌替啶等强力镇痛药与镇静药，以减少患者的紧张情绪和疼痛。

(2) 降压治疗：将收缩压降至 13.33～16.00 kPa(100～120 mmHg)或是维持重要器官(心、脑、肾)的最低灌注水平。常规使用硝普钠，必要时可以同时使用乌拉地尔，使血压降低至临床治疗指标。同时口服或静脉给予足量 β 受体阻滞剂，使心率达到 60～80 次/min。在控制主动脉夹层患者的血压时，往往要使用超常剂量的降压药物，尤其是 β 受体阻滞剂的剂量。临床常常在使用静脉降压药物的同时开始口服美托洛尔 100～300 mg/d，同时联合使用钙拮抗药、无明显肾功能不全或肾动脉受累者可使用血管紧张素转化酶抑制剂及利尿剂等口服降压药物进行治疗。

(3) 对严重低血压的鉴别和处理：主动脉夹层合并低血压往往意味着可能存在心包填塞或主动脉破裂。这多是 A 型夹层的表现，应迅速补充血容量，必要时使用多巴胺等升压药物维持血流动力学稳定。此类患者常常生命垂危，需要尽快采取有效措施进行主动脉夹层外科手术或主动脉腔内隔绝术。需要注意的问题是：若是 A 型夹层累及左右锁骨下动脉，则双上肢的血压可能远远低于主动脉内压，导致假性低血压，应注意排除，此类患者虽有上肢血压低但可能并无器官灌注不足的表现。

(二) A 型主动脉夹层

目前，外科手术仍然是 A 型主动脉夹层治疗的最主要方法。A 型主动脉夹层在急性期病死率很高，引起死亡的原因包括：主动脉破裂、循环衰竭或者主动脉、脑血管、内脏动脉及下肢血管缺血。尽管亚急性期及慢性期更利于手术措施的实施，但急性主动脉的危险性及病死率十分高，诊断明确后应尽早行急症外科手术治疗，避免主动脉夹层破裂，改善器官的灌注，才有可能降低病死率。手术方式需要根据是否累及主动脉瓣及主动脉弓而采用单纯升主动脉置换、带瓣移植及全弓置换/半弓置换、象鼻手术等。

(三) 急性 B 型主动脉夹层

无并发症的 B 型主动脉夹层只需要内科治疗，而不需要腔内隔绝治疗。腔内隔绝是治疗具有持续性或反复性疼痛、药物不能控制的高血压、早期主动脉扩张明显、灌注不良和破裂征象等表现的复杂性 B 型主动脉夹层可选择的方式。急性B型主动脉夹层的患者,应该尽早、积极地行腔内隔绝术,以降低病死率,并改善患者的长期预后。行急诊腔内隔绝治疗的目的不仅在于消除假腔内血流,覆盖原破口,恢复真腔优势血流,降低假腔压力,预防破裂。更重要的是解除远端低灌注,挽救因缺血而濒临衰竭的组织和器官。

五、自发性气胸鉴别诊断流程

自发性气胸的鉴别诊断流程(见图6-29),首先通过病史采集后,针对可疑的自发性气胸患者,完成胸片或胸部CT。检查结果显示为气胸的患者,进一步给予一般治疗和对症治疗。

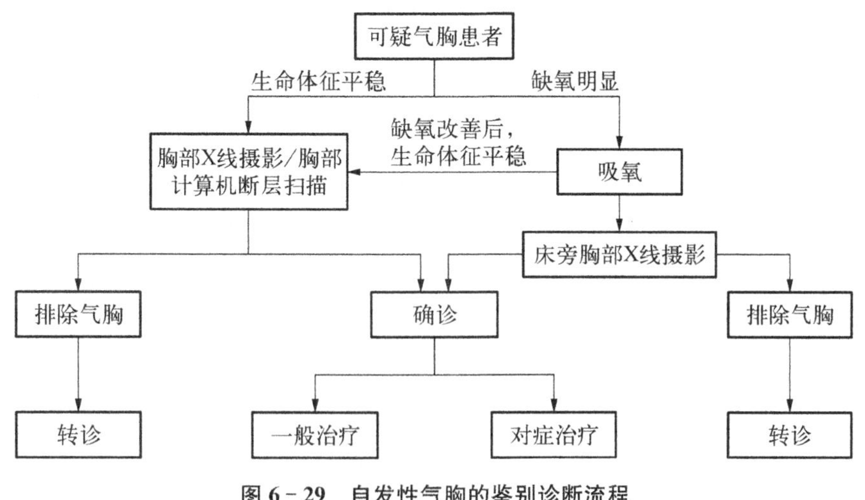

图6-29 自发性气胸的鉴别诊断流程

(一) 一般治疗

(1) 卧床休息。

(2) 吸氧:氧气吸入不仅能够改善患者的缺氧情况,还可促进气体的吸收。

(3) 给药:给予支气管扩张剂,如氨茶碱。咳嗽频繁者,可以使用可待因。

(二) 对症治疗

(1) 排气治疗:单纯性气胸少量积气(肺压缩小于20%)的患者,可继续观察，一般气体可自行吸收（每日吸收量约为气胸量的1.25%）。当肺压缩大于20%或症状明显的患者，需进行排气治疗。① 紧急排气：在紧急情况下，以张力性气胸患者，可用小刀或粗针刺破胸壁，排出胸腔内高压气体。② 人工气胸箱排气：此装置可同时测定胸腔内压和进行抽气，一般一次的抽气量不超过1 L。③ 胸腔闭式引流或连续负压吸引：适用于经反复抽气疗效不佳的气胸患者或张力性气胸患者。

(2) 原发病及并发症的处理：治疗患者原发病及诱因，积极预防或处理继发的细菌感染，如脓气胸。严重的血气胸患者除进行排气排液外，根据血液中血红蛋白含量适当给予输血，同时应考虑开胸节扎出血的血管。发生严重纵隔气肿的患者，应该进行胸骨上窝穿刺或切开排气。

(3) 手术治疗：对于慢性气胸(病程超过3个月)、反复发作的气胸和肺大泡患者，应考虑手术治疗。

（谢　晖　邵　蕾　郭晓颖）

参考文献

[1] 芦良花，红梅，臧舒婷.实用急诊急救护理手册[M].郑州：河南科学技术出版社，2017.

[2] 杨惠花，童本沁.急诊急救护理实践手册[M].北京：清华大学出版社，2016.

[3] Gaul C, Dietrich W, Friedrich I, et al. Neurological symptoms in type A aortic dissections[J]. Stroke, 2007, 38(2): 292.

[4] Janssen J, Cardillo G. Primary spontaneous pneumothorax: towards outpatient treatment and abandoning chest tube drainage[J]. Respiration, 2011, 82(2): 201.

[5] Thygesen K, Alpert JS, Jaffe AS, et al. Third universal definition of myocardial infarction[J]. Circulation, 2012, 126(16): 2020.

第七章　常见急性胸痛疾病的护理常规及流程

第一节　急性 ST 段抬高型心肌梗死的护理常规及流程

STEMI 的护理常规及流程(见图 7－1)包括病情观察、急救护理(吸氧、止痛、用药护理)、心理护理、饮食护理和健康教育。

第二节　非 ST 段抬高型急性冠脉综合征的护理常规及流程

非 ST 段抬高型 CSA 的护理常规及流程(见图 7－2)包括吸氧、生命体征监测、用药护理、饮食护理、心理护理和健康教育。具体护理措施同 STEMI。

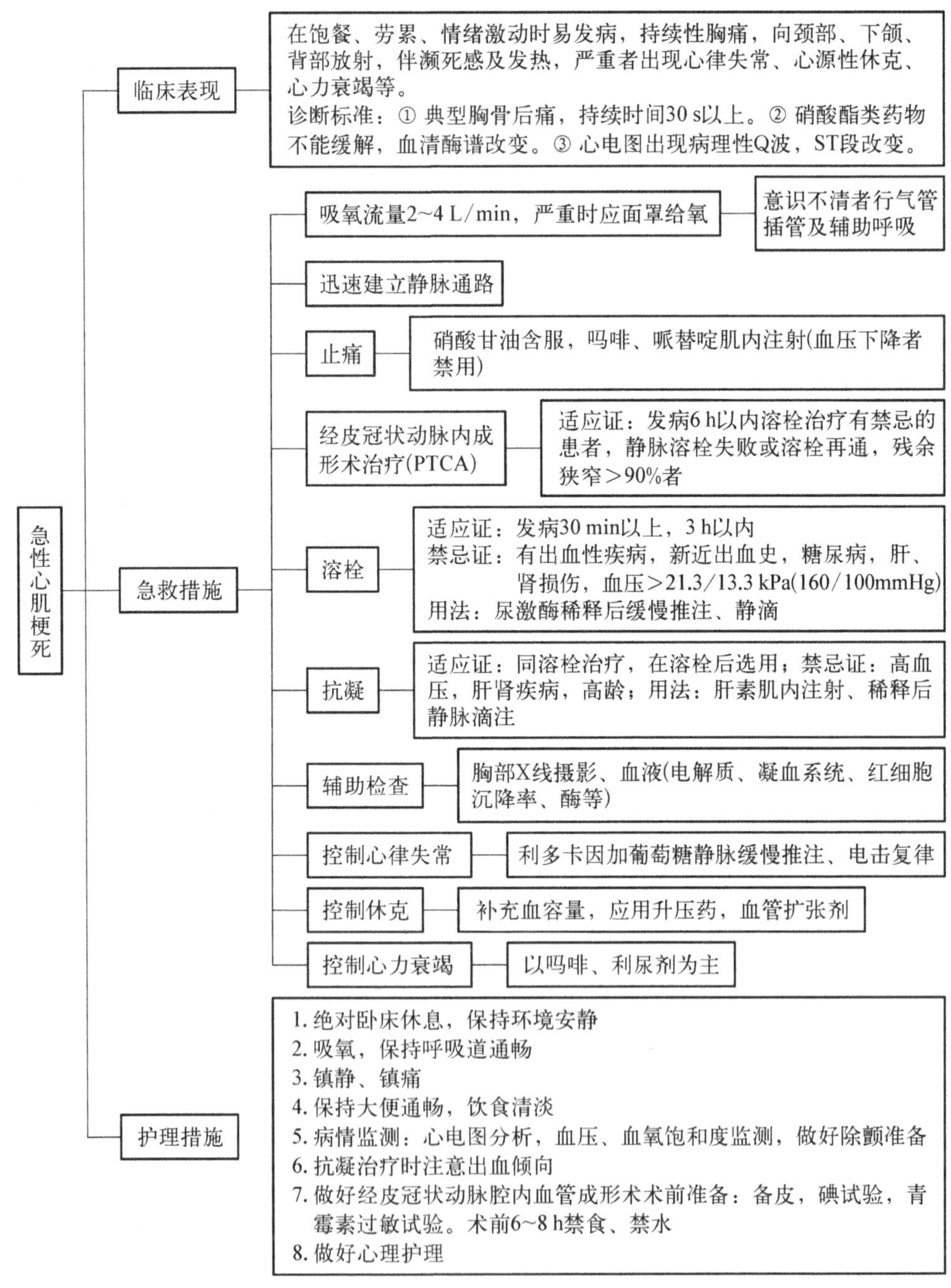

图 7-1　急性 ST 段抬高型心肌梗死的护理常规

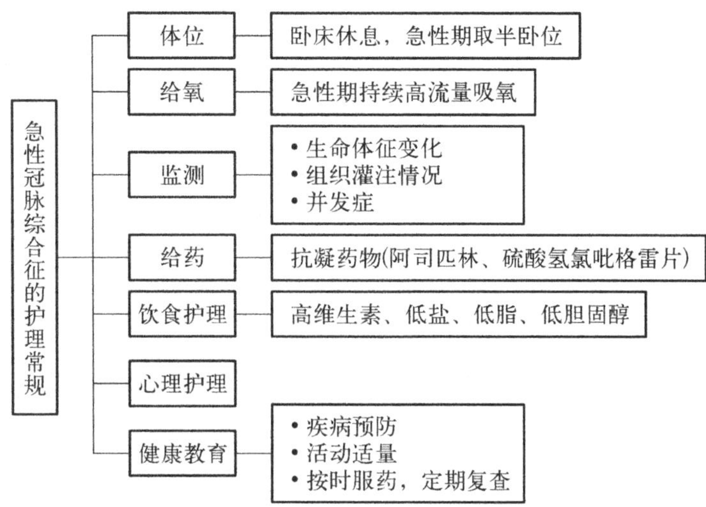

图 7-2 非 ST 段抬高型急性冠脉综合征的护理常规及流程

第三节 急性主动脉夹层的护理常规及流程

急性主动脉夹层的护理常规及流程(见图 7-3)包括病情评估、疼痛护理、血压控制、饮食护理、心理护理和健康教育。

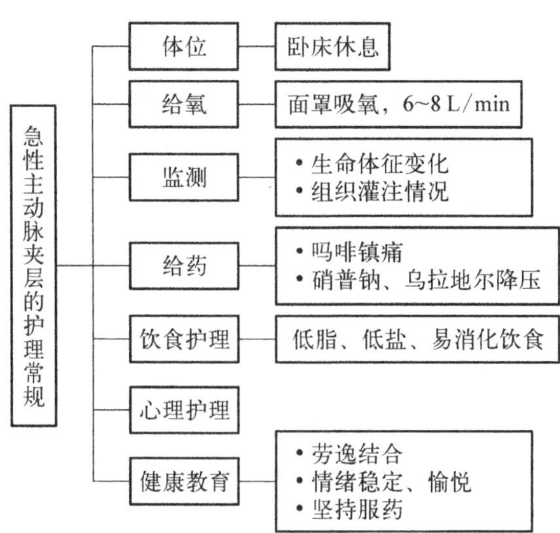

图 7-3 急性主动脉夹层的护理常规

一、疼痛的护理

90%以上的主动脉夹层患者发作时的首发症状是剧烈胸痛，部位常在胸骨后并向背部放射，持续时间长，常人往往难以忍受。尤其是急性主动脉夹层，一开始即达到疼痛的高峰，这也是刺激血压升高的原因。因此，可使用吗啡10 mg肌内注射进行镇静止痛，如有必要每隔4～6 h重复一次。如果患者只感觉烦躁、入睡困难，可以肌内注射地西泮（安定）10 mg，让患者保持舒适体位。

二、血压的控制

控制血压是急性主动脉夹层发作时的护理要点之一，血压升高会使主动脉进一步扩张和破裂。可以通过中心静脉持续输入药物的稳定剂量，保障血压得到准确的控制。降压药物可采用硝普钠或乌拉地尔，由小剂量开始，并监测用药情况和血压情况。病情稳定后，可将静脉给药减量，改为口服，收缩压尽可能控制在14.67 kPa（110 mmHg）以下。

三、组织灌注不良的护理

主动脉是涉及全身输血的大动脉，夹层形成过程中，其分支如冠状动脉、肠系膜动脉、肋间动脉等会出现不同程度的组织灌注不良，发生组织缺血。因此，护士需要每4 h触摸并对比四肢动脉的脉搏强弱，看是否存在组织灌注不良，必要时可做主动脉造影。如发现患者神志不清，说明脑组织存在缺血状况，可在头部放冰袋或冰帽，要注意避开耳部、防止冻伤。如发现尿量减少、肾血流减少、血清尿素氮和肌酐上升时，说明肾灌注不良，必要时行肾功能替代治疗。

四、饮食护理

剧烈的疼痛同时会伴有患者恶心、呕吐等症状，此时应禁止进食，待疼痛缓解后可给予流质饮食，血压保持平稳后才能慢慢进食半流质饮食。饮食需注意低脂、低盐、易消化，避免辛辣刺激、油炸、胀气食物，多吃蔬菜水果，少量多餐，保持大小便通畅。

五、心理护理

主动脉夹层患者在剧烈胸痛时，往往会出现恐惧、无助，甚至濒死感等消极心理，此时需注意给予患者心理关怀，鼓励患者战胜病魔。待血压得到控制、疼痛缓解后，要多与患者聊天，排除患者焦虑、自卑的情绪，提高患者战胜疾病的信心。

六、健康教育

(1) 指导患者出院后以休息为主，活动量的增加需循序渐进，注意劳逸结合。

(2) 指导患者保持情绪稳定，大便通畅。

(3) 按医嘱坚持服药，控制血压，不要擅自调整药量。

(4) 教会患者自测心率、脉搏，建议有条件者购买血压计，定时测量。

(5) 定期复诊，若出现胸、腹、腰痛症状，及时就诊。

第四节　急性肺动脉栓塞的护理常规及流程

急性肺动脉栓塞的护理常规及流程(见图 7-4)通常涉及病情评估、肺栓塞急性期的护理、肺栓塞溶栓的护理及健康教育。

一、肺栓塞急性期的护理

(1) 卧位与休息　当患者出现呼吸困难、胸痛时立即通知医生，安慰患者。抬高床头或协助患者取半卧位，对于轻、中度呼吸困难的患者可采用鼻导管或面罩吸氧，对于严重呼吸困难的患者必要时行机械通气。

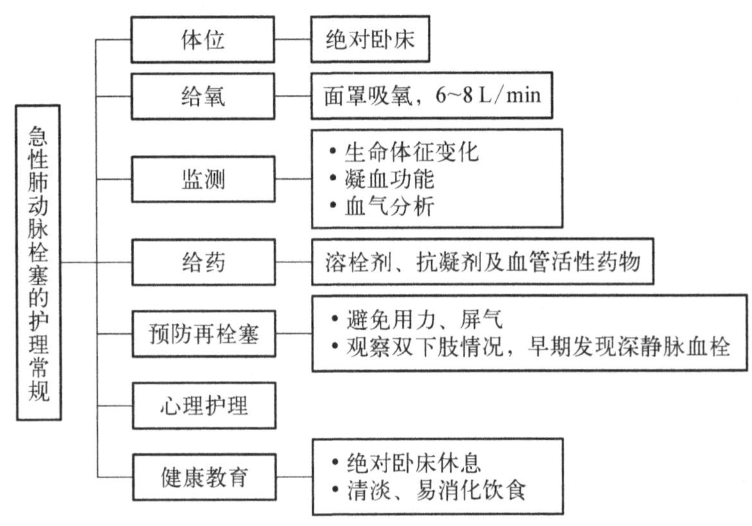

图 7－4　急性肺动脉栓塞的护理常规及流程

(2) 保持室内环境安静、空气新鲜。患者应卧床休息，避免用力，以免引起深静脉血栓的脱落。必要时适当给予镇静、止痛、镇咳等对症治疗。

(3) 有下肢深静脉血栓形成的患者，患肢应抬高制动，严禁热敷、按摩等，防止静脉血栓脱落而再次发生肺栓塞。

(4) 止痛：胸痛症状较轻、能耐受者，可不处理；但对胸痛症状较重、影响呼吸的患者，应给予止痛处理，以免剧烈胸痛影响患者的呼吸运动。

(5) 吸氧：吸氧是一项重要的治疗措施，也是护理的重点之一。护理时要注意保持气道通畅，最好使用面罩给氧，流量一般为 3～5 L/min，以改善患者由于缺氧造成的通气过度现象。

(6) 监测呼吸状态、意识状态、循环状态、心电活动等的变化。

(7) 注意保暖，特别是休克、四肢末梢循环较差的患者。

(8) 对高热患者积极实施降温措施与护理。

(9) 定期复查血浆 D-二聚体、动脉血气及心电图：血浆 D-二聚体测定可作为肺栓塞的初步筛选指标，但其特异性差，若其含量低于 500 μg/L，对肺栓塞有重要的排除诊断价值。肺栓塞患者的血气分析常表现为低氧血症、低碳酸血症、肺泡-动脉血氧分压差增大。大部分肺栓塞患者可出现非特异性的心电图异常，以窦性心动过速最常见。当有肺动脉及右心室压力升高时，可出现

$V_1 \sim V_4$导联 ST 段异常和 T 波倒置。

(10) 应用抗凝药和溶栓药的患者，注意观察有无出血症状和体征，如皮下穿刺点出血，牙龈出血，痰中带血，以及头痛、头晕、恶心、呕吐、神志改变等脑出血症状。如有上述症状，应及时报告医生，采取有效措施。

(11) 行机械通气者，要做好口腔护理，协助其翻身，认真做好基础护理，预防并发症的发生。

二、肺栓塞溶栓的护理

（一）溶栓前护理

(1) 保持环境舒适、安静，并备好急救物品及仪器，如抢救车、止血药、除颤仪等。

(2) 建立静脉通路，最好选择较粗、易固定的静脉留置套管针，便于给药。

(3) 治疗前测量血压、心率、呼吸次数，描记 18 导联心电图并给予心电监护。

(4) 心理护理：急性肺栓塞患者几乎全部有不同程度的恐惧和焦虑，应尽量多陪伴患者，并采用非语言性沟通技巧，增加患者的安全感。必要时可遵医嘱适当给予镇静、止痛、镇咳等对症治疗措施。

（二）溶栓后护理

(1) 心理护理：随着溶栓药物的应用，血栓逐渐溶解，肺动脉再通，溶栓后患者自觉症状减轻，最明显的喘憋、气促明显好转，心率减慢，患者均有不同程度希望下床活动的要求。这时候要做好患者的解释工作，让其了解溶栓后仍需卧床休息，以免栓子脱落，造成再栓塞，避免患者由于知识缺乏而导致不良后果。

(2) 有效制动：急性肺栓塞溶栓后，下肢静脉血栓松动，极易脱落。患者应绝对卧床 2 周，避免双下肢用力的动作，不能对双下肢进行按摩。避免腹压增加的因素，尤其对于便秘和上呼吸道感染，要积极治疗，以免排便用力或咳嗽时腹压增大，造成血栓脱落。吸烟者应劝其戒烟。卧床期间需外出检查均要使用平车接送。

(3) 皮肤护理：急性肺栓塞溶栓后，需较长时间卧床，要注意保护患者皮肤，如床垫的软硬度要适中，保持患者皮肤干燥、床单平整。每 2 h 协助患者翻身一次，避免局部皮肤长时间受压、破损。

(4) 合理营养：急性肺栓塞初起时，患者多有食欲缺乏。有些患者惧怕床上排尿排便而不敢进食，应给予患者心理疏导，使其放松。饮食以清淡、易消化、富含维生素为宜，以保证疾病恢复期的营养。

(三) 观察用药反应

(1) 使用溶栓药物的护理：① 密切观察出血征象，如皮肤青紫、血管穿刺处出血过多、血尿、严重头痛、神志变化等。② 严密观察血压，当血压过高时，及时通知医生适当处理。③ 用尿激酶或链激酶溶栓治疗后，应每 2～4 h 测定一次凝血酶原时间(prothrombin time, PT)或 APTT，当其水平降至正常值的 2 倍时按医嘱开始应用肝素抗凝。

(2) 使用抗凝药物的护理：① 肝素：在开始治疗后的最初 24 h 内，每 4～6 h 监测 APTT，达稳定治疗水平后，改为每天监测。② 华法林：在治疗期间应定期监测国际标准化比值，在该比值未达到治疗水平时需每天监测，达到治疗水平后每周监测 2～3 次，共监测 2 周，以后延长到每周或更长时间监测一次。

(四) 健康教育

(1) 疾病预防：肺栓塞的早期发现、早期预防是关键，高危人群要注意以下几点。① 改变生活方式。如戒烟，适当运动，控制体重，保持心情愉快，饮食方面减少胆固醇的摄入，多进食新鲜蔬菜，适当饮茶。② 对存在深静脉血栓形成危险因素的人群，应避免长时间保持坐位(特别是跷二郎腿)、穿束膝长筒袜、长时间站立不活动等。注意保持大便通畅，多吃富含纤维素的食物，必要时可给予缓泻剂或甘油灌肠。③ 下肢外伤或长期卧床者，应经常按摩下肢，或者使用预防血栓形成的药物。将腿抬高至心脏以上水平可促进下肢静脉血回流。④ 孕产妇要保持一定的运动量，不要久卧床。长期服用避孕药的妇女，服药时间不要超过 5 年。⑤ 曾有静脉血栓史的患者，最好定期检查，如腿痛、下肢无力、压痛，皮下静脉曲张，双下肢出现不对称肿胀。⑥ 经过腹部或胸部大型手术、膝部或髋部置换术者，有髋部骨折、严重创伤或脊柱损伤者，则需要使用抗凝药物和机械性措施来预防深静脉血栓形成，如穿加压弹力抗栓袜，以促进下肢静脉血液回流。

（2）出院指导：① 定期随访，按时服药，特别是抗凝药物，一定要保证按医嘱服用。② 积极治疗诱发性疾病：包括慢性心肺疾病，如风湿性心脏病、心肌病、冠心病、肺源性心脏病；下肢静脉病变，如炎症、静脉曲张；骨折等。③ 服用抗凝药物的患者指导其自我观察有无出血现象及注意早期出血症状，如牙龈出血、皮肤破口流血不止等。合理饮食，避免服用非类固醇抗炎药、激素、强心药物等，以免影响抗凝药物的作用。④ 遵医嘱定期复查抗凝指标，学会看抗凝指标化验单。⑤ 平时要注意活动下肢，有下肢静脉曲张者可穿弹力袜，避免下肢深静脉血液滞留导致血栓复发。⑥ 存在相关发病因素的情况下，突然出现胸痛、呼吸困难、咳血痰等表现时，应警惕肺血栓栓塞症的可能性，及时就诊。

第五节　自发性气胸的护理常规及流程

自发性气胸的护理常规及流程包括：一般护理、排气护理、给药护理、心理护理及健康教育。具体流程见图 7－5。

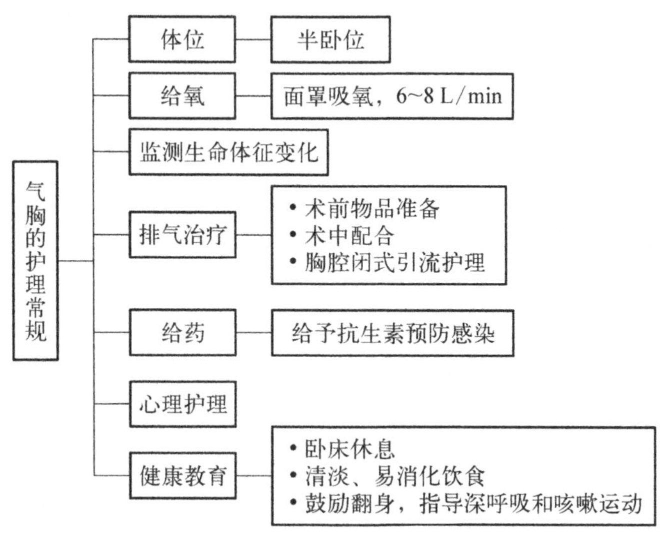

图 7－5　自发性气胸的护理常规及流程

一、一般护理

（1）体位血压平稳者给予半卧位，并嘱患者绝对卧床休息。

（2）给氧给予面罩吸氧 6～8 L/min，有利于促进胸膜腔内的气体吸收。

（3）密切监测生命体征变化，观察血压、心率的变化，判断有无循环衰竭的表现。观察呼吸频率、缺氧情况和呼吸音的变化。若患者出现呼吸困难加重、发绀、大汗、四肢湿冷、血压下降等情况，应立即通知医生并协助处理。

二、排气及给药护理

（1）术前配合协助医生进行胸腔抽气治疗或留置胸腔引流管，充分做好术前准备工作。

（2）给药：遵医嘱给予抗生素预防感染。

（3）胸腔闭式引流的护理：

① 置管前向患者简要说明手术的意义及过程。

② 做好术前物品准备，在水封瓶内注入适量无菌蒸馏水，标记好水封瓶内最初的液面，并按照医嘱调节所需的引流压力。

③ 引流术后，妥善固定水封瓶，位置必须低于胸腔，尽可能靠近地面并放置妥善，以防止瓶内液体倒流入胸腔。

④ 观察引流术后的排气情况，如有气体自水封瓶表面逸出或长玻璃管液面随呼吸上下波动，表明引流通畅。

⑤ 血气胸或液气胸的患者，需定期挤压引流管，以防止胸腔内积液堵塞引流管。具体手法是一手捏住近胸腔端引流管，另一手在其下方朝引流瓶方向挤压引流管。

⑥ 仅排气患者每 2 天更换一次水封瓶，有引流液的患者每天更换水封瓶，并准确记录引流液的色、质、量。更换水封瓶时，应注意无菌操作。

⑦ 鼓励患者经常翻身，定时进行深呼吸和咳嗽，加速胸膜腔内气体排出，使肺尽早复张。每天进行手臂和全范围的关节活动，防止肩关节粘连。

⑧ 当患者肺完全复张时，配合医生做好拔管前的准备工作。

三、心理护理

突发呼吸困难、胸痛的患者常伴有焦虑、恐惧的情绪，应主动安慰患者。在进行胸腔闭式引流等排气疗法前，向患者简要说明相关内容，以取得患者的理解。

四、健康教育

嘱患者绝对卧床休息，避免用力、屏气、咳嗽等增加胸腔内压力的活动。对进行胸腔穿刺引流术的患者，指导其正确的床上翻身、深呼吸等运动方法。保持大便通畅，防止用力排便。注意用氧安全，禁止明火和避免热源。进食清淡、易消化的饮食，切勿过饱，可少量多餐。

第六节 心肺复苏的基本技能及高级生命支持术

一、心肺复苏术(基础生命支持术)

心肺复苏术(cardiopulmonary resuscitation，CPR)，又称为基础生命支持术，是指对心跳、呼吸骤停的患者采取人工呼吸、胸外心脏按压、快速除颤等紧急抢救措施，使其循环、呼吸和大脑功能得以完全或部分恢复。心脏骤停是指心脏射血功能突然停止，丧失有效的泵血功能，若不及时、正确、有效地抢救，当心跳、呼吸停止 4～6 min 后，就会造成大脑及全身器官组织不可逆的损害而导致死亡。因此，CPR 是一项所有“120”急救人员、急诊科工作人员(医生、护士、工勤人员)，乃至非医院内工作人员都必须掌握的基本技能。目前，心肺复苏术主要用于院前急救和转运过程中患者突发的心跳、呼吸骤停，具体实施流程见图 7－6。

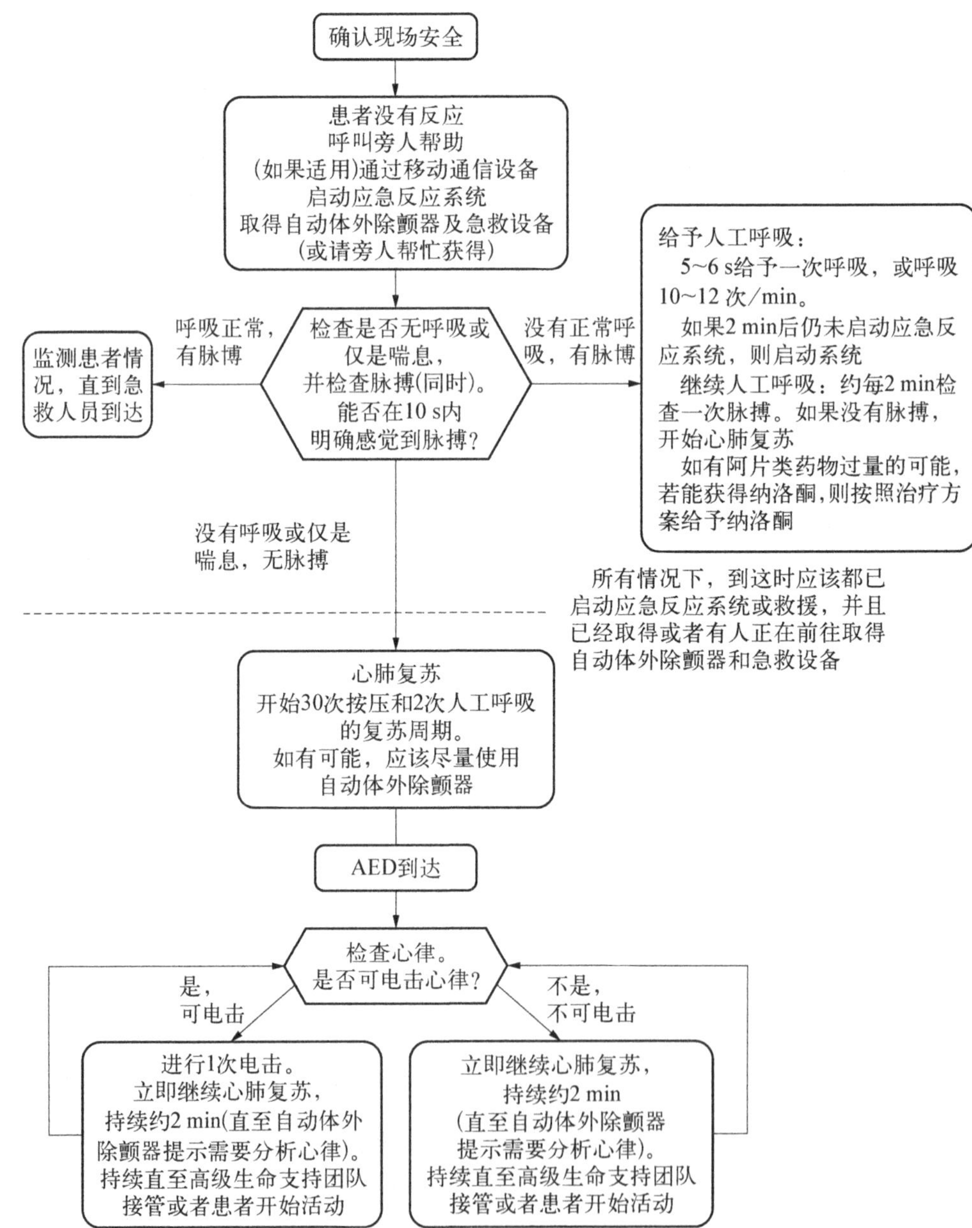

图 7-6　成人心脏骤停抢救流程

（一）启动急救反应系统

一旦发现患者没有反应，应立即就近呼救，同时评估现场环境，确保现场对施救者和患者均是安全的。施救者应同时检查呼吸和脉搏，然后请求支援，启动急救反应系统。如果施救者独自一人且没有手机，则先给予患者 2 min 的心肺复苏，随后离开患者启动应急系统并获取自动体外除颤器，随后回到患者身边继续进行心肺复苏，在自动体外除颤器准备好后尽快使用。如果是在患者转运途中突发心跳呼吸骤停，则由医生和护士配合完成心肺复苏，工勤人员就近获取自动体外除颤器后配合抢救。

（二）症状体征评估

立即检查患者有无反应，并在 10 s 内同时检查呼吸和脉搏。

(1) 意识突然丧失或伴有短暂阵发性抽搐，抽搐常为全身性，持续时间长短不一，多发生于心脏停搏后 10 s 以内。

(2) 颈动脉搏动消失，心音消失，测不到血压。

(3) 呼吸断续，呈叹息样或短促痉挛性呼吸，随后即停止，多发生在心脏停搏后 20～30 s。

(4) 昏迷，多发生在心脏停搏后 20～30 s。

(5) 瞳孔散大，对光反射消失，多发生在心脏停搏后 30～60 s。

（三）建立人工循环

人工循环是指用人工的方法促使血液在血管内流动，并使经人工呼吸后的氧合血液从肺部流向心脏，再经动脉供应全身组织器官，以维持重要脏器的功能。建立有效人工循环的主要方法是胸外按压。具体方法如下。

(1) 快速选择正确按压部位：双乳头连线的中点或胸骨下 1/3 交界处。

(2) 操作者一手掌根部紧贴按压部位，另一手重叠其上，指指交叉，双臂关节伸直并与患者胸部呈垂直方向，用上半身重量及肩臂肌力量向下用力按压，力量均匀、有节律，使胸壁完全回弹，避免在按压间隙倚靠在患者的胸壁上。

(3) 施救者应注重施行高质量的心肺复苏术(CPR),注意事项如下:① 在识别心脏停搏后 10 s 内开始按压。② 用力、快速按压,但不要过深、过快,成人按压深度至少 5 cm,但不大于 6 cm,按压频率 100～120 次/min。③ 每次按压后要让胸部完全回弹,避免在按压间隙倚靠在患者胸部。④ 按压中尽可能减少中断,如更换人员实施按压,应努力使中断时间小于 10 s。⑤ 给予患者足够的通气,30 次按压后给予 2 次人工呼吸,每次呼吸超过 1 s,每次必须使胸部隆起。同时避免过度通气,如呼吸次数太多、呼吸用力过度。⑥ 如果有多位施救者,应该每 2 min 轮换一次,以确保按压的有效性。

(四) 开放气道

用仰头抬颏法或托颌法,随机人工呼吸能改善氧合通气。

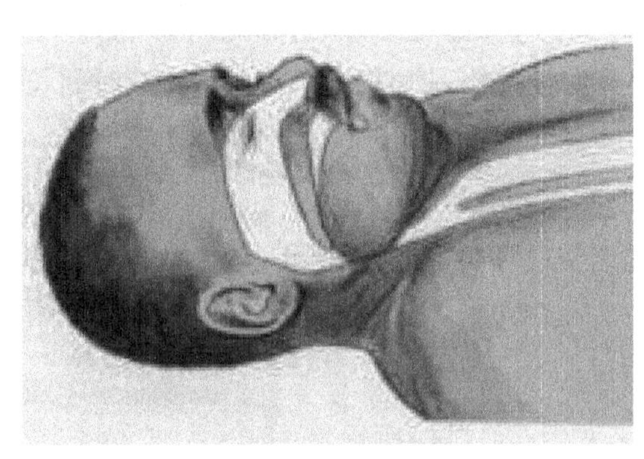

图 7-7　气道阻塞

(1) 去除气道内异物:舌根后坠(图 7-7)和异物阻塞是造成气道阻塞的最常见原因。开放气道时应先清除气道内异物。如无颈部创伤,清除口腔中的异物和呕吐物时,可一手按压打开下颌,另一手用示指将固体异物勾出,或用指套或手指缠绕纱布清除液体分泌物。

(2) 仰头抬颏法:将一手小鱼际置于患者前额部,用力使其头部后仰;另一手置于患者下颏骨骨性部分向上抬颏,使下颏尖、耳垂连线与地面垂直(图 7-8)。切记:勿用力压迫下颌部软组织,不然易造成气道梗阻。头颈部损伤者禁用此法。

(3) 托颌法:将肘部支撑在患者所处的平面上,双手放置在患者头部两侧并紧握下颌角,同时用力向上托起下颌(图 7-9)。如患者紧闭双唇,可用拇指将其口唇分开。如需要进行辅助呼吸,则将下颌继续上托,用面罩将患者口鼻完全包严,紧贴患者的皮肤,以防漏气。对于怀疑有头颈部创伤的患者,此方法更安全,不会因颈部动作而加重颈部损伤。

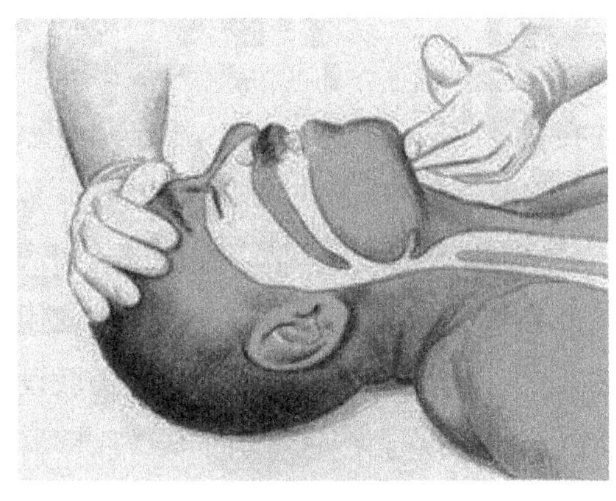

图 7－8 仰头抬颏法

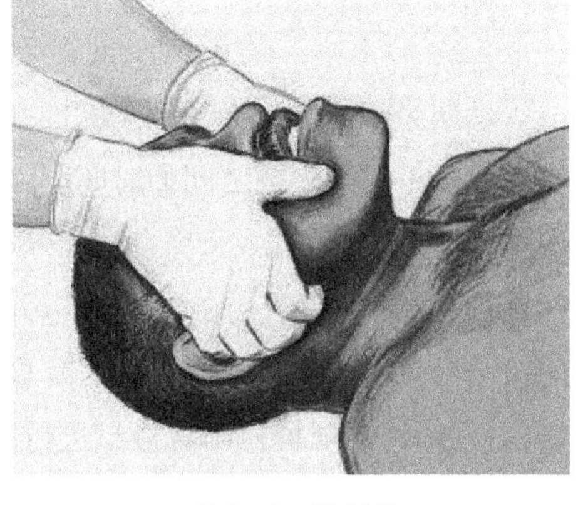

图 7－9 托颌法

（五）建立人工呼吸

无论以何种方式进行人工呼吸均应持续吹气 1 s 以上，以保证进入足量的气体并明显抬高胸廓。

（1）口对口呼吸 首先开放患者气道，并捏住患者的鼻孔防止漏气，施救者和患者口对口密封，缓慢吹气，每次吹气应持续 1 s 以上。同时确保观察到胸廓起伏，然后正常吸气，不需深吸气，再进行第二次呼吸。

（2）球囊面罩（简易呼吸器）通气 用连接好的简易呼吸器完全覆盖患者的口鼻，一手用力将面罩紧贴患者皮肤使之密闭，注意用力适度，以不漏气为宜。另一手挤压呼吸囊将气体送入，每次送气量可达 500～1 000 mL，然后松开，频率 16～20 次/min。也可将简易呼吸器连接氧气，流量为 8～10 L/min，每次送气量为 400～600 mL，频率 10～12 次/min。

（六）心脏按压方法

心脏按压与通气比按压与通气比为 30∶2，即每完成心脏按压 30 次，送气 2 次。5 个循环后以通气结束，重新检查患者的症状体征。判断患者自主呼吸与大动脉搏动是否恢复，瞳孔有无缩小，对光反射是否恢复，口唇、肤色、甲床有无转红润，以及血压有无回升。如未恢复，继续行 CPR，无特殊情况不得中断按压。

（七）早期除颤

早期除颤是心室颤动和无脉性室性心动过速的最基本治疗方法，应尽量缩短心搏骤停与电除颤之间的时间间隔。在院前急救和转运过程中的急救，通常使用自动体外除颤器，又称自动体外电击器（图 7－10）。它是一种便携式的医疗设备，可以诊断特定的心律失常，并且给予电击除颤，是可被非专业人员使用的用于抢救心源性猝死患者的医疗设备。从某种意义上讲，它不仅是种急救设备，更是一种由现场目击者最早进行有效急救的新观念。它有别于传统除颤器可以经内置电脑分析和确定发病者需要与否予以电除颤。除颤过程中，自动体外除颤器的语音提示和屏幕显示使操作更为简便易行。对多数人来说，只需几小时的培训便能操作。贴片位置见图 7－11。

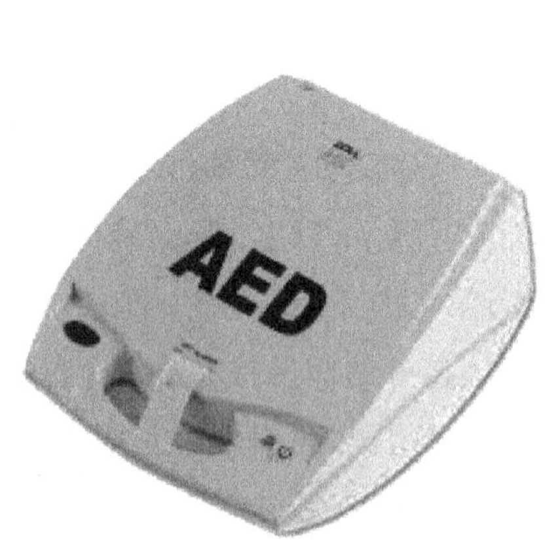

图 7－10　自动体外除颤器

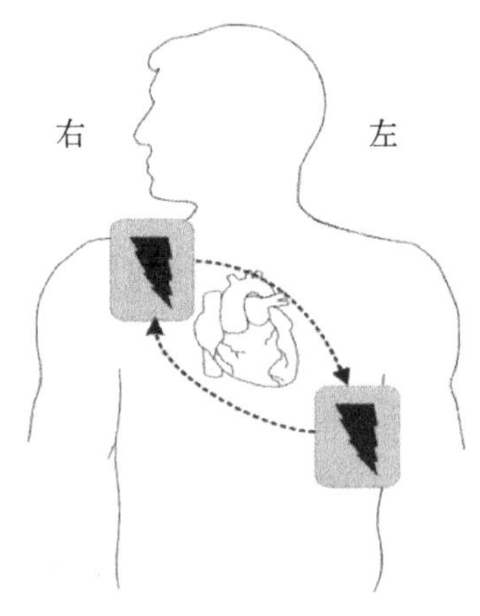

图 7－11　自动体外除颤器贴片位置

（1）适应证：自动体外心脏除颤器是针对心室颤动（或心室扑动）和无脉性患者而设计的，它并不会对无心率，且心电图呈水平直线的伤者进行电击。简而言之，使用除颤器本身并不能让患者恢复心跳，而是通过电击使致命性心律失常终止（如室颤、室扑等），之后再通过使心脏高位起搏点兴奋重新控制心脏搏动而让心脏恢复跳动。但有部分患者因其心脏基础疾病可能在除颤后无法恢复心跳，此时自动体外除颤器会提示没有除颤指征，并建议立即进行心肺复苏。

（2）使用步骤：① 开启自动体外除颤器，打开它的盖子，依据视觉和声音的提示操作(有些型号需要先按下电源)。② 给患者贴电极,在患者胸部适当的位置上,紧密地贴上电极。通常而言,两块电极板分别贴在右胸上部和左胸左乳头外侧,具体位置可以参考除颤器机壳上的图样和电极板上的图片说明(图 7-11)。③ 将电极板插头插入自动体外除颤器的主机插孔。④ 开始分析心律,在必要时除颤,按下"分析"键,它将会开始分析心率。有些型号的机器在插入电极板后会发出语音提示,并自动开始分析心率,在此过程中请不要接触患者,即使是轻微的触动都有可能影响除颤器的分析。分析完毕后,机器将会发出是否进行除颤的建议,当有除颤指征时,不要与患者接触,同时告诉附近的其他任何人远离患者,由操作者按下"放电"键除颤。⑤ 一次除颤后未恢复有效灌注心律,进行 5 个周期 CPR。除颤结束后,除颤器会再次分析心律,如未恢复有效灌注心律,操作者应进行 5 个周期 CPR,然后再次分析心律、除颤、CPR,反复至急救人员到来。

(3) 注意事项:① 自动体外除颤器瞬间可以达到 200 J 的能量,在给患者施救过程中,请在按下通电按钮后立刻远离患者,并告诫身边任何人不得接触靠近患者。② 患者在水中不能使用自动体外除颤器,患者胸部如有汗水需要快速擦干胸部,因为水会降低其功效。③ 如果在使用完除颤器后,患者没有任何生命特征(没有呼吸心跳)需要马上送医院救治。

二、高级生命支持术

高级生命支持术(advanced cardiovascular life support, ACLS)是在心肺复苏基本生命支持术的基础上,同时应用附属器械和特殊技术建立和维持有效的通气和循环;给予心电监护;建立和维持静脉通路及使用复苏药物;尽快明确心脏或呼吸停止患者的致病原因并进行对症治疗。

(一) 实施高级生命支持术的抢救站位

高级生命支持术通常适用于已经抵达医院急诊室后,发生心跳呼吸骤停的患者。实施高级生命支持术往往需要医生和护士之间的配合,通过合理的物品摆放和人员站位,可以有效提高患者的救治成功率。根据实际的临床工作人员情况,将抢救组分成 6 人组合和 4 人组合。

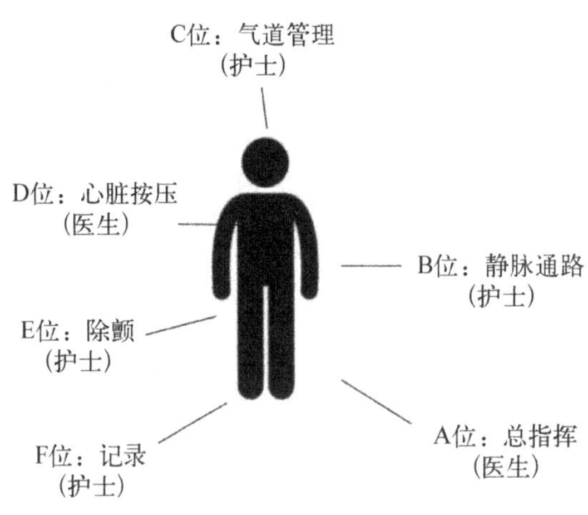

图 7-12　六人组合抢救站位

(1) 6 人组合：由 2 名医生和 4 名护士组成，适用于日班人力资源较充足的情况。具体抢救站位见图 7-12，其中 A 位是抢救总指挥，由医生担任，负责观察患者生命体征变化，下达抢救指令和药物医嘱，并向家属做好病情解释工作。B 位由护士负责，为患者连接心电监护，开放静脉通路，并根据 A 位下达的医嘱与 E 位护士核对后给药。C 位是气道管理者，由护士负责开放气道并使用简易呼吸器为患者进行辅助通气。D 位是一名医生，负责给予患者持续的胸外心脏按压，每 2 min 与 C 位护士进行更换。E 位和 F 位由另外 2 名护士负责，E 位护士需要根据医嘱配置抢救用药，同时配合完成电除颤；F 位护士负责记录抢救的全过程，并注意提醒医生用药的时间。

(2) 4 人组合：由 2 名医生和 2 名护士组成，适用于中夜班人力资源有限的情况。具体抢救站位见图 7-13，其中 A 位是抢救总指挥和胸外心脏按压实施者，由医生担任，负责观察患者生命体征变化，下达抢救指令和药物医嘱；同时给予患者持续的胸外心脏按压，每 2 min 与 B 位更换；在抢救结束后负责向家属做好病情解释工作。B 位是气道管理者，由另一名医生负责开放气道并使用简易呼吸器为患者进行辅助通气。C 位的护士需要为患者连接心电监护，开放静脉通路，并根据 A 位下达的医嘱与 D 位护士核对后给药，同时配合电除颤。D 位护士负责记录抢救的全过程，同时需要根据医嘱配置抢救用药，并注意提醒医生用药的时间。

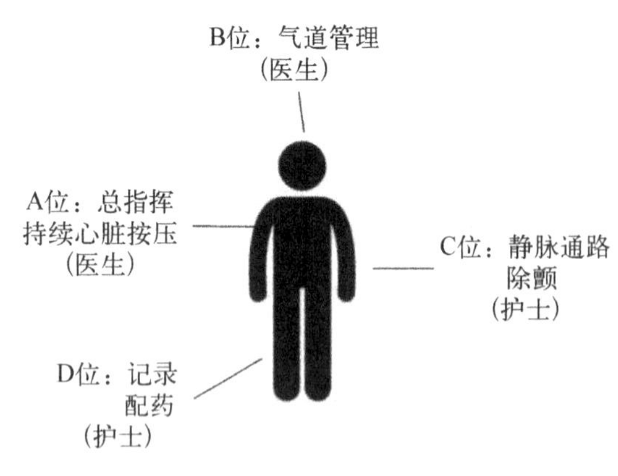

图 7-13　四人组合抢救站位

（二）高级生命支持术操作流程

高级生命支持术操作流程见图 7－14。

（1）高质量的 CPR：① 按压深度至少 5 cm，但不超过 6 cm，频率 100～

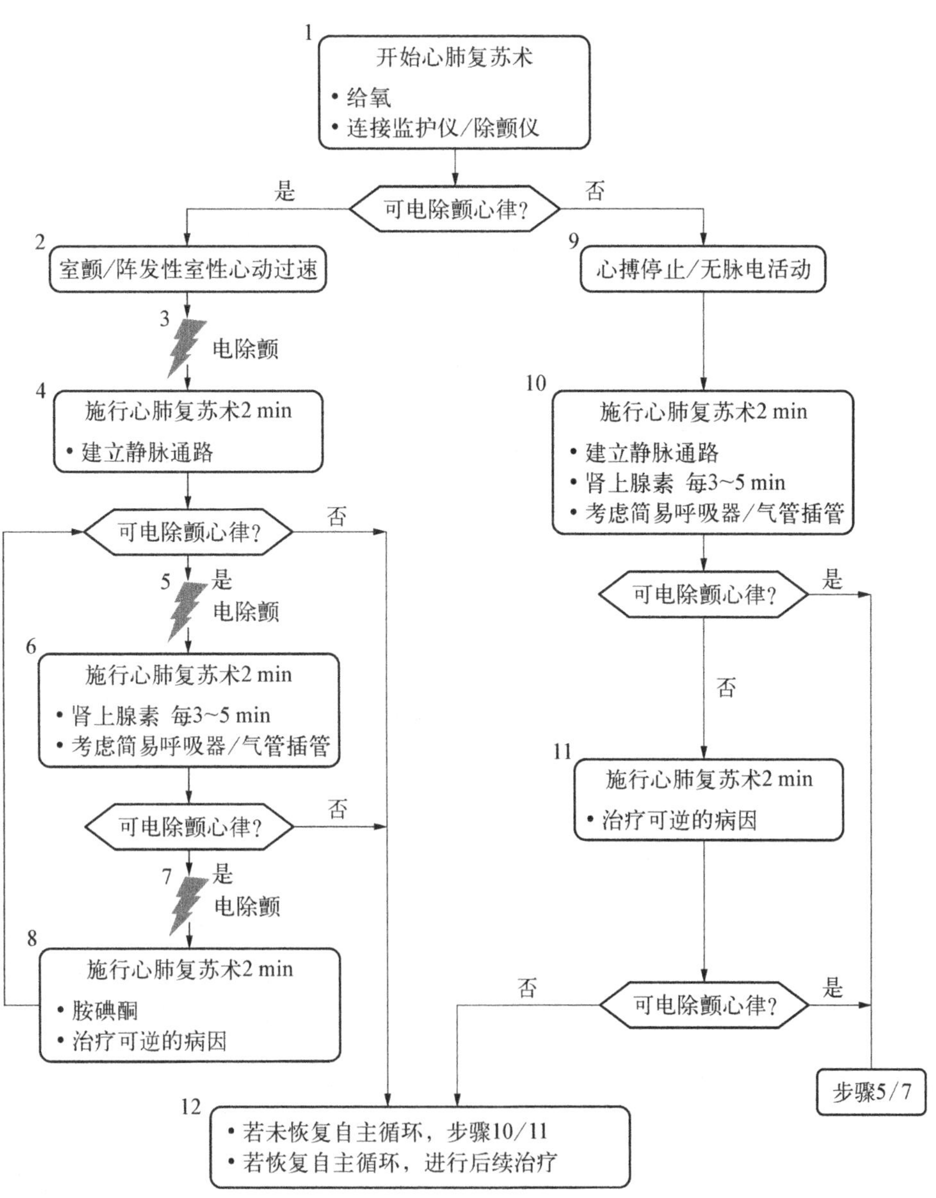

图 7－14　高级生命支持术操作流程

120次/min,并且胸部充分回弹。② 最小化心脏按压中断的时间。③ 避免过度通气。④ 实施心脏按压者每2 min与气道管理者更换一次位置,或疲劳时立即更换。⑤ 如果没有气管插管,心脏按压与人工呼吸比为30∶2。

(2) 药物疗法:① 肾上腺素:1 mg,静脉推注每3～5 min重复。② 胺碘酮:首次剂量为300 mg,第二次150 mg,静脉推注随后停止给药。

(3) 气道管理:① 气管插管或者气管切开。② 若使用简易呼吸器,每6 s给一次辅助呼吸(即10次/min),同时给予不间断的胸外心脏按压。

(4) 可逆的病因:① 5H:低血容量(hypovolemia)、低氧(hypoxia)、酸中毒(hydrogenion, acidosis)、低(高)血钾(hypokalemia/hyperkalemia)、低温(hypothermia)。② 5T:张力性气胸(tension pneumothorax)、心包填塞(tamponade, cardiac)、中毒(toxins)、肺栓塞(thrombosis, pulmonary)、冠状动脉栓塞(thrombosis, coronary)。

三、心脏电复律

心脏具有兴奋性、传导性和自律性。由于某种原因使这些特性发生异常时则可产生各种各样的心律失常。严重的心律失常可引起血流动力学障碍,导致心指数下降,临床上出现心力衰竭、心源性休克以及心源性脑缺血综合征等。电除颤和电复律的机制是将一定强度的电流直接或经胸壁作用于心脏,使全部或大部分心肌在瞬间除极,然后心脏自律性最高的起搏点(窦房结)重新主导心脏节律的治疗过程。

(一) 电复律的类型

(1) 胸内和胸外:根据电极放置位置分为胸内与胸外两种。电复律时电极板置于胸壁者为胸外电复律。因部分电能消耗在心脏以外的其他部位上,故需要较大能量才能达到复律效果。电复律时将电极板置于心脏表面者,称为胸内电复律,仅适用于开胸手术时,只要较低能量即能达到复律目的。

(2) 同步和非同步:根据脉冲是否与心电图R波同步分为同步与非同步。电复律时放电时间不加选择,在心动周期的任一时间放电者称为非同步电复律，适用于心室扑动及心室颤动。电复律时放电有 R 波触发者称为同步电复律。由于电脉冲落于 R 波降支，即心室肌绝对不应期，可避免造成心室颤动，主要适用于心房颤动与扑动、室性与室上性心动过速等。

（二）适应证和禁忌证

(1) 适应证：① 非同步电复律适用于心室颤动及心室扑动。② 同步电复律适用于室性心动过速，室上性心动过速，心房扑动和心房颤动。

(2) 禁忌证：① 绝对禁用电复律：洋地黄中毒引起的快速性心律失常；室上性心律失常伴高度或完全性房室传导阻滞；持续性房颤在未用影响房室传导药物的情况下心室率已缓慢者；伴有病态窦房结综合征者；近期内有动脉栓塞或经超声心动图检查发现左心房内存在血栓而未接受抗凝治疗者。② 相对禁忌证：拟近期接受心脏外科手术者；电解质紊乱，尤其是低血钾，电复律应在纠正后进行；严重心功能不全已纠正者，因转复后有发生急性肺水肿的可能；心脏明显扩大者，即使成功转复，维持窦性心律的可能性也不大；甲状腺功能亢进伴房颤而未对甲状腺功能亢进进行正规治疗者；伴风湿活动或感染性心内膜炎而未控制的心脏病患者；转复后在胺碘酮的维持下又复发，或不耐受抗心律失常药物维持治疗者；房颤为阵发性，既往发作次数少、维持时间短，预期可自动转复者。

（三）电复律后的并发症

(1) 心律失常：多数在复律后即刻出现，如为各种一过性的期前收缩，则无须处理。若出现频发、连发、多源性的室性期前收缩，或期前收缩的 R 波落在前一个 T 波上，则应尽早处理。如果出现房室传导阻滞、窦房阻滞或窦性停搏，应密切监视心电图变化，应用异丙肾上腺素、阿托品等药物加快心率，必要时安装临时起搏器。

(2) 低血压：发生率为 1%～3%。多见于用高能量点击后，可能与心肌损害有关，也与使用麻醉药品有关。若血压持续不升，则应采取措施。

(3) 心肌损伤：发生率为 3%。多因使用过大电击能量或反复多次电击所致。轻者需密切观察，严重者需给予相应处置，予营养心肌药物等对症处理。

(4) 呼吸抑制：与使用麻醉药有关，可行人工辅助呼吸。

(5) 栓塞：发生率为1%～3%。可发生在电复律2周以后，多见于复律后24～48 h。以往有栓塞史者，复律前宜给予抗凝治疗。一旦发生，应积极采取抗凝或溶栓治疗。

(6) 急性肺水肿或心脏扩大：常于电击后1～3 h内发作，常因左心房、左心室功能不全所致。

(7) 局部皮肤灼伤：较常见。主要与电复律操作时电极板按压不紧、导电胶涂得不均匀或多少有关。多数表现为局部红斑或轻度肿胀，一般无须特殊处理，可自行缓解。

(四) 非同步电复律操作流程

考虑到心搏骤停的患者在实施心肺复苏术后较常出现心室颤动，因此主要介绍非同步电复律的操作流程。具体如下。

(1) 检查及调试除颤器。

(2) 将用物备齐，按使用顺序置于治疗车上，推至患者床旁。

(3) 评估患者病情，使患者平卧于硬板床上，暴露前胸，评估胸壁情况。

(4) 接通电源，连接心电监护导联线，确认心电活动，确定除颤指征。

(5) 迅速在电极板上均匀涂抹导电胶。

(6) 打开除颤器电源，设置到非同步位置除颤，调节除颤器能量至所需，开始充电。

(7) 正确放置电极板，心底部电极位于右锁骨下胸骨右缘，心尖部电极位于左腋中线第五肋间，用较大压力使胸壁与电极板紧密接触。

(8) 充电至所需能量360 J(单相波)或200 J(双相波)后，再次观察心电波，确实需要除颤时，嘱无关人员离开患者和病床，两手拇指同时按压手柄放电按钮进行除颤。放电结束后方可离开患者皮肤。

(9) 除颤后立即进行心肺复苏，并遵医嘱应用复苏药物。再次评估，如无效，可再次进行除颤。

(10) 放电完毕后，观察心电监护仪，评估患者心律，转为窦性心律表示除颤成功。

（11）将患者身上的导电胶擦拭干净，帮助患者取舒适卧位，整理床单位。

（12）清洁电极板，消毒后归位。

（五）电除颤的注意事项

（1）应迅速对目击下的心脏停搏患者实施电除颤。

（2）除颤前确定患者除颤部位无潮湿、无敷料，如带有植入性起搏器，应注意避开起搏器部位至少 10 cm。

（3）除颤前确定周围人员无直接或间接接触患者。

（4）除颤时，电极板必须紧贴患者皮肤，不留空隙，以防皮肤灼伤。

（5）除颤仪的保养：① 及时充电，以备急用。② 清洁前必须关闭电源。③ 用干净的软布擦拭机器，禁用腐蚀性物质。④ 每次用完必须擦净电极板上的导电胶。

四、机械通气技术

机械通气是借助机械通气机或人工呼吸器的机械力量，使患者产生呼吸动作，或辅助患者的呼吸动作，从而增强或改善呼吸功能的一种治疗措施或方法。机械通气的合理使用，能纠正缺氧及二氧化碳潴留。机械通气是治疗各种类型呼吸衰竭最直接而有效的方法。

（一）常用呼吸机与患者的连接方式

（1）面罩：主要适用于神志清醒、合作、气道分泌物少、气道无阻塞患者的通气。优点是使用方便，无创伤。缺点是容易漏气，有可能造成胃肠胀气，患者自觉面部压迫不适，易造成面部压疮。

（2）经口气管插管：适用于口腔、喉部无导致气管插管无法插入的严重损伤，且呼吸机治疗时间较短期的患者。优点是易于操作，管腔大，便于吸引呼吸道分泌物。缺点是此操作会使意识清楚的患者感到非常痛苦，气管插管不易固定，难以维持。同时影响口腔护理，使患者不能进食，插管的保留时间短。

（3）经鼻气管插管：对多数患者适用，可反复应用，痰多、吸引困难或鼻腔病变的患者不宜使用。优点是易于固定，便于口腔清洁，患者易耐受，能经口腔进食，便于口腔护理，插管留置时间较长。缺点是管腔较小，不易吸痰，气道阻力大，易发生鼻窦炎等并发症。

(4) 气管切开插管：适用于需长期通气者、有气管内插管禁忌或插管困难者。优点是便于吸引气道分泌物，患者易耐受，能经口腔进食，便于口腔护理，插管留置时间可长达数月或数年。缺点是创伤大，可发生切口出血和感染，痊愈后颈部留有瘢痕，可造成气管狭窄。

(二) 适应证和禁忌证

(1) 适应证：① 心肺复苏。② 各种原因引起的各种类型的呼吸衰竭。③ 重度急性肺水肿。④ 重度哮喘持续状态。⑤ 神经肌肉病变，如吉兰-巴雷综合征，重症肌无力，引起的呼吸麻痹。⑥ 大手术中和手术后呼吸支持。

(2) 相对禁忌证：存在以下问题需先进行处理后再应用机械通气。① 肺大疱、肺囊肿。② 气胸、纵隔气肿未引流。③ 支气管胸膜瘘，大量胸腔积液。④ 大量咯血后气道未通畅。⑤ 气管食管瘘。⑥ 低血容量性休克未补充血容量者。

(三) 常用机械通气模式

(1) 间歇正压通气(intermittent positive pressure ventilation, IPPV)：也称机械控制通气(continuous mandatory ventilation, CMV)。应用此通气模式时，无论患者自主呼吸的情况如何，呼吸机均按照预置的容量、压力为患者进行间歇正压通气。适用于无自主呼吸或呼吸微弱者，或镇静、麻醉和肌肉松弛患者。

(2) 辅助/控制通气(A/C)：吸气时，呼吸机产生正压，预设容量或压力的气体送入肺内；呼气时，胸肺弹性回缩，肺内气体排出体外。患者自主呼吸不能触发时，呼吸频率和潮气量均由机器决定；当患者自主呼吸触发时，呼吸频率由患者主导，潮气量由机器决定。适用于无自主呼吸或自主呼吸微弱但频率不能过快的患者。

(3) 同步间歇指令通气(synchronized intermittent mechanical ventilation,

SIMV)：机器按每分钟指令的次数和预定的潮气量辅助患者呼吸，指令部分潮气量和频率由机器决定，非指令部分潮气量和频率由患者决定，通过触发窗来实现同步性。允许患者在两次指令呼吸间自由呼吸，用于脱机患者时可逐渐减少辅助次数。

(4) 压力支持通气(pressure support ventilation, PSV)：适用于自主呼吸力量不足者，呼吸频率由患者决定，在吸气时给予压力，能帮助患者克服气道阻力及增强胸肺顺应性，效果是增加潮气量，减少呼吸做功，潮气量由患者和机器共同决定。多在撤机、协调人-机对抗时选择，常与 SIMV 联合使用。

(5) 持续气道内正压通气(continuous positive airway pressure, CPAP)：用于自主呼吸患者，在吸气和呼气相均给予一定的正压设定值，呼吸频率和潮气量均由患者决定，机器仅在一定的吸入氧浓度和正压下送气，可以使塌陷的肺泡复张，改善氧合，改善吸气触发做功及心脏功能。

(四) 参数设置

要根据患者的原发病和病理生理状态设置机械通气参数，以获得合适的通气，保持适宜的氧分压和二氧化碳分压，防止呼吸机相关性损伤的发生。

(1) 潮气量(V_T)：成人 5～10 mL/kg，儿童 5～6 mL/kg，避免过大导致气压伤。

(2) 呼吸频率(RR)：成人 12～20 次/min，一般新生儿 40～50 次/min，婴幼儿 30～40 次/min，年长儿 20～30 次/min。

(3) 分钟通气量(MV)：由呼吸频率与潮气量决定，即 $MV = V_T \cdot F$。

(4) 呼吸比(I/E)：呼吸功能正常者多选择 1∶(1.5～2.0)；阻塞性通气功能障碍者选择 1∶(2.0～2.5)；限制性通气功能障碍者选择 1∶(1.0～1.5)；急性呼吸窘迫综合征时可以为(2～3)∶1(反比通气)。机械通气早期一般应慎用反比呼吸，以后可根据动脉血气分析指标，兼顾心功能状况，再做调整。

(5) 吸入氧浓度(FiO_2)：一般选用 30%～45%，不宜超过 60%，长时间吸入高浓度氧会导致氧中毒。一般维持氧分压在 9.33～10.67 kPa(70～80 mmHg)，SpO_2 在 91%～94%，保证基本通气，避免二氧化碳分压降低过快以致 pH 过度升高。

(6) 吸气流速(FLOW)：20～60 L/min，根据患者病情和人-机协调性而调整。

(7) 吸气时间(Ti)：0.8～1.2 s。

(8) 吸气触发(trigger)：流量触发，1～3 L/min；压力触发，－2～1 cmH_2O。一般情况下，流量触发优于压力触发，因为流量触发可以降低吸气触发做功。

(9) 呼气末正压(positive end-expiratory pressure, PEEP)：作为通气模式的一种辅助功能，可以应用于任何通气模式中，但不能单独应用。PEEP 的生理作用与 CPAP 相同。一般从 0.3～0.5 kPa(3～5 cmH_2O)开始应用，可逐步增高，一般最多不高于 1.5 kPa(15 cmH_2O)，病情好转时逐步降低。过高的 PEEP 对循环影响大，也易造成气压伤。

(五) 报警设置

机械通气时呼吸机各项报警参数的设置和调节，是保障机械通气治疗正常进行的有效措施，报警装置功能的正常与否和参数设置是否合理，直接关系到机械通气的临床疗效和患者的生命安危。合理设置各项参数，方能充分发挥报警装置的作用。

(1) 容量报警[潮气量(tidal volume, TV)或分钟潮气量(minute ventilation volume, MV)]：是预防呼吸机管道或人工气道漏气和患者与机器脱离引起通气不足的主要结构。一般 TV 或 MV 的高水平报警限设置与所设置的 TV 或 MV 相同，低水平报警限以能维持生命的最低 TV 或 MV 水平为准。

(2) 压力报警(高压或低压)：分上限和下限，主要用于对气道压力的监测。一般高压设定在正常气道最高压(峰压)上 0.5～1 kPa(5～10 cmH_2O)水平；低压下限设定在能保持吸气的最低压力水平。

(3) 低 PEEP 或 CPAP 水平报警：设置报警参数时，以所应用的 PEEP 或 CPAP 水平为准。

(4) FiO_2 报警：根据病情，一般可高于或低于实际设置 FiO_2 的 10%～20%。

(六) 报警监护

呼吸机使用期间，出现机器故障及应用故障均有声鸣和相应的灯光闪烁。常见原因和简要的处理方法如下。

(1) 气道高压报警：① 人-机对抗：咳嗽或自主呼吸与呼吸机不协调；因机体耗氧量增加及二氧化碳产生增多引起，可通过调整呼吸模式和参数等解决；对于烦躁、疼痛、精神紧张引起的对抗，可给予镇静、镇痛药物；对于自主呼吸频率过快、潮气量小的患者，适量使用非去极化型肌肉松弛药对抗自主呼吸。② 分泌物沉积、痰栓形成：及时吸出气管内分泌物，必要时取出气管内套管清洗或更换气管插管。加强气道湿化，协助患者翻身、叩背，鼓励患者咳嗽排痰。③ 呼吸机螺旋管内积水：及时清除积水，将积水器放置于最低位。④ 气道痉挛：应用解痉药。⑤ 气管插管插入过深至支气管：调整气管插管位置。⑥ 气管套管外气囊堵塞气管导管口：根据情况给予调整或更换。

(2) 气道低压报警：① 管道漏气：仔细检查各管道，必要时更换。② 管道连接部位脱落：检查所有呼吸管路接头是否连接紧密，确保连接良好。③ 气管套管气囊充气不足：测压仪定时测压充气，平均每 4～6 h 一次。④ 气管套管气囊破裂：表现为充气后又很快漏气，给予更换气管插管或气管套管。⑤ 呼吸压力下限报警值设置过高：调节呼吸机报警参数。

(3) 通气不足报警：管道和气道因素，如管道漏气、连接部位脱落、气管套管气囊破坏、气道低压报警敏感。

(4) 呼吸频率过快报警：① 人工气道不适应，恐惧心理。② 气道分泌物多、咳嗽。③ 呼吸模式、参数设置不当。④ 发热、耗氧增加。⑤ 支气管痉挛、气胸、胸腔积液。⑥ 心功能不全、容量不足。⑦ 病情加重，缺氧。⑧ 其他报警未及时处理均可导致呼吸频率加快。

(5) 气道温度过高：① 湿化器内液体量不足；加入蒸馏水至湿化罐标示范围。② 患者体温过高：对症处理。

(6) 吸氧浓度报警：供氧气源压力不足，氧气探头故障。请工程师排除机械故障，对症处理。

(7) 呼吸机工作压力不足报警：压缩泵工作故障或中心供气故障，及时给予对症处理。异常报警时应及时通知医生，无法处理报警时，应立即使患者脱机并吸氧，或用简易呼吸器球囊辅助呼吸，必要时更换呼吸机。

（邵　蕾　郭晓颖）

参考文献

[1] 芦良花，红梅，臧舒婷.实用急诊急救护理手册[M].郑州：河南科学技术出版社，2017.

[2] 杨惠花，童本沁.急诊急救护理实践手册[M].北京：清华大学出版社，2016.

[3] Garberich RF, Traverse JH, Claussen MT, et al. ST-elevation myocardial infarction diagnosed after hospital admission[J]. Circulation, 2014, 129(11): 1225.

[4] Kaul P, Federspiel JJ, Dai X, et al. Association of inpatient vs outpatient onset of ST-elevation myocardial infarction with treatment and clinical outcomes[J]. JAMA, 2014, 312(19): 1999.

[5] O'Gara PT, Kushner FG, Ascheim DD, et al. 2013 ACCF/AHA guideline for the management of ST-elevation myocardial infarction: executive summary: a report of the American College of Cardiology Foundation/American Heart Association Task Force on Practice Guidelines[J]. Circulation, 2013, 127(4): 529-550.

第三篇

胸痛中心建设中的
心脏介入专科护理规范与实践

第八章　心脏介入专科护理的发展概况

第一节　国际心脏介入专科护理的发展

介入放射学(interventional radiology)自1967年正式提出至今已近50年，由于具有定位准确、创伤小、见效快等优点，介入放射治疗已经成为临床主要的治疗手段，介入放射学已成为继内、外科以外的第三大临床学科。而介入手术室护士正是伴随着介入放射学的发展诞生和成长的，介入护理水平的高低直接关系到治疗效果的优劣，因此要求介入护理也要与时俱进，更好地促进介入医疗事业的可持续发展。

介入医学的发展催生了介入护理的发展。在介入诊疗中，介入护理承担着患者的健康教育，术前准备、术中配合、术后观察记录，并发症的观察与预防，介入急救以及患者住院过程中生理、心理及专科护理工作，介入治疗效果的优劣与护理水平密切相关。

介入手术室护士(interventional radiology nurse)是指在介入治疗过程中承担手术配合、健康教育以及并发症观察与处理等介入护理工作的专业护士，是经执业注册取得护士执业证书，履行保护生命、减轻痛苦、增进健康职责的卫生技术人员。

心脏介入护士应具备过硬的心脏急救方面技能，护士需要在X线下穿着铅衣及时应对术中呼吸循环骤停、迷走反射亢进、心源性休克、严重过敏反应等情况，抢救中稍有迟疑便会造成患者死亡，这也是心脏介入专科护士区别于其他介入手术室护士的地方。因此，心脏介入护理的特殊性在于它集合了手术室的无菌技术、手术配合及环境管理要求，介入放射学的理论及实践技术、自我防护能力要求，心脏专业知识包括解剖、病理生理、内科学等的要求，急救学知识包括术中并发症的识别、预防及紧急处理等的要求。

一、美国介入手术室护士的专科发展现状

在美国，介入手术室护士属于放射护士的范畴，放射护士包含从事放射、影像等相关的工作的护士，没有针对其各个部门与职能进行细分。因其特殊性，介入手术室护士的文化程度要求比其他领域高，其中护理硕士占7%，本科占38%，大专占26%，与其他护理领域相比，约超出7%的本科学历。美国注册护士的工作经验平均为25.8年，因放射护士是新兴的护理队伍，平均时间为10.06年。

美国放射学院在2004年颁布了《临床介入治疗实践指南》，指南中明确阐述了护士在介入放射治疗中的角色功能，指出介入手术室护士或许不是训练有素，或许所提供的临床服务与术者相比并不是非常权威的，但是作为介入治疗团队的一分子，介入手术室护士在介入术过程中起到了关键作用。其工作职责不仅局限于观察生命体征、收集实验室检查结果、对患者和家属宣教以及随访等，而且能够完成许多介入手术医生无可替代的工作，尤其在筛选和分类患者、教育咨询中显得非常重要。

为规范放射护士的准入，美国护士教育考试中心（CNET）和（Rehabilitation Nursing Certification Board，RNCB）在2010年联合发表了《放射护理实践分析》一文，初步拟定了放射护士认证考试的框架，对放射护士执业时的实践活动内容以及所需要的知识技能和其他能力作了详细的要求。RNCB于2013年正式出台的《放射护士认证与再认证指南》中明确指出放射护士认证考试涵盖的内容和考试比例，包括评估患者和制定护理计划、管理监督评估介入治疗、教育患

者及家属提供一个良好的支持环境、提供安全环境以处理紧急情况、参加质量评价、质量持续改进、跨学科活动以及专业实践活动。

二、英国的介入手术室护士的专科发展现状

英国皇家护理学院在2001年就出台了《介入手术室护士工作指南》，阐述介入手术室护士在患者管理中的角色地位，认为血管和非血管介入放射学是一个既定的和扩大的领域，接受介入术的患者数量在不断增多，而且仅偶尔需要术中全身麻醉，微创介入治疗的性质意味着大多数手术患者都是有意识的。该指南对介入手术室护士的准入标准提出明确的要求与说明，勾勒出了介入手术室护士的能力框架，对介入术前、术中、术后以及日间病房中的介入护士以及介入护理团队的角色作用进行了详细说明。如术前介入手术护士应能够做到：对患者及家属宣教、联络相关医生包括病房值班人员以确保术前工作已完成、准备术中需要器具和材料、识别并预防潜在的风险、识别包括对比剂的术中用药的不良反应、获得患者的知情同意。

2006年，皇家护理学院联合放射医学院对上述指南作了更新，为确保患者在介入手术室的每个环节都能得到适当的护理，分别对不同工作量的介入手术室的护士以及健康保健助理(healthcare assistant)的角色作用、工作职责进行了详细的阐述。并在之后相继出台《孕检前诊断成像最佳实践指导》《血管介入的护理实践指导》《介入活检术的护理实践指导》等介入手术室护士的实践准则，规范了英国介入手术室护士的实践活动，指导介入手术室护士为患者提供有效和安全的治疗环境。

（李　姝）

第二节　国内心脏介入专科护理的发展

最早在20世纪70年代，我国有护士参与介入治疗，至80年代，部分医院成立介入手术室(导管室)，但大多数介入手术室护理工作由放射科护士

或技师临时担任，由于不是护理部的垂直管理，介入手术室护理实践工作缺乏相关规范，甚至没有专业培训，仅靠临床实践摸索。随着介入手术技术的飞速发展，介入手术量的不断增加，对介入护理的要求也越来越高，部分医院开始由介入手术室护士专门负责介入手术的护理工作，受护理部垂直管理。

通过介入护理工作者的积极学习和探索，已初步形成了相关的护理理论，如《介入治疗护理学》，也逐步形成了规范化介入手术室护理工作模式等，使介入手术室护士逐渐走向专业化、规范化发展的道路。尽管在介入护理学上已形成相应的理论基础，但国内目前介入专科护士的培养仍处于起步阶段，要提高介入治疗的护理质量和工作效率，需加强介入护理在职教育培训，设立介入专科护士培训基地，负责培养介入专科护士，同时建立和完善培训学习体系，确定培训方案等，培训结束进行严格考核，考试成绩合格者颁发介入专科护士证书。《中国护理事业发展规划纲要(2011～2015年)》中也明确提出要加大对手术室等领域专科护士的培养。

湖南省早在2007年已开展了介入专科护士的培养，有效地提高了介入专科护士持证上岗率。但目前国内尚无统一的培养标准和方式，各级省市及医院依据各自的情况进行培养，因此，在以后的发展中，应建立国内统一标准，培养更多的心脏介入专科护士。

国内也有多位学者对介入专科护士的核心能力和胜任特征要求进行了研究，形成了各自的考核标准，如以蔡益民为导师的研究团队在研究中，构建出7项介入专科护士核心能力一级评价指标(理论知识能力、实践操作能力、批判性思维能力、人际交往能力、临床护理管理能力、科研学习能力和指导能力)，23项二级指标(介入治疗及护理知识、解剖学知识、放射学知识、伦理学知识、心理学知识、急救技能、专科操作技能、评估能力、协调能力、决策能力、评价能力、应变能力、合作能力、沟通能力、自我调适能力、计划能力、组织能力、分析综合能力、调研能力、创新能力、学习能力、宣教能力、带教能力)和56项三级指标，并应用于临床，但目前尚无官方统一标准。

(李　姝)

第三节 胸痛中心建设中的心脏介入护理面临的机遇与挑战

全球第一家“胸痛中心”于1981年在美国巴尔的摩St. Angle医院建立，至今美国已建立5 000余家胸痛中心，并纳入医疗保险支付范围，成立了“胸痛中心协会”(2012年10月已经正式更名为心血管病患者关怀协会，Society of Cardiovascular Patient Care)相关学术组织。20世纪90年代以后，全球多个国家开始在医院设立“胸痛中心”。目前，绝大多数欧、美、澳等发达国家和部分欠发达国家均在医院内建立了胸痛中心。我国2002年在山东大学齐鲁医院率先建立了我国第一家正式命名的胸痛中心——胸痛单元(chest pain unit)。该胸痛中心以急诊科为主要依托，实质仍是为AMI患者提供快速诊治的绿色通道，尚未按照规范化胸痛中心建设的要求建立院前急救流程、院前与院内流程优化方案，也未涉及主动脉夹层等其他急性胸痛的救治流程。因此，还不符合现代意义的规范化胸痛中心的要求。尽管我国胸痛中心建设起步较晚，但起点较高，目前已有两家医院通过了国际认证，但我国胸痛中心建设仍处于起步阶段，总体水平与西方发达国家差距很大。最大的差距并不是来自技术，而是急救理念和模式。就全国而言，尚未形成专门针对STEMI的区域协同急救模式，STEMI完全依托原有的普通急救体制，原有的急救体制仅仅根据单纯的距离上的就近原则而定，并未考虑医疗机构的救治能力，很难适应STEMI救治中强调尽早实施再灌注治疗的需求。规范化胸痛中心急救模式将完全颠覆传统的急救概念，只有用网络化的区域协同救治模式取代传统的急救体系，才能使STEMI患者发病后被尽快转运到合适的医疗机构，接受指南所推荐的最佳治疗。

护士身处临床第一线，几乎参与急性胸痛患者救治过程中的每个环节，包括院前急救、急诊科救治、介入治疗中的护理及术后CCU、普通病房观察、出院后随访等。因此，护理团队是胸痛中心的重要组成部分，在胸痛中心的流程管理和资源利用上都起着重要作用，护理团队在整个救治过程中的表现，将直接影响急性胸痛患者的诊治及预后。因此，心脏介入护士应是一支训练有素、技术精湛且反应迅速的团队，同时要求能做到“全天候”应急准备，一旦患者确诊，立即启动一系列流程化的处理措施，即使在周末、节假日或下班时间，护士也能在规定时间内进入工作状态，连接监护仪、吸氧、检查静脉通路，告知患者治疗中的注意事项，缓解患者的紧张焦虑情绪，密切观察病情变化，并做好相应护理记录，从而保证患者在最短时间内进行救治。

自本院成立胸痛中心后，护士对急诊绿色通道流程组患者的救治效率明显升高，主要体现在：① 确诊时间、急诊停留时间、转运时间明显缩短；② 血压控制和疼痛缓解的有效率高，急诊期间死亡率降低；③ 治疗效果提升，为患者赢得了最佳手术治疗时间，提高了患者的抢救率，降低了病死率，改善了预后。各国研究均显示，胸痛中心的建立以后，采用“短、频、快”的诊疗和评估方案，显著降低了胸痛确诊时间，缩短了住院时间及再次就诊次数和再住院次数，减少了不必要的检查费用，改善了患者健康状况，提高了患者相关生活质量和就诊满意度。

虽然胸痛中心的建立为护士展现自我价值提供了良好的平台，但随之而来的对护士应变能力和专科技能的要求也日益凸显，对于心脏介入护士的要求，也日益提高，主要表现在对执业能力要求日益提高，除执业资质为基本要求，还要求护士需要有娴熟的诊疗护理技能和评判性思维，能不断扩展能力系统，如确保患者的对比剂使用有无过敏、放射线暴露有无过量、了解其血管损伤情况、术中体位摆放时间和并发症等，具备良好的术前评估和术后随访能力，以应对复杂的介入手术。同时，由于介入手术的更新变化、手术过程无规律性等特点，使得介入治疗的护理知识更新快、工作任务重、应急性强等，以及因环境特殊、惧怕辐射对身体的危害，使得介入手术室护士的流动性很大。因此，成立胸痛中心后，更应规范心脏介入护士的专科化培养，建立一套适合介入护理人员培训-考核-录用-再认证的科学体系，制定科学考核录用标准，从招聘环节开始选择最适合的人才进行培训的长效发展机制将是介入护士的发展方向。同时，还应培养护士强烈的时间观念，一旦接到导管室启动指令，必须以最快的速度到达岗位，同时要逐步提高其时间统筹能力，严格按照最优化的流程要求，以最合理的顺序安排患者及人员的准备时间，既要让患者在最短的时间内得到再灌注治疗，又要避免不必要的医护人员等待患者的时间或导管室的空台时间。培养护士与其他工作人员的团队协作精神，忠诚于自己的团队，忠诚于自己的事业，忠诚于自己的本职工作，让所有护士对所要达到的整体目标有一致的肯定和充分的认识，才能积极为之付出努力、最终实现目标。明确每位护士的个人角色定位，使整个团队始终保持着飞行的稳定性和高度，同时使每位护士都能充分投入至团队中，做好护士之间的相互激励，产生心与心之间的共鸣、达成默契，从而形成团结向上的工作氛围。

（李　姝）

第九章　导管室基本要求

第一节　导管室的布局要求

一、导管室的基本要求

导管室是实施介入性诊治的重要场所，是医务人员在X线引导下进行有创性操作的手术室，因此它兼有手术室及放射科的特点。合理设计、科学布局是对导管室建设的基本要求，也是开展介入手术所必需的设施条件。

导管室要建立在独立的区域，设在安静、清洁的地方，导管室的无菌管理是保证手术成功的关键，因此应距离内、外科病房较近，便于手术平车上下电梯，方便患者进出。

导管室急诊患者多，涉及多个专业，且节奏快、效率高，因此要求医护人员具有高度的责任心和扎实全面的业务素质。

二、导管室的建筑结构与布局

（一）导管室的设置布局

导室应分别设患者出入口与工作人员出入口，患者出入口处有消毒垫，工作人员出入口有更衣室(见图 9－1)。

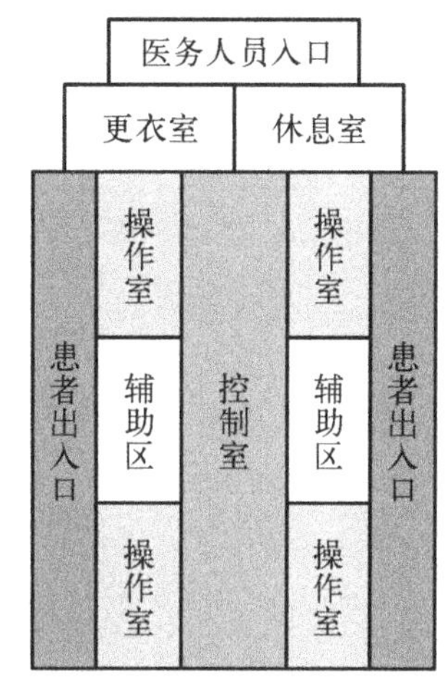

图 9－1 导管室的设置布局

(二) 导管室的内部设置

导管室主要由手术操作室、控制室及辅助工作间组成,各区域应布局合理,标识清楚。应配备必要的消毒灭菌设备和洗手设施,使导管室建筑布局、工作流程内部设施符合环境卫生学要求和医院感染控制的基本要求。

(1) 手术操作室：导管室的中心部位,应具备足够的空间,面积应在 40 m^2 以上,以保证各种仪器的摆放,便于操作和抢救。导管室的墙壁应有两层铅板屏障作为放射防护的必要设施。操作室内设有 X 线影像系统、数字减影血管造影(digital subtraction angiography, DSA)、心电监护仪、导管储藏柜、多导生理记录仪、除颤器等设备,以及其他抢救设备及药品(见图 9－2)。

(2) 控制室：供放射技术员或医生进行录影、录像操作的场所,面积应在 15 m^2 左右,窗口可以尽量大一些,以便观察,以铅玻璃与操作室隔开,设有 X 线机操作控制台、监护器、刻录机、录影、录像等设备(见图 9－3)。

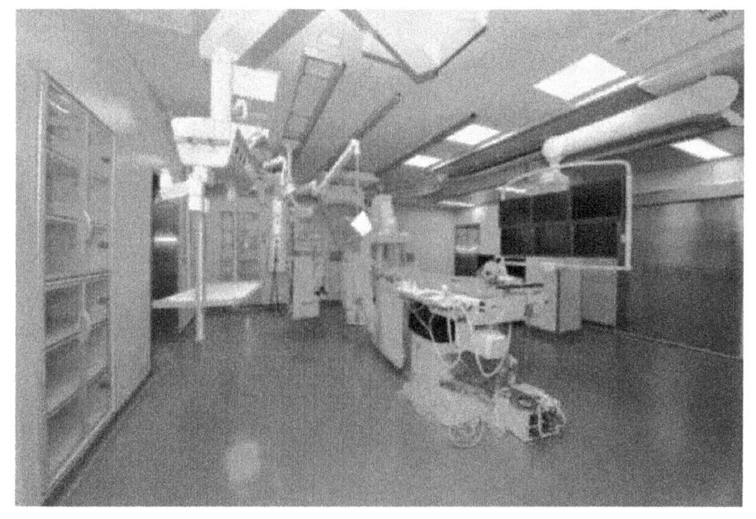

图 9－2 导管室手术操作室布局

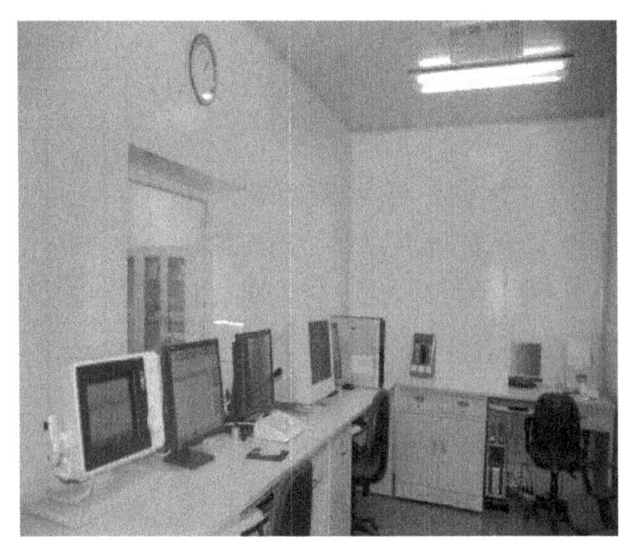

图 9-3　导管室手术操作室布局

(3) 辅助工作间：供术者洗手消毒，护士整理和清洗手术器械、导管等使用，面积应在 16～20 m^2，内设洗手室、导管冲洗池、导管冲洗专用水龙头等，还需设有敷料和手术器具整理、打包使用的台桌(面积约 6～8 m^2)。

(4) 更衣室：分别设男、女更衣室，面积应在 10 m^2 左右，配置衣柜、洗手间及淋浴间。

三、导管室的设备及器材

导管室的设备及器材主要包括影像设备、心电和压力监测系统、手术器材和抢救及防护设备等。

(一) 影像设备

血管造影机是导管室的核心设备，直接关系到介入诊断和治疗的质量。血管造影机由 X 线发生器和球管、影像生成系统、机械装置及其控制系统(检查床和 C 形臂等)及计算机后处理系统几部分组成。

在日常导管室工作中，术前应给机器罩上机套，保证手术无菌操作。操作时应小心注意，避免平板或影像增强器碰撞患者。床边和操控台均设有紧急制动装置,在发生意外时可以按下保护患者安全。机器应当定期进行清洁、维护和保养,以延长使用寿命,减少故障发生。平板造影机的工作状态见由于机器运转会产生大量热能,温度过高会直接导致死机等故障,所以在安装机柜的房间必须安装制冷量与设备散热量匹配的空调,并使机房温度保持在20℃左右。

(二)血流动力学监测系统

心导管检查和介入治疗时,医生需要借助心电血压监测仪了解患者的生命体征。多导生理记录仪能记录体表12导联心电图,并同步获得心腔内多导联心电图。多导联生理记录仪和压力传感器、三联三通、冲洗装置相连组成压力监测系统,可用于测量患者有创血压。导管室还应配备其他自动监测患者无创血压及血氧饱和度功能的监护仪。

多导联生理记录仪是配合血管造影机使用,在导管检查和治疗过程中监测患者各种生理指标的仪器,也是必不可少的;在进行电生理检查和射频消融治疗时更是关键性设备。该设备需要由专门的技师或护士操作,监视并记录下患者的一系列血液动力学信息,同时还要记录下手术过程及器械、药品的使用情况,术后完整的报告将作为诊断或治疗的依据长期存档。

(三)器材

主要包括用于介入手术的器械与材料。如器械台、方盘、刀片、药碗、止血钳、卵圆钳、麻药杯、弯盘、穿刺针、各种导管,指引钢丝、球囊和支架等。所有手术器械使用前应保证无菌,一次性材料不可重复使用。

(四)抢救设备

每个手术间里均需备有抢救器械,包括除颤器、麻醉机及吸引器等。

(五)药物准备

包括常规用药和抢救用药,如盐酸利多卡因注射液、肝素钠注射液、硫酸阿托品注射液、盐酸肾上腺素注射液、盐酸异丙肾上腺素注射液、硝酸甘油注射液、盐酸多巴胺注射液、地塞米松钠注射液、盐酸维拉帕米注射液、呋塞米注射液、硫酸鱼精蛋白注射液、盐酸吗啡注射液、注射用尿激酶、盐酸甲氧氯普胺注射液、5%～10%葡萄糖注射液、0.9%氯化钠注射液等。

（六）防护设备

介入手术进行中为尽量减少工作人员和患者受到X线损害，应向手术操作者提供铅衣、铅眼镜、铅帽、铅护颈等；对手术患者应提供甲状腺及性腺防护设备。

（李　姝）

第二节　导管室护士准入标准

心脏介入专科护士的主要职责是围绕导管室的诊疗工作，提供术前术后消毒隔离、材料物品准备和术中配合等服务保障。因此应具有丰富的心血管内科护理工作经验，具备协助医生处理心血管急、危、重症患者的能力，有较强的观察、分析、判断能力，熟悉抢救设备和药物，熟练掌握各种导管介入器材的使用及介入手术操作程序。

心脏介入专科护士配合感染管理科做好卫生学监测，保持手术间空气清洁，安装空气净化消毒器，窗台、墙面保持清洁干燥，定期清洁消毒。连台手术之间和当天手术全部完毕后应及时进行清洁消毒。每月对环境空气、物体表面、医护人员的手进行监测，做好登记。

2007年美国护理学会、放射与影像护理学会联合颁发了《放射护理：工作范围和时间标准》，对介入专科护士提出了评估、诊断等15个准入要素；2010年，美国护士教育考试中心与介入护理认证机构联合颁发了《放射护理实践分析》，提出了对危及生命的并发症的急救措施等10个准入要素；2013年介入放射护理认证委员会颁发了《放射护士认证与再认证指南》，提出了评估患者和制定护理计划等5个准入要素。由此可见，国外对于介入专科护士已提出明确要求。

国内目前缺乏心脏介入专科护士的准入标准和岗位培训指南，国内湖南省在“十一五”《护理事业发展规划纲要》中首次提出关于开展介入专科护士培训等相关内容，建议介入专科护士认定标准为：大学本科或本科以上学历的注册护士，必须具备2年以上介入专科的临床工作经验，参加过介入专科护士培训基地理论学习和临床实践培训并获得培训合格证。

介入专科护士资格必须严格认定标准，在成为专科护士之前，进行相应专科领域强化培训并考核合格，使其达到一定的工作能力，主要包括临床护理能力、领导决策能力、教育指导能力、科研能力等几方面。但在心脏介入专科护理方面，却没有相关的规范或标准出台。

（李　姝）

参考文献

[1] 郭新英，张一平，孔芙蓉.介入治疗及护理[M].郑州：河南科学技术出版社，2000：5.

[2] 毛燕君，徐秀芳，杨继金.介入治疗护理学[M].北京：人民军医出版社，2007：16.

[3] 高嵩芹，毛燕君，王馨，等.介入手术室护士的专科发展现状与展望[J].护理学杂志，2014，29(14)：88-91.

[4] 李保.心血管介入培训教程[M].北京：人民军医出版社，2013：283-292.

[5] 俸永红.导管室护士的素质与技能探讨[J].中国误诊学杂志，2008，8(32)：7890-7891.

[6] 程姝娟，颜红兵，胡大一，等.导管室启动模式对ST段抬高心肌梗死患者进门至球囊扩张时间的影响[J].中华心血管病杂志，2010，38(7)：625-628.

[7] 闫瑞芹，沈宁.护士核心能力的研究与发展现状[J].护理研究，2004，18(3)：201-203.

[8] 笃铭丽，方芳，陈兰，等.心脏介入专科护士核心能力的研究进展[J].中华现代护理杂志，2017，23(17)：2320-2324.

[9] Center for Nursing Education and Testing，Radiologic Nursing Centification Board. Practice analysis of radiology nursing[J]. J Radiol Nurs，2010，29(4)：109-128.

[10] American College of Radiology，the Society of Neurointerventional Surgery，the Society of Interventional Radiology. ACR - SIR - SNIS Practice guideline for international clinical practice[EB/OL].（2009-01-01）[2013-09-20][EB/OL]. http：//www.acr.org//media/B393698E23C44F74BB37FE3629814200.pdf.

[11] Radiologic Nursing Certification Board. Certified Radiology Nurse guidelines for certification and recertification[EB/OL].（2013-08-30）[2013-11-01]. http://www. certifiedradiologynurse. org/en/download-forms/guidelines-for-certification-recertification. html.

[12] The Board of the Faculty of Clinical Radiology，the Royal College of Radiologist. The

Royal College of Nursing guideline for nursing care in interventional radiology [M]. London: the Royal College of Radiologist, 2001: 1 - 4.

[13] Royal College of Nursing, The Royal College of Radiologist Guidelines for nursing care in interventional radiology[EB/OL]. (2006 - 11 - 01) [2013 - 11 - 01]. http://www.rcr.ac.uk/docs/radiology/pdf/GuidelinesforNursing.pdf.

[14] 毛燕君,张玲娟,杨继金,等.综合性介入治疗规范化护理管理模式的构建[J].护理管理杂志,2007,7(1): 44 - 45.

[15] 中华人民共和国国家卫生和计划生育委员会.卫生部关于印发《中国护理事业发展规划纲要(2011—2015)》的通知[EB/OL].(2012 - 01 - 06)[2013 - 11 - 01]. http://www.nhfpc.gov.cn/yzygj/s3593/201201/5d49aldd2104029878f01dc2568be04.shtml.

[16] 胡立珍,胡艳军,李慧.提高介入专科护士培训质量的实践与效果[J].护理管理杂志,2011,11(3): 201 - 202.

[17] 孙辉,孙志丹,刘增尧.介入专科护士岗位胜任力模型的构建研究[J].中国医院管理,2016,36(6): 77 - 78.

[18] 高嵩芹,王莹,王馨,等.基于行为事件访谈法构建介入手术室护士胜任特征模型[J].护理学杂志,2016,31(16): 12 - 15.

[19] 笃铭丽,方芳,陈兰,等.应用层次分析法构建心脏介入专科护士核心能力评价指标体系[J].护理学报,2018,25(3): 16 - 20.

[20] 侯霁芯,罗静,黄秀萍,等.胸痛中心运行模式下护理人员在 STEMI 救治中的作用[J].中国医药导报,2017,14(21): 42 - 45.

[21] Sousa MF. Management and leadership: educating and orienting the radiology nurse of the future[J]. J Radiol Nurs, 2011, 30(3): 135 - 136.

[22] 苏绮雯,黎凤群,陈燕芳.冠状动脉内压力导丝检测血流储备分数的护理配合[J].护理学杂志,2013,28(7): 27 - 29.

[23] Dean ER, Scoggins ML. Essential elements of patient positioning: a review for the radiology nurse[J]. J Radiol Nurs, 2012, 31(2): 42 - 52.

[24] Deichelbohrer L. The role of the advanced practice nurse in interventional radiology [J]. J Radiol Nurs, 2004, 23(2): 51.

[25] Gazza EA, Hunker DF, Shellenbarger T. Advancing the quality and safety of radiology and imaging nursing practice through scholarly writing[J]. J Radiol Nurs, 2013, 32(3): 114 - 119.

[26] Brown CD. Improving patient care in the diagnostic imaging department: the role of the nurse navigator[J]. J Radiol Nurs, 2012, 31(3): 97 - 100.

[27] Alotaibi M, Saeed R. Radiology nurses awareness of radiation[J]. J Radiol Nurs, 2006, 25(1): 7 - 12.

[28] 李玉莲,蔡益民.介入专科护士培养思路及实践[J].护理研究,2018,28(5): 1912 -1913.

[29] American Nurses' Association. Radiologic and imaging nursing: scope and standards of

practice[J]. Maryland: American Nurses Association, 2013: 6 - 13.

[30] Center for Nursing Education and Testing, Radiologic Nursing Certification Board. Practice analysis of radiology nursing [J]. J Radiol Nurs, 2010, 29 (4): 109 - 128.

[31] Radiologic Nursing Certification Board. Certified Radiology Nurse (CRN) Guidelines for certification and recertification [EB/OL]. (2013 - 08 - 30)[2013 - 11 - 01]. http://www.Certifiedradiologynurse.org/en/download-forms/guidelines-for-certification-recertification.html.

第十章　导管室基本工作制度与流程

一、导管室的基本要求

导管室是实施介入性诊治的重要场所，是医务人员在X线引导下进行有创性操作的手术室，它兼有手术室及放射科的特点。因此，合理设计和科学布局是对导管室建设的基本要求，也是开展介入手术所必需的设施条件。

二、导管室的人员配备

工作人员主要由医生、护士、放射技师、护工和清洁工人等组成。

(1) 导管室护士主要职责是围绕导管室的诊疗工作，提供术前术后消毒隔离、材料物品准备和术中配合等服务保障。导管室护士应具有丰富的心血管内科护理工作经验，具备协助医生处理心血管急、危、重症患者的能力，有较强的观察、分析、判断能力，熟悉抢救设备和药物，熟练掌握各种导管介入器材的使用及介入手术操作程序。

(2) 放射技师需具备放射技术专业任职资格，熟悉并掌握相关设备的使用和保养，能处理简单的设备故障，计算机操作技能熟练。

(3) 护工主要负责介入手术患者的接、送工作，并具有消毒隔离的基础知识，协助护士做好术前术后手术操作室的消毒处理。

（4）清洁工人主要负责做好导管室日常清洁工作。

第一节　导管室医生工作规范与岗位职责

（1）在科主任领导下完成心脏介入日常工作。

（2）手术前了解患者病情，严格掌握适应证和禁忌证并安排具体手术时间。

（3）进行术前谈话，告知患者的病情、医疗措施、医疗风险、可供选择的植入性医疗器械的种类、收费标准等。

（4）手术前按照要求正确完成洗手准备。

（5）手术中密切观察患者的病情变化，严格按照操作规程进行各项操作，符合医疗规范。

（6）手术结束后，向患者及家属交代手术情况及术后注意事项。

（7）术后密切观察患者情况，认真做好手术记录，遇有特殊情况及时与病房医生沟通。

（8）术后随访患者，注意有无并发症，有变化及时向上级医生汇报。

（9）术后及时出报告，做好各种登记。

（10）协助科主任管理进修医生。

附：

刷手规则

（1）刷手前戴好帽子、口罩、剪短指指甲，袖子卷到肘上 10 cm，摘去手上各种饰物。

（2）用肥皂及流动水将双手、前臂至肘上 5 cm 搓洗，清除脏物和暂住菌。

（3）取第一把无菌毛刷，接取适量的聚维酮碘溶液，先刷指甲、指缝、手掌、手背及腕关节以上 5 cm 范围以内，同法刷另一只手。再接取药液刷到前臂及肘关节以上 5 cm 部位，共刷 3 min；再取另一灭菌毛刷接取碘溶液，按上述刷手步骤重复刷 2 min。

(4) 抬起双手，保持高过肘部并远离身体，用背部开门进入手术室，避免污染。

(5) 取无菌擦手巾擦干双手，然后将其斜对角折叠，先由一手从手腕向上慢慢擦至肘上，不得回擦。

(6) 取另一擦手巾以相同的方法擦干另一只手臂。

3M™爱护佳皮肤清洗液洗手指引。

第一步　清洁洗手

(1) 流动水下清洁指甲；

(2) 取 3～5 ml 皂液(香皂)涂抹于双手及前臂至肘上 1/3 处，彻底揉搓，流动水下冲洗，用水彻底冲净皂液并擦干。

第二步　清洗

(1) 取 2 ml 洗手液于手掌心；

(2) 另一手指尖于该掌心内擦洗；

(3) 用剩余的洗手液均匀涂抹于另一手的手掌及手至肘上；

(4) 再取 2 ml 洗手液于另一掌心重复 2～3 步骤；

(5) 最后再取 2 ml 洗手液，掌心相对进行搓擦；弯曲指关节双手相扣进行搓擦；一手握另一手大拇指旋转搓擦；

(6) 用剩余的洗手液均匀涂抹双手至腕部，反复搓擦直至干燥，再戴无菌手套。

(叶　磊)

第二节　导管室护士工作规范与岗位职责

导管室护士主要职责是围绕导管室的诊疗工作，提供术前术后消毒隔离、材料物品准备和术中配合等服务保障。导管室护士应具有丰富的心血管内科护理工作经验，具备协助医生处理心血管急、危、重症患者的能力，有较强的观察、分析、判断能力，熟悉抢救设备和药物，熟练掌握各种导管介入器材的使用及介入手术操作程序。

一、护士长工作规范与岗位职责

在护理部主任、科主任、科护士长领导下，制定本科工作计划，做好科内各项工作。

(1) 认真执行各项规章制度，督促、检查岗位职责。

(2) 安排好本科室的各项日常护理工作，配合各种导管手术顺利完成。

(3) 合理协调护理人员的岗位分工工作，保证护理工作正常进行。

(4) 组织护理人员业务学习和操作训练，积极开展新技术、新业务及护理科研。

(5) 定期检查各种仪器的使用保养，落实医疗器械临床使用安全控制与风险管理制度。

(6) 负责本科室各项物品及高值耗材的管理工作，保持常用物品功能良好。

(7) 定期检查各种消毒物品的有效期和无菌物品的分类。

(8) 做好护理管理监控：完善护理不良事件的预防及上报。

(9) 做好月总收入、月总支出统计，上报主任审阅、签字。

二、主班护士工作规范与岗位职责

(1) 负责日常导管室各类物品的管理，各类导管专柜分类放置，无过期现象发生。

(2) 落实导管室护理安全管理制度及植入器材管理制度，做好各项使用登记。

(3) 电脑记录患者接诊时间、预期手术项目、参与者，与医生核对患者并按指纹。

(4) 做好各类手术登记及标签登记：打印患者体内植入单并粘贴耗材标签(共3张)：2张夹于病例，1张送财务科核对；打印手术护理记录单，反面贴好敷料包及器械包标签，夹于病例。

(5) 正确执行医嘱，配合医生做好手术辅料包、耗材及危重患者抢救的医嘱录入。

(6) 熟悉掌握介入诊治部内各种仪器、器械性能和使用方法，做好科内临床带教工作。

三、导管室治疗护士工作规范与岗位职责

(1) 做好每台手术药品使用的准备及患者各项登记工作。

(2) 检查手术敷料包符合要求，确保次日手术应用。

(3) 每天常规检查多导电生理记录仪、起搏分析仪、临时心脏起搏器等，保证各类仪器性能良好，呈备用状态。

(4) 将患者安稳送至手术台上，并开放良好的静脉通道，连接三通，常规予以静脉输入 0.9%生理盐水。

(5) 遵医嘱配好术中冲洗使用的肝素生理盐水。

(6) 准确执行导管检查治疗及抢救中的各项口头医嘱，严格做到“三查七对”。

四、导管室巡回护士工作规范与岗位职责

导管室巡回护士工作规范见图 10－1。

(1) 落实各项消毒隔离制度、严格执行无菌操作原则及护理安全管理制度，认真执行各项护理常规和护理技术操作规程，准确及时完成各项护理工作。

(2) 认真执行手术患者查对制度及手术物品查对制度，严格执行“三查七对”制度，严防差错、事故的发生。

(3) 做好患者心理护理和安全及健康宣教，防止意外事件发生。

(4) 做好当日各台手术的无菌敷料及导管材料的准备，及时准确传递术中所需用品，保证手术顺利进行。

(5) 在介入手术中医护紧密配合、坚守岗位，密切观察患者病情变化，正确

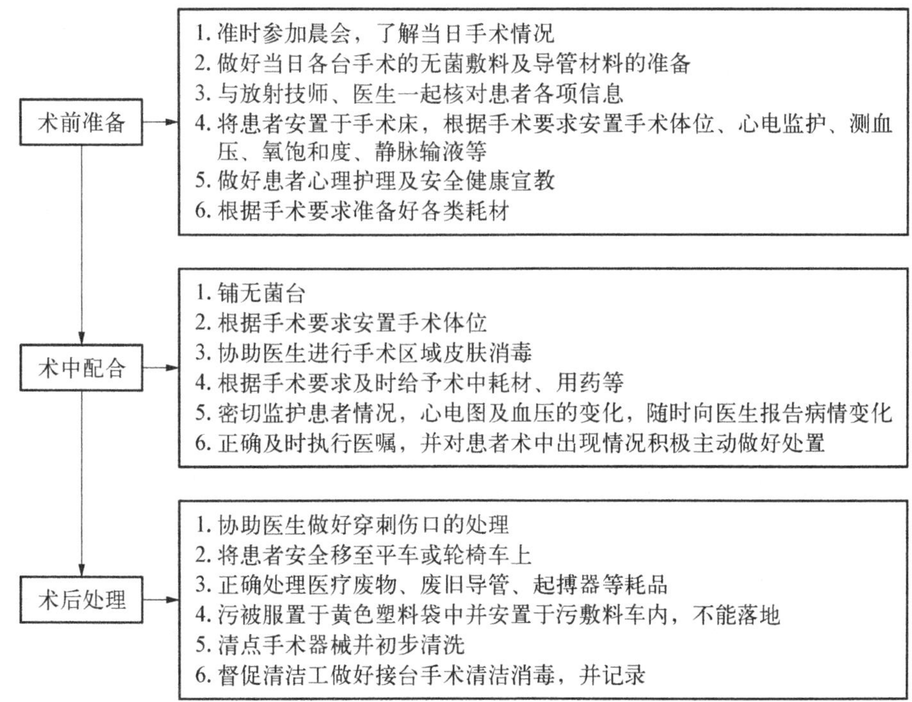

图 10－1 导管室巡回护士工作规范

执行医嘱，配合医生做好手术及危重患者的抢救。

(6) 做好各项使用登记，并将材料条形码贴于原始记录单，封存备案。

(7) 正确填写收费单、医嘱单，做到准确无误，不漏费、不乱收费。

(8) 术后根据医疗废弃物处理要求将废弃物分类处置，做好废弃导管登记；并将当日术中所用一切物品整理回位。

(9) 协助医生压迫动脉穿刺点，妥善固定各类导管。

(10) 熟练掌握介入诊治部内各种仪器、器械性能和使用方法。

(11) 搬运患者过程中注意患者安全，拉好护栏，防止意外事件发生。

(12) 急诊备班 24 h 手机开机，如有急诊患者随叫随到。

附：

1. 查对制度

(1) 严格执行医嘱查对制度，服药、注射查对制度，执行各项医疗护理操作要做到“三查七对”。

(2)“三查” 操作前查、操作中查、操作后查。

(3)“七对” 床号、姓名、药名、剂量、浓度、时间、用法。

(4) 核对患者时至少使用两种身份识别方法，对于清醒的患者应让患者说出本人姓名，并核对患者手腕带，准确无误后方可手术。

(5) 术中使用碘造影剂的患者还需核对患者碘试验结果。

(6) 紧急抢救危重症的特殊情况下，对医生下达的口头临时医嘱，护士应向医生重复背述，在执行时和医生共同核对药物，确认无误后方可执行；保留用过的药品，经二人核对后再弃去，事后请医生补开医嘱。

(7) 严格执行介入手术安全核查、风险评估工作制度及工作流程。

2. 转运患者制度

转运患者途中注意保暖，保护患者的头部及手、足，防止撞伤、坠床；保持输液管道及各种引流管通畅，防止脱落。

1) 接患者制度

(1) DSA 手术室 护士核对电脑系统输入的手术信息，安排手术房间、手术次序；核对病区、床号、住院号、姓名、性别、年龄、诊断、手术名称及手术部位，并通知护送人员接患者。

(2) 接患者时，护送人员使用平车接送手术患者，检查平车是否完好无损，将患者提前 30 min 接到导管室。护送人员与病房护士持患者病例核对病区、床号、姓名、性别、年龄、诊断，根据医嘱核对手术名称、手术部位及带入手术室的物品、药品，病房护士填写手术患者转运交接核查记录，并签名。病情危重的患者由医生一起护送。

(3) 护送人员将患者送入指定手术房间，安全地移至手术床上。

(4) 手术室护士与放射科技术员一起根据病例核对：病区、床号、住院号、姓名；与患者本人核对病区、床号、姓名、手术名称、手术部位；核对患者手腕带上的病区、床号、姓名、住院号、性别、年龄；按医嘱核对手术名称、带入物品、药品。再次检查碘过敏试验结果，并在手术患者转运交接核查单上签名。

(5) 患者到导管室后应戴隔离帽，穿病号服，随身物品如义齿、金首饰、手表、现金等贵重物品等一律不得带到导管室。

(6) 进入手术间后，工作人员必要时在床旁守护，必要时予以约束，防止患者坠床或发生其他意外。

(7) 做好患者的心理护理，减少其恐惧感。

2) 送患者制度

(1) 护送人员检查平车是否清洁、完好无损；将患者从手术台上移至平车，送回病房；拉好安全栏。

(2) 病房护士与护送人员清点带回病室的物品、药品；并在手术患者转运交接核查记录单上签名；注意静脉导管通畅及动脉穿刺部位压迫情况。

3. 无菌操作原则

(1) 在进行无菌操作时，要严格遵守无菌操作原则。

(2) 操作时要严肃认真，精力集中，动作轻、稳、准。

(3) 凡参加造影、介入治疗的工作人员应更换手术衣裤，戴消毒口罩、帽子。

(4) 消毒镊子罐应在铺台前打开，每 4 h 更换一次。

(5) 手持无菌镊子应使镊尖向下，持镊于腰以上水平，不要过高或过低。严禁碰及未消毒的物品；取放无菌镊时勿碰及罐的边缘。

(6) 各种无菌物品如碰无菌台的边缘以下或疑有污染时不可再用，经他人指出某种物品已有污染时也应立即更换。

(7) 用手打开造影包外层双器械巾，里面的双器械巾应持无菌持物钳分别打开左、右两边，再将身体远端侧铺开，最后铺开身体侧。

(8) 经核对高压灭菌指示剂合格后再将所需物品逐一用无菌镊夹于无菌台上。

(9) 保持器械台及无菌单的干燥。

(10) 造影、介入治疗所用敷料、器械、各种盆盒、贮槽等消毒物品应严格执行无菌物品有效期。

(11) 高压蒸气灭菌和环氧乙烷等灭菌的物品，若发现包装有破损，不得再使用。

(12) 使用明胶海绵需将双层纸打开，再递于台上。

(13) 凡造影、介入治疗等术中使用的生理盐水均须是静脉输液之生理盐水。

4. 术中感染预防制度

(1) 手术野皮肤准备，术前备皮、清洗。

(2) 手术者术前应更换洗手衣，修剪指甲，用皂液按“六步法”洗手并用擦手纸擦干，再用外科手消毒液消毒双手，然后自然抹干。

(3) 用复合碘消毒患者手术部位2次，铺无菌巾，穿无菌手术衣、戴手套。术中手套如有破损应及时更换。

(4) 手术医生应严格执行无菌操作规程，DSA机房护士术前应做好充分准备，术中尽量减少走动，手术室门不轻易打开。

(5) 接台手术人员在两台手术之间严格执行洗手消毒规定，再更换无菌手术衣、手套。

(6) 凡需手术患者，术前查肝功能、丙肝抗体与乙肝三系，结果阳性者按传染病隔离技术要求实施。

(7) 任何人发现或被指出违反无菌操作时必须立即纠正。手术者腰平面以下区域视为有菌区，手和器械均不能放在该平面以下。不可跨越无菌区域，器械传递时，不得低于手术台的边缘。

(8) 已取出的无菌物品虽未被污染，也不能放回无菌容器中，须重新灭菌后再用。

(9) 传染病患者的手术按感染手术处理流程。

5. 消毒隔离制度

严格执行《医院感染及消毒隔离管理制度》的各项要求，防止感染及交叉感染。严格区分污染区、清洁区、无菌区。

(1) 专人负责无菌物品包扎消毒，做到包包监测，确保100%灭菌合格。

(2) 无菌物品分类放置、标签醒目，按照有效期的先后顺序摆放。

(3) 各种治疗用物品应严格执行使用有效期，严格掌握一次性医疗用品使用原则。

(4) 一次性使用的无菌医疗用品物品不可回收再用，一次性使用导管不得重复使用，隔离患者所需的一切用品必须与普通患者分开放置，按医疗废弃物处理方法处置废弃物品。

(5) 造影床等使用的被褥(单)及时更换，每人一单。

(6) 造影手术间等窗台、仪器台面以及物体表面每日清洁一次，地面于早晨及手术结束后及时清洁消毒；每月需进行空气污染菌检测。

(7) 每台手术结束后，及时清洁、清点手术器械；手术室地面、桌面、手术床、物体表面均用酸性氧化电位水(相当于2 000 mg/L有效氯)消毒擦拭。

(8) 接台手术时应及时清除前一台手术的剩物、血迹，按要求做好清洁消毒工作，并做好接台手术消毒登记。

(9) 每日手术前、手术结束后，均进行紫外线空气消毒。每季度进行一次空气培养并存档，若菌落数不符合标准，应重新消毒，直至达标为止。

(10) 工作间内不得存放私人生活用品。

(11) 参观手术者须经医务处、中心主任或护士长批准，严格限制参观人数。

(12) 接送患者的车辆应保持清洁，一次性中单一人一换。被褥每日更换一次，遇有血迹等污染时应立即更换。

(13) 每周对手术室的四壁、门、窗等及室内进行大清扫，并用酸性氧化电位水(相当于2 000 mg/L有效氯)擦拭墙面其他物品表面。

(14) 凡进入手术房间需更换手术衣裤、穿鞋套，戴好口罩、帽子。戴帽子须遮住头发，戴口罩口鼻不外露，按外科手术洗手规程；工作人员外出要更换外出鞋。

6. 各种物品的消毒隔离处理方法

1) 器械

(1) 一般普通器械：流水清洗后送供应室消毒。

(2) 特殊感染器械：浸泡在酸性氧化电位水(相当于2 000 mg/L有效氯)消毒60 min，流水清洗后送供应室消毒。

2) 医疗废弃物及一次性导管

(1) 使用后装入黄色医疗废品袋送废品室集中处理，一次性导管做好废导管登记。

(2) 禁止徒手分离有金属部件的一次性使用医疗用品。

(3) 损伤性医疗废弃物一律放入密闭的锐器盒中。

3) 布单类

(1) 普通介入手术：每台手术结束后将污单直接丢弃在污被服车的黄色垃圾袋内，通过污物通道送洗衣房，严禁丢弃于地面。

(2) 特殊感染手术：手术结束将污单用污被服袋单独包装，高压消毒后送洗衣房按常规处理。

4) 垃圾

(1) 一般垃圾：放置在黑色废品袋，送废品室集中处理。

(2) 锐利物品：放置在利器盒中，送废品室集中处理。

(3) 医疗废弃物：放置在黄色医用废物袋，送废品室集中处理。

(4) 所有感染性医疗废弃物、非感染性废弃物每 4 h 收取一次。

（叶　磊）

第三节　导管室技师工作规范与岗位职责

导管室技师需具备放射技术专业任职资格，熟悉并掌握相关设备的使用和保养，能处理简单的设备故障，计算机操作技能熟练。

(1) 在科主任及医生的领导下工作。

(2) 具备大型医用设备上岗合格证，坚守工作岗位。

(3) 术前确认机器正常运转，发现异常及时报修并记录。

(4) 术前核对患者姓名、诊治项目，并将患者信息输入 DSA 中。

(5) 术中严格执行操作常规及医嘱。

(6) 术后负责影像资料的处理及保管。

(7) 术后将设备恢复至初始状态，并做好设备使用记录。

(8) 影像资料核对无误后交付相关医生。

(9) 每日下班前按正常顺序关机并检查门、窗、水、电。

(10) 定期对机器进行维护保养，负责与医学工程科联系。

(11) 做好术中医学影像的辐射防护，具体防护方法如下：

① 对导管机房要求

a. 室内使用面积不得小于 40 m^2。

b. 除当天必用物品外不得摆放其他物品。

c. 固定摆放的物品柜与 X 线检查床的直线距离不小于 200 cm。

d. 导管室内外各种放射警示标志要齐全、醒目。

② 对介入工作人员的要求

a. 尽最大可能使用机器自身配有的防护设备。

b. 除直接术者外的其他人员应远离放射源。

c. 尽量使患者远离X线管球。

d. 在不影响观察与诊断的前提下，尽可能把X线视野缩小，因屏幕视野每边缩小3 cm就等于视野缩小1/2，射线量相应减少。

e. 尽最大可能使用短时间透视，减少不必要的曝光。

f. 对患者也应使用力所能及的防护措施。

g. 工作人员进入检查室必须带上防护板、铅眼镜和铅脖套。

（叶　磊）

第四节　导管室一键启动机制

在胸痛中心建设中，为缩短抢救时间，要求建立“一键式启动导管室”系统；一键式启动导管室就是指在接到远程传输的患者信息确诊为AMI并有明确手术适应证后，由介入医生按照预定流程通过一个控制模式来启动介入手术室；包括人员的就位、器材和药品的准备、各种谈话流程的准备等程序。

临床中，需要做到：① 合理安排导管室护士值班，避免打疲劳战，确保在值班日有充分精力来完成一键式导管室启动工作；② 建立医护信息平台，护理人员通过远程传输的动态心电图变化，能实时了解患者的病情变化，预警即将开展的介入手术，避免因绕行急诊科和CCU而带来的仓促，确保在最短时间内启动导管室；③ 在日常工作结束后护士把启动导管室的预备器材和药品处于待用状态，一旦启动导管室可以迅速展开工作。

一、加强组织管理

设立中心委员会由主管副院长为组长，医务部一名副职为副组长，由机关相关职能科室以及急诊科、心血管内外科、信息科等十个科室主任组成。主要负责对中心医疗质量进行定期评议，提出持续改进意见，制订规划和提出发展建议，体现专项管理专人负责的特点。设立会诊制度。制订院内会诊流程，按照日常医疗会诊程序由值班医生、住院总医生和科室主任三级会诊过程完成会诊。

二、优化医疗流程

首先是临床路径的优化。通过研究开发了12导联实时传输系统将院内外无缝连接，在患者到达医院前其信息已送到医院专家手中，实现了快速诊断、及时治疗的目的。其次实行时间轴管理。时间轴管理的核心是建立统一的时间计算方法，并在相关合适的部位安装时钟，使医疗质量的管理进入了量化分析评价阶段。同时，实行病例讨论制度。对病程较长的病例，每月进行分析讨论，查找问题根源，检讨诊治过程，从而持续改进诊治质量，形成良好的质量制度。

三、绕行急诊、CCU，直接启动导管室

胸痛中心建设要求诊断明确的STEMI患者需绕行急诊科和CCU，建立院前和院内的无缝连接，大大降低D-to-B时间，有效地对STEMI患者进行救治。Khot等的前瞻性研究比较了86例由急诊室或院外直接转入心导管室的STEMI患者和60例在24 h内行直接PCI的STEMI患者，发现前组的平均D-to-B时间缩短(75.5 min对113.5 min，$P<0.000\ 1$)，且正常上班(64.5 min对83.5 min，$P<0.005$)、下班时(77.5 min对123.5 min，$P<0.000\ 1$)和由外院转来(85 min对147 min，$P=0.000\ 6$)的疗效相似。在90 min内接受治疗者从28%增加至71%，平均心肌梗死面积减小，住院期缩短和总费用减低。

四、导管室团队建设

STEMI救治过程中需要一支训练有素、技术精湛且反应迅速的冠状动脉

介入诊疗团队，同时要求能做到“全天候”候诊应急准备的队伍，D－to－B时间长短与介入团队的应急状态和反应速度有着直接的关系，最好当STEMI患者诊断一旦明确，立即启动一系列流程化的诊疗措施，包括救护车医生或急诊室医生直接通知值班心脏专科医生，同时启动导管室。即使在周末、假日或下班时间，这些成员“全天候”能在30 min内集结到位，直接进入工作状态，这样可最大限度地缩减D－to－B时间，从而保证STEMI患者在最短时间内得到救治。

当前本院导管室实行24 h值班轮班制，365 d，每周7 d，每天24 h不间断值班。将工作流程制度化，实行排班制度，分组值班，各组均为有资质、经验的术者团队(其中术者、助手、台下抢救共3名医生，加上护士、技师各1人，组成5人24 h备班)，每组负责1周，按顺序排班；负责急诊介入值班人员在值班期间不同时安排科室其他值班，保证绿色通道的质量。

(叶　磊)

第五节　导管室激活机制及导管室备用方案

一、导管室激活机制

胸痛中心的高效诊疗离不开各学科的充分配合与制度规范，因此科学有效的管理尤为重要。在组织构架上，由院领导统筹指导，相关参与诊疗流程的科室，如导管室、超声科、心功能、影像科、检验科、设备科等科室高度重视，确保流程顺利推进，人力物力及技术资源及时供应，心内科与急诊领导根据胸痛中心实际情况协作布置工作，以及时应对诊疗中发生的复杂问题。同时，定期开展专业知识及诊疗流程培训，为医护人员传递国内外先进的心血管病诊疗知识和急救理念，加强病例讨论与学术交流，定期开展疑难病例讨论与接诊情况点评，在注重流程规范的同时加强诊疗质量整改，通过对阶段性工作质量的整合讨论，稳步提升心血管病急救诊疗工作的效率与水平。

患者自胸痛发作至医院就医的过程可划分为5道“门槛”。第一道“门槛”

即为胸痛患者，第二道“门槛”为接诊的全科医生，第三道“门槛”为调度中心，第四道“门槛”为救护车工作人员，第五道“门槛”则为医院急诊室。这五道“门槛”相互关联，只要其中一道“门槛”处理不当，停留时间太长，就会影响胸痛患者的整个医疗进程。

（1）第一道“门槛”（胸痛患者）：胸痛患者对胸痛症状、心脏病发作表现的认识及其反应如何是直接决定患者是否尽快就医的主要因素。此外，患者的年龄、性别及社会与经济因素对患者就医时间的延误均有一定影响。因此，加强高危患者的教育及在广泛的公众中大力宣传胸痛的知识很有必要，可在一定程度上缩短胸痛救治时间。

（2）第二道“门槛”（全科医生）：在欧美国家，因社区医疗与全科医生网络较完善，胸痛患者去全科医生处就诊的较多，全科医生中区别高危胸痛患者处在一个特别有利的位置，这在缩短患者就医时间延误方面起重要作用。首诊于全科医生的胸痛多系非高危的胸痛，而真正心脏疾患的胸痛仅10%～30%，全科医生对高危胸痛患者应及时判断并呼叫救护车、联系转院，以保证患者在最短的时间内得到最佳治疗。

（3）第三道“门槛”（调度中心）：调度中心的工作人员与呼叫者交谈并初步了解病情后，需快速、有效地调度救护车与救治小组。调度中心的组织结构与工作人员的业务水平直接决定调度中心的工作效率，这对急性胸痛患者尽早就诊和获救有重要关联。

（4）第四道“门槛”（救护车）：救护车在接到呼叫并快速到达现场后，工作人员应首先决定该患者是否需要进入快速通道。对高危甚至危及生命的患者，应稳定生命体征、缓解症状、防治并发症与永久性损害的发生。对高危患者，救护车应快速转院使患者得到进一步治疗。

（5）第五道“门槛”（医院或急诊室）：医院或急诊室对胸痛患者评价与治疗的主要目的是纠正生命体征、稳定病情、预防并发症及永久性损害的发生，并启动诊断检查与治疗程序。对高危患者应纳入快速通道以挽救生命、减少并发症事件，对可以安全地延缓数小时处理的患者，可进一步完善诊断检查并治疗后从急诊室出院，不必住院医治。胸痛中心的组建保证了急性胸痛患者到达医院后得到早期评估、危险分层、正确分流与合理救治。避免了高危患者的漏诊，同时也减少了低危患者住院检查治疗的医疗费用。

本院成立胸痛中心以来，遵循胸痛中心的国际化标准，制订了一系列工作流程，并在逐步优化患者 D-to-B 的所有环节的流程(见图 10-2)。对于院前急救的 ACS 患者，在救护车上由急救医生进行基本评估后通过 12 导联心电图等生命监护远程实时传输系统与心血管内科医生进行远程会诊后确定是否具有急诊 PCI 指征，需行急诊 PCI 者在患者送达医院前至少半小时由心血管医生启动介入手术值班人员，同时在救护车上进行患者的相关术前准备，到达医院后实行绕行急诊科、同时绕行 CCU 方案。而直接就诊于急诊室的 ACS 患者，由心血管内科值班医生或住院总医生评估后直接启动导管室。从发出导管室启动指令后 30 min 内导管室必须进入工作状态，接受患者进行介入手术；同时

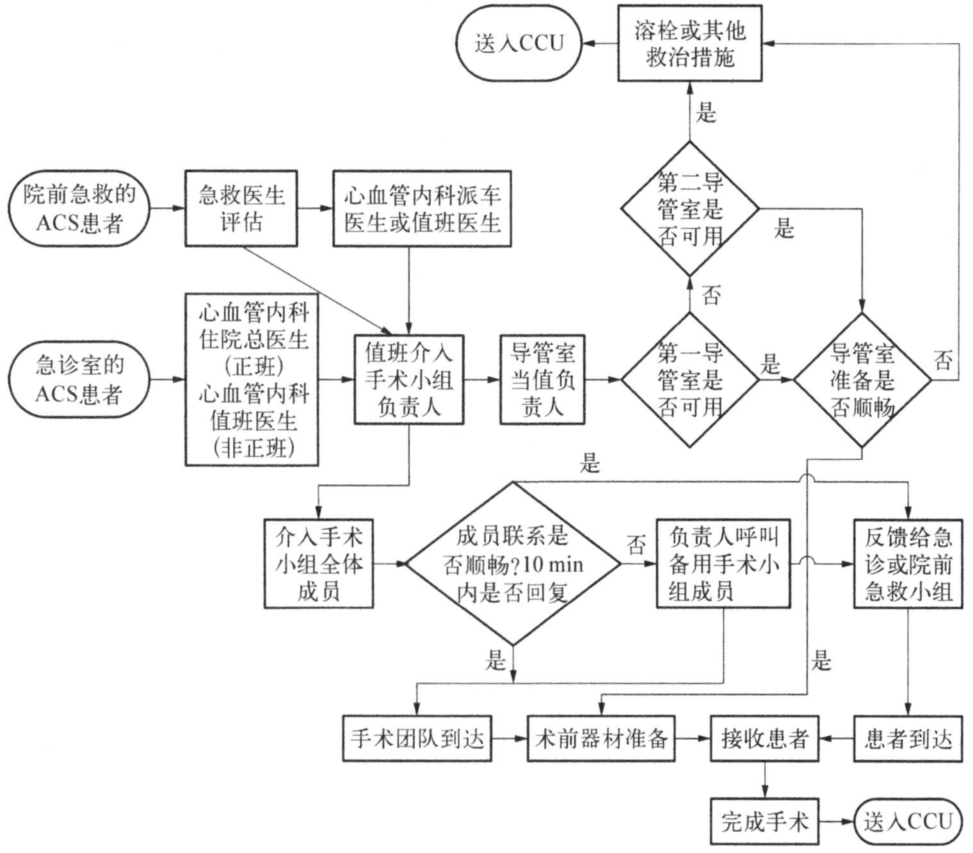

图 10-2 上海市第一人民医院导管室启动流程

ACS(acute coronary syndrome)：急性冠脉综合征；CCU(coronary care unit)：冠心病重症监护室

也针对特殊情况下(如交通堵塞等)人员不能按时到位时制订了紧急开放导管室的通道,即由值班医生用备用的紧急钥匙打开导管室,启动急诊冠状动脉造影的流程。整个流程中,从急救人员与患者接触的第一时间就开始制订方案,将急救网点转送的所有 STEMI 患者直接送入导管室,以缩短入院到再灌注的时间。

二、导管室备用方案

近年来,随着急诊介入手术量的迅速增加,本院建设心血管内科原有的导管室已难以完全满足急诊 PCI 手术的需要,STEMI 患者到达导管的室前经常会遇到占台情况,这时尽早启动第二导管室成为当务之急。我们在平时工作中

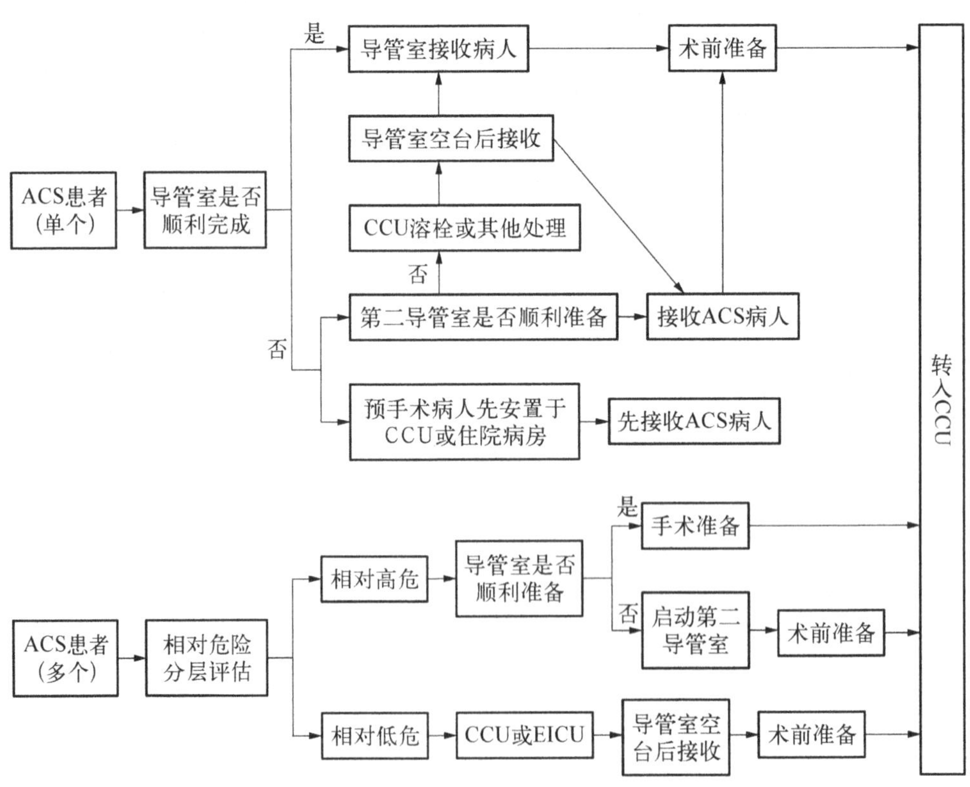

图 10-3　上海市第一人民医院第二导管室启动流程

ACS：急性冠脉综合征；CCU：冠心病重症监护室

总结了第二导管室的启动流程，总体原则就是尽量确保 D－to－B 时间能控制要在 90 min 以内。在启动第一导管室时出现占台的情况下，应在最快时间内通知第二导管室做好接纳患者的准备，包括人员和物质的及时到位，以便尽早完成 PCI 手术。但如果存在第二导管室占用的情况，这时应根据患者发病的时间以及导管室预计被占用的时间来决定是尽早启动溶栓治疗，还是进入 CCU 等待空台手术。第二导管室启动流程详见图 10－3。

（叶　磊）

第六节　导管室工作人员培训方案

本院目前已建立介入治疗团队 24 h 值班制度，有全天候在位的具备冠脉介入资质导管医生、技师和护士，能在规定的时间内启动导管室，并且有备用导管室，一旦导管室被占用，立即启动备用导管室。

目前担任心血管内科介入二线、三线医生都是有介入资质和丰富经验的副高职称以上人员，有 5 年以上的介入治疗工作经验。导管室护士负责传递术中所需导管、球囊与支架，连接监护仪、吸氧、检查静脉通路，告知患者治疗中注意配合的事项，缓解患者紧张情绪，密切观察病情，并做好护理记录。导管室技师负责全程配合设备的操作。通过以上人员的密切合作，可以确保患者进入导管室能尽早开始手术，从而有效缩短了 D－to－B 时间。

导管室团队建设中最重要的是强调人员基本素质训练，主要包括两个方面的基本素质，一是所有团队成员必须树立强烈的时间观念，建立“时间就是心肌、时间就是生命”的概念，一旦接到导管室启动指令，必须以最快的速度到达岗位，而启动导管室的人员也必须逐步提高时间统筹能力，严格按照最优化的流程要求、以最合理的顺序安排患者及人员的准备时间，既要让患者在最短的时间内得到再灌注治疗，又要避免不必要的医护人员等待患者的时间或导管室的空台时间；二是人员的岗位技能训练，包括急诊胸痛救治的所有环节所涉及的医、护、技人员的自身技能必须做到先培训后上岗，有资质要求的岗位人员必须具备相应的资质。需要强调的是，资质仅仅是基本要求，进行急诊介入治疗的人员还必须具有熟练的技能才能胜任胸痛中心的急诊救治任务。因此,必须从具备基本资质的人员中挑选技能优秀者进入胸痛中心队伍。

一、本院 STEMI 专科救治团队中导管室人员资质及条件

(1) 至少有 2 名接受过规范培训、具备急诊 PCI 能力的副高级职称的心血管内科专科医师,且从事心血管内科临床工作 5 年以上,接受过规范的介入诊疗技术培训且每人年 PCI 手术量不低于 75 例。

(2) 具有 3 名经过专门介入辅助技术培训、熟悉导管室工作流程的导管室专职护士,且每年至少接受一次 4 学时以上的介入诊疗和 ACS 的新知识培训,并获得相关适任证书。

(3) 具有经过专门培训且获得大型放射设备上岗证书的放射技术人员。

二、心血管专科条件

(1) 心血管内科在当地具有相对的区域优势,应常规开展急诊 PCI,并配有 22 张心血管重症监护室床位。

(2) 导管室具备能进行急诊 PCI 的基本设备,并将冠状动脉急诊介入诊疗所需的各类耗材处于备用状态。

(3) 导管室过去 1 年 PCI 手术量 2 500 余台,急诊 PCI(包括 PPCI 及补救性 PCI)不低于 150 例。

(4) 导管室 365 d/24 h 全天候开放能力。

(5) 导管室从启动到开放(最后一名介入人员到达导管室)时间能在 30 min 内完成。

(6) 导管室具有完善的备用方案。

(7) 有指引针对 STEMI 患者实施先救治、后收费(先手术、后补办住院手续)的专用流程图。

参考文献

[1] 侯桂华.心血管介入治疗护理实用技术[M].北京：北京大学医学出版社，2010：109-142.
[2] 郭瑞威，杨丽霞，木丽华，等."一键式启动导管室"在急性心肌梗死直接PCI中的应用研究[J].中国循证心血管医学杂志，2016，8(1)：37-39.
[3] 张维，保春萍，杨丽霞，等.胸痛中心STEMI患者直接入导管室行PCI治疗的护理对策研究[J].岭南心血管病杂志，2016，22(4)：477.
[4] 周民伟，向定成，秦伟毅，等.胸痛中心建设发展与管理模式[J].中国数字医学，2015(9)：5-7.
[5] 向定成，秦伟毅，周民伟.胸痛中心建设规范与实践[M].北京：人民军医出版社，2013.
[6] 胡大一.急性胸痛的诊断与处理策略及程序[J].临床荟萃，2004(3)：152-153.
[7] 蒋崇慧，袁勇，姜海明，等.胸痛3D急救模式的建立与实践[J].岭南急诊医学杂志，2017，22(4)：394-395.
[8] 蔡晗.心血管病一体化诊疗与健康管理策略研究[M].天津：天津医科大学，2017.
[9] 向定成，秦伟毅，周民伟.胸痛中心建设规范与实践[M].北京：人民军医出版社，2013.

第十一章　急诊 PCI 的护理配合

第一节　导管室排班制度

1. 排班制度概述

排班是护士对工作满意与否的主要因素，合理的排班是保证各项制度和标准得以落实的基础，如何选择最好的人员管理及排班方法，是一位成功的护理行政管理者必修的课程。目前，我国各个医院常用的排班形式主要包括 3 种形式，分别为传统式排班、弹性排班、自我排班这 3 种形式。

1）传统式排班

传统式排班的排班者为护士长，可依据患者的需要，尽量满足护理人员的愿望来制定排班计划，为目前最常见的排班方式，该方式使用广泛，即将一日的 24 h 分为 3 个基本班次，按照早班、小夜班、大夜班等进行安排，每班工作 8 h，一般由 7～8 名护士进行轮班。

2）弹性排班制

弹性排班是介于传统及循环式排班间的一种排班方式。在工作量大、患者最需要护理的时间段，保证足够的人力，加强早、中、晚班等，打破固定时间排班模式，改变为 6～10 h 不等的班次。弹性排班也改变了以往护士的功能性护理模式,白班多、夜班少的局面,按整体护理工作模式要求责任到人,保证24 h有护士为患者提供连续性全方位的服务,以患者最需要护理的时间为护士工作时间。同时在医院硬件不变的情况下,改变固定不变的排班方式,合理利用人力资源,以工作时间和工作量为客观依据分配护士。弹性排班体现了以人为本的人性化管理原则,可以充分调动护士的工作积极性,不仅可以节约护士人力资源,还可以避免资源的浪费,提高护理服务质量。弹性排班是基于人员要求的班次调整,能够反映出预期需求模式及其他排班参数。从现有的资源发掘潜力,这种方式也正在被越来越多的医院采用。

3) 自我排班制

自我排班的授权度最小,护士自主性、积极性和排班的有效性均高于部门排班。其主要原因在于自我排班较注重护士工作与生活之间的平衡,突出护士本人意愿,护士可以自己选择班次,倾向于护士在排班中的控制力。自我排班包括5个步骤:

(1) 病区内成立排班组,一般有2～3人组成,每个月排一次;

(2) 护士根据自己的需求向排班组提出自己下一个月需要的工作日、班次和休息日;

(3) 排班组汇总,形成排班表初稿,突出强调尚未安排的班次,以便护士自愿改变班次填补;

(4) 排班组调整排班,填补空缺的班次;如果仍有空缺则按一定原则依次补充,例如,按照工作年限或者职称由低到高轮流填补;

(5) 公布最终病区排班表,若再有任何改动则通过护士私人协商解决。

国外的排班模式则更灵活,更体现了人本关怀。澳洲的护士很多都是兼职(part time),可以是一周两天,一周三天或者一周四天;还有一种叫做机动(casual)或者储备(bank)。这种护士没有固定的工作时间,一般是随叫随到,顶替医院各个科室护士的空缺、年假、病假、事假和各种意外。医院专门有个配置(allocation)的部门统管各个科室排班的查漏补缺。在我国,实施自我排班,护理人员的自主性及工作满意度可以得到明显提高,团队的互助和凝聚力明显增强,能较好地完成单位预定的计划,可使人力成本降低,离职率下降,要求换班及怠工的情形减少。

2. 排班原则

(1) 公平、公正原则：公平感是指人们对组织资源或奖酬分配，特别是涉及自身利益的分配，是否公正合理的个人判断的感受。在护理管理过程中，公平感主要体现在奖金的分配、工作量、班次、节假日休息的安排和一些护理量大、技术要求高的特别护理、抢救、临时性加班、支援等工作的分派及学习进修机会等方面，护士们往往以一时一事的差异来进行比较，其结果当然是越比越委屈，越比越感到不公平，从而影响工作积极性，甚至成为一种消极因素。应该特别强调病房内决定任何事情均应采取全体护理人员参与的方式，通过讨论、投票、选举、提建议等方式决定，在此过程中护士长要起到监督管理的作用，秉承公开、公平、公正的原则，努力营造平等的竞争环境。对于感到不公平、有委屈情绪的护士，要做好耐心细致的说服教育工作，力求使她们能够客观公正地对待工作，避免出现消极情绪，影响临床护理工作。

(2) 弹性原则：应当遵循“以患者为中心”的服务宗旨，按照“忙时人不少，闲时人不多”的原则合理安排人力衔接，实现弹性排班。护士长每日根据临床实际情况及科室特点及时调整人力资源搭配。同时在支援原则中，明确支援优先顺序，涵盖种种特殊情况，并有补充条目，能够让每一位护士明确在出现紧急情况下，应该如何处理班次问题。

(3) 约休原则：实行约休制度是自主排班的一种演变方式，约休表是护士将预见性的特殊活动，如带孩子打针、私人娱乐活动、外出游玩等在约休表上体现出来，供护士长在排班时参考。自主约休模式使护士的生活需求与工作成就得到了有机的结合和统一，在认真工作实现个人价值的同时又照顾好家庭，从而激发其成就感和自豪感，以更饱满的热情投入工作，在这种工作状态下，科室的护理质量显著提高。需要说明的是，在制定约班原则时，要具体细致，考虑全面，特别是要注明约休顺序，最好附带休假原则作为约休的补充条目，避免出现重复约休的情况。护士长每月底将下月的约班表公示，护士应每周三前将所约休班次在约班表上注明。

约班使用要求：

① 约休时间为周一到周五；

② 夜班不能进行约班；

③ 休小长假、国庆节、春节约值班时间，不约休；

④ 周六日不能约休，可按需要自己换班；

⑤ 每天约休不超过 2 人，并标注顺序。

特殊休假也应当制定一定的如下规则。

① 休婚假应提前 1 个月向护士长说明休假时间，方便护士长调配人力；

② 休寒暑假应提前 2 个月向护士长说明，方便护士长调配人力；

③ 国庆节和春节不能与寒暑假连休。

(4) 备班原则：由于临床工作的不可预知性和节假日期间护理人员会因各种原因离家外出，护士长对于节假日期间突发应急事件的排班至关重要。如果安排不到位，易引起临床工作紊乱、患者抢救不及时、救治不到位等特殊情况，因此需要做好备班准备。另外，如果护士遇到突然生病、家中有事等特殊情况需要紧急调休，护士长也需要做好换班准备，并制定相应的原则。

以下列举某科室的备班原则。

① 夜班上班前 2～4 h，护士生病可自己换班，需要由护士长调派人力，原则上以最后一行分开上夜班护士替班，病假者需要扣除相应的替班费；

② 白班护士临时发生状况时，先由护士长视病区忙碌程度调整照顾患者数量，不行则由临时休班护士排班表后第 1 名休班护士进行替班；

③ 如护士长自行调配有困难，可寻求科护士长帮助，进行科内调配；

④ 出现紧急突发事件，支援人员按重大事件紧急梯队进行安排，对休假护士使用标准顺序，当护士因故无法上班时或临床发生紧急状况时，按照顺序配备支援人员。应让当班护士知晓临时发生紧急状况优先顺序及处理流程。

3. 信息系统在排班中的应用

随着国内护理信息系统逐步完善，迫切需要我们利用信息社会变革所带来的各种先进工具来完善自身的管理方式，提高排班效率。目前，很多医院为了更科学、合理、快捷地制定护理人员排班表以适应专科医院临床护理人员实际排班需求，研制开发了适合本院特点的智能排班系统，代替了传统的手工排班，效果较好。

1) 智能化排班系统的优点如下

(1) 采用智能化排班系统可以实现人力资源的合理配置，改善以往手工排班中存在的诸多问题，如人员配置混乱，随意性大，与患者的病情匹配不佳等。通过智能化排班系统对护理人员的岗位、能级、临床需求和出勤时间等进行设置，能够有效实现病区人力资源的合理配置。通过智能化一键排班，可以改变原有耗时耗力的手工排班模式，在很大程度上提高护理管理者排班的效率；

(2) 可以有效地推动护理信息化建设：智能排班系统以一键排班的方式可以实现护理人员的合理配置，促进护士能级的发展，促进护士排班工作的规范化、标准化和合理化，有效推动护理信息化建设，持续提升护理服务质量。护理信息化建设已经成为可持续发展的必然选择，努力建设先进的信息基础设施，以信息化发展传统的排班模式，以不断提高综合护理水平，加速现代化进程。

2) 排班系统设置原则

护理排班系统的功能主要包括系统管理、排班基本信息设置、排班约束设置、排班生成及工作量统计五大模块。排班生成包括自动排班和手工微调。每日的班次信息包括各个班次所需要的护士人员数、不同水平人员的相互搭配，并设置约束条件以满足个人因素的需要。

3) 排班系统建模

班次类型的设定，将常见的班次归纳成以下几种班次类型。

(1) 主班：包括责任制、总务、治疗班，能够单独排班的班次，用来作为叠加班的依赖对象；

(2) 连续班：2 个班次必须连续安排在一起的班次，如两头班、12 h 夜班/夜休；

(3) 叠加班：必须依赖某个主班才能安排的班次，如 12 h 日班必须依赖与责任制、治疗班等合并；

(4) 可选班：包括休息、公休、病假、产假等。

4) 排班方式的设定

主要设 3 种方式，包括以下。

(1) 固定班：按照定人定班的方式优先安排，例如，对责任制的排班优先考虑；

(2) 轮转班：几个人排相同的班次，每人 1 天轮流上班，例如对 12 h 夜班的排班；

(3) 替班：不安排固定的班次，填补当天的空白班次。

5) 人员资质的设定

根据医院护士能级工作的开展，每名护士都有相对应的能级，根据不同的能级配备相对应的班次。

6) 算法策略与原则

在排班过程中，护理管理者需要将自己脑海中的临床排班经验用程序化的语言表述出来，计算机程序中会写入相对应的算法策略及约束设置，系统在进行自动排班时将同时进行考虑。

7)系统呈现及功能

通过一系列的算法策略及约束原则进行综合分析，分 5 个模块进行排班配置。

(1) 每个班次的基本人力需求；

(2) 护理人员的能级相对应班次及搭配水平；

(3) 护理班次安排的合理均衡；

(4) 每周护理工时的合理均衡；

(5) 护理人员的个人因素。

根据以上的条件自动生成排班表，排班表包括人员、日期、班次等信息，并提供导出 Excel 文档的功能，如果在实际的执行过程中，碰到临床或其他因素导致需要对预先生成的排班表进行更改，可通过手工微调的方式调整相应的护理人员。

4. 导管室的排班

随着胸痛中心、房颤中心、心衰中心在全国范围内如火如荼地建立、完善和再发展，各医院导管室的规模大幅扩大，工作量出现大幅提升，合理的导管室排班机制是提高导管室医、技、护人员工作效率，减轻工作压力的有效方法之一。然而我国导管室由于医院规模的差异、承接手术范围的不同、护士归属的差异，其排班及工作方式差异较大。

1) 导管室护士类型

(1) 无固定导管室护士型：一些基层医院或手术量较小的医院，没有固定的导管室护士，其排班属于心血管内科或 CCU，一旦有手术即去参与手术配合，没有手术便配合病房工作，机动性较大，缺点是护士没有经过系统培训，具有一定的潜在风险。这类护士同病房护士一样人事权隶属于护理部管理。

(2) 综合导管室/手术室护士型：一些医院急诊 PCI 手术在综合导管室或手术室进行手术，其排班参照手术室或综合性导管室排班模式，一般为人员基本固定、可以微调、有备班的排班模式，该模式比较成熟，护士的人事权同样隶属于护理部管理。

(3) 心脏专用导管室护士型：心内科发展比较好的医院，有心脏科专用导管室，配备专业的导管室护士，其人事权大多数隶属于心血管内科，属于心血管内科直接管辖型，优点是方便医护沟通，利益一致，缺点是这类医院工作量较大，对于护士配备不足的医院来说，护士的工作时间往往会比较长，做好合理排班更具有一定的意义。

2) 导管室护士排班模式

目前中国的导管室护士工作模式主要有以下 3 种导管室排班模式，但是不论何种工作模式，都融入了弹性排班的原则。

(1) 标准排班制模式：以西安市某医院为例，导管室共有 5 间，除主班、治疗班、消毒班等护士外，安排在导管室房间内的护士共 20 名，每一间 4 名护士，2 名护士上 7－3(7:00～15:00)班，另外 2 名护士 3－11(15:00～23:00)班(理论上何时结束则何时下班)。如此安排，护士不需要额外加班。属于排班制模式的还有哈尔滨医科大学附属第四医院、广东省人民医院等；

(2) 跟台模式：每一间导管室安排 1～2 名护士一同跟台，直至该间导管室结束手术。此种模式往往需要护士加班，而多加的班可以以奖金的形式替代，也可以以调休形式，但是由于导管室缺乏护士，大部分情况下护士无法或较少情况可以选择调休形式。上海较多医院属于此种模式；

(3) 混搭模式：一般适用于导管室房间数较少的医院，由于配备的人员不足，或者由于手术量的原因的确不需要安排太多护士，护士往往承担了导管室其他各种事情，所有事情都是各位护士统做共同完成。还有一种情况就是医院的导管室没有独立，和其他科室共用 DSA 室，医院只规定某几天向心血管内科开放手术，属于此类模式的大多是一些规模较小的二、三级医院。

3) 备班人员

随着胸痛中心在全国范围内的开展，患者对于心肌梗死疾病有了更为深入的了解，也更加能做好疾病诊治的配合工作，因此急诊 PCI 的手术量也呈逐步上升趋势，护理管理者需要做好日常排班的同时，需要注重急诊备班人员的安排，对于急诊 PCI 手术量大的医院不仅需要做好一级备班，二级、三级备班也需要做好安排以应对同时来源的心肌梗死患者。

4）备班人员职责

（1）备班人员的职责是“备班不外出，手机不离身，电话随叫随到”；

（2）遇有急诊 PCI 多的时候，一级备班人员不够时，电话通知二级或三级备班人员，要求其 30 min 之内必须到达导管室参与急诊手术。

（3）设置组长：对于备班人员应以日、周或月为单位设立组长，原则上是能级高者作为组长，并负责启动二级或三级备班人员，负责节假日或夜间导管室急诊手术、突发事件的处理、指挥和汇报。若三级备班仍然不能满足工作需要的情况下，需要护士长协调其他人员，护士长需把外出离开市内的人员标注在排班表上以避免在紧急情况下，通知这些已外出的人员而浪费抢救。

良好的排班是保证工作顺利进行的重要保证，各家医院需要根据自身的实际情况合理安排，人员不足时应及时向医院领导反映以增加人员编制，保证导管室各类手术尤其是急诊 PCI 手术及时高效的完成。

（笃铭丽）

第二节　急诊 PCI 的术前准备

“胸痛中心”是为降低 AMI 的发病率和病死率提出的概念，通过多学科[包括急救医疗系统（EMS）、急诊科、心内科、影像学科]合作，提供快速而准确的诊断、危险评估和恰当的治疗手段，对胸痛患者进行有效的分类治疗，从而提高早期诊断和治疗 ACS 的能力，降低心肌梗死发生的可能性或者避免心肌梗死发生，并准确筛查出心肌缺血低危患者，达到减少误诊和漏诊及过度治疗，以及改善患者临床预后的目的。患者一旦确诊为具有手术指征心肌梗死，需要立即启动导管室准备急诊 PCI 手术，对于导管室团队来说，时间就是生命，需要做好一切准备以确保手术的顺利进行。

1. 护理目标

(1) 接到胸痛中心通知后于30 min内启动导管室，尽可能缩短FMC－B，最大限度挽救患者心肌。

(2) 迅速完成急诊PCI手术的用物准备，包括房间、药品、耗材、仪器等。

(3) 减轻患者身体、心理痛苦或不适。

2. 术前常规准备

患者到达医院后，不论是在急诊、导管室还是没有实施绕行的CCU，均需要完成术前的血常规、出凝血时间、生化实验室检查(包括肝功能、肾功能、电解质、血糖等)、心肌酶谱等血液标本的留取，尤其是乙肝、丙肝、梅毒、艾滋病等传染病指标。

1) 术前用药

术前顿服阿司匹林300 mg、氯吡格雷600 mg或替格瑞洛(倍林达)180 mg。

2) 术前签字

在医生充足的情况下，1名医生进行术前谈话并签署手术同意书，说明手术的目的、过程、可能出现的并发症，在人员不足、情况紧急或患者没有家属的情况下，可以先行救治。建议医院在谈话区安装带有录音摄像功能的设备以在有医疗纠纷时作为证据使用。

3) 用物准备

(1) 一般用物：器械包，敷料包，皮肤黏膜消毒剂，无菌持物钳等。由于AMI患者不可能等到患者传染性血液指标化验结果出来后再行急诊PCI手术，因此需要对所有急诊PCI患者实施标准预防，即把每一位急诊PCI患者当作血液传染病患者来对待，所有患者血液接触后的用物采用符合医院感染防控要求的方式来处理。

(2) 药物准备：利多卡因0.1 mg×(1～2)支，0.9%生理盐水1 000 ml＋肝素钠1/4支倒至台上盆内，优维显若干瓶，0.9%生理盐水25 ml＋硝酸甘油2.5 mg，0.9%生理盐水25 ml＋盐酸维拉帕米2.5 mg，等。准备抢救药品：0.9%生理盐水18 ml＋多巴胺20 mg，0.9%生理盐水500 ml＋多巴胺100 mg，阿托品0.5 mg，以上药品可以在术前提前冲配好以缩短抢救时间；另外准备好盐酸胺碘酮注射液，盐酸肾上腺素注射液，利尿剂，盐酸吗啡注射液、盐酸替罗非班氯化钠注射液、抗过敏药物等。由于碘过敏试验无法预测患者的过敏情况，因此目前大部分医院已经取消碘过敏试验，但是仍然有少部分患者存在严重的碘过敏反应，因此需要及时准备好抗过敏药物，例如甲泼尼龙、地塞米松等，必要时使用肾上腺素。

(3) PCI 介入用物：导管鞘(桡动脉，股动脉)，环丙注射器，三联三通，造影导丝，压力传感器，各型号造影导管，心室造影导管，压力泵，Y 型接管，血管成型套件，各类型号的导引导管，各类型号的导引导丝，各尺寸冠状动脉扩张导管，冠状动脉支架，高压冠状动脉球囊，微导管，抽吸导管，临时起搏电极，主动脉球囊导管等。

(4) 仪器准备：DSA 机器开机并录入患者姓名等信息，导管室应备有带有创血流动力学监测的心电血压监护仪或血流动力学工作站，急诊 PCI 手术时应备好除颤仪，临时起搏器，主动脉球囊反搏仪，呼吸机等，吸痰装置呈备用状态。

(5) 其他用物：例如吸水垫布、接小便袋及呕吐袋等。患者术中可能会出现大小便失禁的情况，因此提前帮助患者准备吸水垫布及接小便袋可以避免患者术中因大小便失禁的不适而带来的烦躁。部分患者也会因为憋尿而导致迷走反射亢进，因此心率、血压骤降而影响医生术中操作。另外，也有一部分患者，在血管打通以后出现呕吐的情况，因此可以提前准备好呕吐袋置于患者头下，做好固定，告知患者如果出现呕吐情况及时头偏一侧，护士会帮助清洁口腔卫生。

4) 患者准备

与抢救室医护做好交接，认真核对姓名后协助患者自运送床转移至手术床，根据病情予以鼻导管或者面罩吸氧。立即连接心电监护，测量血压并设置重复测量时间。解开衣物，暴露手术部位，根据病情选择手术穿刺部位，如右手桡动脉，则固定右手于托手板上，必要时消毒腹股沟皮肤备用。询问患者是否有过敏史，特别是有无碘过敏。再次确认患者已经服用抗血小板药物的负荷剂量，同时做好患者心理护理，消除其恐惧情绪，使其能更好地配合手术。保持静脉通路的通畅，补液维持。

3. 护理措施

(1) 所有医护人员应当积极、迅速、高效地完成所有用物准备及患者准备，以缩短患者救治时间。

(2) 做好患者的心理护理：在对患者实施抢救的过程中，护士要通过观察、交流等方式对患者进行心理评估，根据患者年龄、文化程度、社会背景、身心状态，采用通俗易懂的沟通方式告知患者手术的目的、基本过程、术中可能的感觉、配合要点等，护士操作动作要迅速到位、语气要温和平稳，让患者感受到医院救治的高水平及护理服务的高效及温馨。

(3) 做好交接班：不论是CCU来源、急诊来源、还是绕行急诊直接进入导管室的患者都需要与对方人员做好交接班。交接内容包括患者所有相关资料及用物、仪器、病例、护理记录单、氧气袋等。特别需要交代清楚的是患者目前的用药情况，负荷剂量的抗血小板药物是否已经服用、品种是什么、剂量多少、何时服用，是否使用过肝素钠或低分子肝素，是否存在服药后呕吐的情况(避免患者药物吐出而并未达到负荷剂量要求)，如果患者有呕吐情况需要告知医生并制定补救措施。

(笃铭丽　张春霞)

第三节　急诊PCI的术中配合

急诊PCI手术患者往往病情危重，考验的不仅是医生的速度及医疗水平，对于手术配合的护士也有较高的要求，护士的良好配合，能协助医生更快更好地完成手术，为挽救患者心肌争取到更多的时间。经验丰富的护士能够以最快的速度传递耗材，并能预判医生的下一个指令，在医生下达指令后能够迅速执行，同时对于并发症的预估也是导管室护士的重要能力之一。

1. 护理目标

(1) 迅速完成冠状动脉造影，找到犯罪血管。

(2) 选择合适的PTCA导丝及导引导管通过病变处并恢复血流。

(3) 尽可能预估可能发生的紧急情况或并发症并积极应对。

(4) 患者手术结束并顺利下台。

2. 术中护理

（1）注意无菌原则：严格执行无菌操作原则，开启手术包，备齐无菌物品至操作台。协助手术医生穿手术衣。

（2）掌握每一个操作步骤：术中准确迅速递送PCI所需物品，递送之前与主刀医生再次核对，核对无误后递送，保留高值耗材的条码，粘贴于手术记录单上，做到可追溯，并做好高值器械的使用登记。植入性器械打印植入性器械记录单，并粘贴植入性器械的条形码，一份留存病史，一份交于患者保存。

（3）做好用药的护理：应用肝素钠、多巴胺及阿托品等药物的患者，首先注意患者静脉通路的通畅，确保药液不可外渗，避免和其他药物一路。其次注意观察用药后有无恶心呕吐，一旦发生呕吐，必须让患者头偏向一侧，防止呕吐物误吸引起窒息。应用盐酸胺碘酮液注射（可达龙），要注意选用大粗静脉，防止静脉炎。术中常规应用肝素钠，以达到肝素化。遵医嘱根据千克体重应用肝素，每小时追加，做好肝素应用的记录。

（4）做好术中监测：密切监测患者神志、心率、心律、血压、血氧饱和度、有创血压的变化以及患者的主诉，随时报告手术医生病情变化，遵医嘱采取相应的措施，并对术中出现的情况积极主动做好处置准备，配合医生抢救。尤其当冠脉再通时，最容易发生再灌注心律失常以及血流动力学的影响，要更加注意观察。

（5）术中注意保障患者安全，对于意识不清、烦躁不安、电击除颤的患者做好相应防护工作，防止坠床，必要时应用约束带，同时注意约束带松紧度。

（6）做好术中记录：准确记录术中患者的生命体征，术中用药。术中口头医嘱需与医生再次核对后快速执行，于口头医嘱记录本上记录并保留药瓶，以便术后核对。

（7）做好仪器设备的使用及管理：急诊PCI手术涉及的机器包括DSA、输液泵、微量泵、除颤仪、主动脉内球囊反搏（intraaortic ballon pump，IABP）机、血液动力学监测系统或心电监护仪等。所有仪器在前一台手术结束后均应当检查完好、确保其呈备用状态。

（笃铭丽）

第四节　急诊 PCI 的术后交接

急诊 PCI 术后患者从导管室转运到监护室过程属于医院内患者转运。医院内患者转运在实施过程中存在一定的安全隐患，包括患者术中突发阿斯综合征、冠状动脉血管再狭窄导致胸痛等情况，因此制定完善的转运交接策略对于保证患者的安全至关重要。

1. 术后导管室内的患者处理

(1) 伤口处理：手术结束，协助医生进行穿刺处的压迫止血。桡动脉应用桡动脉止血阀，股动脉应用血管闭合器缝合后纱布压迫加压包扎。注意术后患肢的血供以及动脉搏动情况，注意要在患者伤口无出血后方能进行转运交接。

(2) 用物处理：一般情况下，患者的血传染性指标的化验报告尚不能知晓，因此需要对所有急诊 PCI 手术患者实施标准预防，即将每一位患者当作有血液传染病的患者，戴好双层手套，防护眼镜、头罩、手术衣需要具有三防一透一阻功能(即防水、防污、防渗透、透气，阻断医院常见致病菌)。所有感染性垃圾使用双层黄色垃圾袋包装、鹅颈结封口，并注明感染性医疗垃圾；对于有污水处理系统的医院，所有金属器械可以冲洗后送供应室消毒，对于没有污水处理系统的小医院，可以将金属器械浸泡在 2 000 mg/L 有效氯中 30 min，再同其他器械一起统一处理。另外也有医院注明患者姓名及住院号，等实验室检查报告出来后再行归类处理。对于有条件的医院建议使用一次性介入包，以减少布类敷料导致的血液渗漏而给后续工作带来麻烦。

(3) 环境处理：手术结束，需要对 DSA 内环境进行终末消毒。使用 2 000 mg/L 有效氯或酸性氧化电位水擦拭手术器械车、操作台面、手术床等。使用消毒湿巾纸擦拭显示器、各类仪器、屏幕等，并用清水重复擦拭，以减少对仪器及屏幕表面的腐蚀及损伤。

2. 制定患者转运流程

(1) 转运前全面评估患者的病情，根据病情决定接收科室。

(2) 所有急诊 PCI 手术患者均使用平车转运。准备好被子、枕头及氧气枕、便携式监护仪，必要时准备转运呼吸机。

(3) 转运前电话通知接收科室做好床单位、监护设备、吸氧吸痰装置及急救用物的准备，以便患者到达后及时接受治疗和监护。

(4) 转运前与患者和家属沟通，是否有因为急诊手术遗留下来的患者外套、手表等物品，需与患者家属交代清楚。

(5) 选择正确的转运途径：急诊 PCI 术后的患者由于病情不稳定，转运路途的长短直接影响转运的安全，护士熟知途中的路程、所需时间，转运前联系好运送电梯和接收科室，以保证急诊 PCI 患者转运通道的畅通，缩短患者转运途中的时间，对于特别危重的患者，需有专人联系电梯间工作人员保证电梯呈备用状态。

(6) 保证转运工具和抢救设备呈备用状态：AMI 患者转运时整床转运，减少过床次数，以免诱发心律失常、心力衰竭等并发症。转运途中常规准备吸氧设备、除颤仪、注射泵、简易呼吸器和急救包，急救包中备有注射器、输液器、砂轮、消毒棉签、止血带等注射用品和阿托品、多巴胺、胺碘酮(可达龙)、肾上腺素等急救药物。

3. 转运中病情观察及处理

(1) 心律失常：密切观察意识、面色、呼吸、表情、转运监护仪器的数据等，倾听患者的主诉，根据监护数据判断心律失常情况，及时发现并处理严重心律失常和低血压状态。使用升压药、抗心律失常药物的患者，医护人员需确保转运途中注射泵有充足的备用电以保证机器的正常运转及药液量的准确输入。

(2) 心力衰竭：对于广泛前壁心肌梗死、左主干病变或已有心功能不全的患者，转运途中严密观察生命体征，特别是血氧饱和度的变化。对于安装 IABP 的患者，由专人负责 IABP 仪器转运和观察，转运前查看 IABP 导管固定情况，蓄电池的电量及氦气量，准确评估电池使用时间及途中的转运时间，确保途中机器的正常运行，IABP 机器需要与转运床同时移动，避免牵拉导致导管的滑脱及断裂。对于应用呼吸机的患者，转运前在导管室检查好转运呼吸机氧源的密闭情况和电源的稳定性，根据患者的情况调整好呼吸机的工作模式，监测用机后血氧饱和度的变化，生命体征稳定后转运。

4. 与 CCU 交接

患者转运至 CCU 后，转运护士与接收科室护士进行患者情况交接，包括患者诊断、血管闭塞部位、生命体征、病情、伤口情况、各种管道、物品、药物、皮肤、仪器等，重点交接术中和转运途中的病情变化及处理过程、患者有可能出现的并发症及术后护理观察要点，交接后双方签名并签注交接时间。

5. 转运人员的培训

由手术医生和手术护士对患者的病情、手术情况、术中用药、术后有可能出现的并发症、患者的精神状态和心理变化比较了解，因此应共同负责急 PCI 术后患者的转运，在和 CCU 的医护人员交接中应当注重患者术后的观察和治疗。完善的交接转运流程是保证手术术后患者安全的关键点，因此，应对所有参与转运的人员做好培训。

(1) 培训内容：急诊 PCI 的转运制度和转运流程，急诊 PCI 术后病情观察要点，各种急救药物的作用、用法、不良反应和观察要点，心肺复苏术、电复律、简易呼吸器应用等急救技能训练，IABP、呼吸机、除颤仪、注射泵等抢救仪器的应用，急诊 PCI 术后患者交接班内容。

(2) 定期演练：定期组织医护人员转运应急演练 1 次，以提高医护人员的专业素质，保证患者的安全转运。

急诊 PCI 术后患者在转运过程有可能出现病情变化和生命危险，尽可能缩短转运时间，医护人员应根据医院布局选择正确的转运途径和转运工具，转运前准确评估患者病情，对患者及家属进行转运风险的告知，制定急诊 PCI 术后转运制度和转运流程，严格按流程转运，使每例 PCI 术后的患者转运时获得最佳的医疗护理服务，减少转运交接过程中意外事件的发生。

（笃铭丽）

第五节　急诊 PCI 术中并发症的观察及处理

1. 动脉压力术中改变及处理

PCI 实施过程中相关并发症的发生，是困扰心血管内科临床医生一个比较棘手的问题。对患者 PCI 术中动脉压力波形的变化进行连续监测，对于保证患者心、脑、肾等重要器官的血液灌注有着重要的临床意义，是手术成功的关键因素。

1）正确连接，避免误差

术中需要直接测量动脉血压，进而精确地传导和复制导管插入动脉的原始压力信号，因此正确连接测压系统是及时准确识别危险信号的重要保证。监测系统不稳定，包括导管、连接管、接头、冲洗装置都会使压力曲线变形，造成压力改变的假象。所以应用于导管室的动脉压监测系统必须是无衰减的动态系统。

2）精准校零

在开始监测之前，必须对传感器进行调整零点，定标和定位到水平位置。这一过程开始步骤是将传感器邻近的三通开关打开，与大气相通，使此时压力传感器暴露于大气压，然后按监视器上的“零压力”键，待压力参考值校正至零点，以保证准确传出动脉压力。

3）动脉压力曲线识别

动脉压波形是由于收缩期左心室血液排入主动脉，然后在舒张期周围动脉将搏出的血排除所致。动脉压波形也可以分为收缩期成分和舒张期成分。图3-4-2至图3-4-8分别为心脏收缩及舒张不同时期所表现的图形特征。上升支的斜度、上升速度和高度与血流速度相关，反映左心室的收缩功能。

4）术中动脉压力图形变化及处理

（1）波形圆钝，重搏波消失：波幅上升支及下降支减慢，表明导管到达冠状动脉开口前动脉，动脉压数值明显低于正常水平，多为压力监测系统有未排除气泡，需要重新充水、排气并调整零点。

（2）锯齿样波形：患者伴有周围动脉血管弯曲，术中在调整导管时极度扭曲，受损折伤时传出压力图形振幅锐减，形成尖端锯齿样图形，动脉压力低于正常水平，需及时提示术者要在影像下调整扭曲导管后，更换导管，重新进入人体内完成手术。

（3）动脉压力心室化：当正常的呈正弦波的动脉波形的升支和降支突然变陡，出现规则性的振幅增大并且没有明显的重搏波时，提示导管进入左心室，或为导管深插或开口病变，此时应提醒术者及时调整导管，以免导管刺激心室内壁而引起室性早搏甚至室性心动过速，在术者退出导管后，动脉血压的波形转为正常。

2. 急性心包填塞

是急诊PCI治疗中少见而严重的并发症，大多由于手术操作不当引起冠脉穿孔有关，一旦发生，病情凶险，若耽搁抢救，后果严重，需引起手术医生及护士的高度重视，早期的诊断及迅速的反应是抢救成功的关键。

1）临床表现

术中患者出现严重胸闷、背部隐痛、气急、烦躁、恶心、大汗、血压下降或脉压变小，心率加快或减慢，X线透视下可见心影增大，心脏搏动减弱。

2）护理措施

（1）立即准备用物，包括穿刺针、胸穿包或深静脉穿刺包（根据各家医院所进耗材的品种及医生喜好选择穿刺耗材）、50 ml针筒等，协助医生消毒穿刺部位皮肤，配合医生进行心包穿刺引流，严格执行无菌操作；

（2）密切观察患者的面色、意识、呼吸的变化，如出现心悸、气促、呼吸困难等情况，立即进行相应的处理；

（3）用药处理：应用多巴胺、阿托品等药物维持正常心率、血压，同时进行补液、扩容治疗；

（4）记录心包引流量、颜色、性状，观察胸闷、胸痛症状有无改善；

（5）做好患者心理护理，尽可能沉稳地与医生沟通，避免慌张，这会引起患者焦虑而加重病情变化；

（6）暂停用抗凝药物，尽量减少可能再出血；

（7）及时与外科联系，必要时行外科手术治疗。

3. 术中心率改变及处理

1）心动过缓

急性下壁心肌梗死前1 h内及右冠状动脉梗死患者再灌注时，大多数情况会出现心动过缓并伴有血压降低，据统计占STEMI相关心律失常的30%～40%。其他原因包括紧张、晕针、术后拔管、止血等因素导致的迷走反射亢进、药物因素等。窦性心动过缓或其他节奏点发出的心动过缓在心脏介入手术中都是急症，一旦出现要配合及时救治。

2）心动过缓的处理

要第一时间提示处理心率的快慢与心律性质的变化，才能避免危险因素。

(1) 药物处理：确定为急性下壁心肌梗死的患者，术前台上用0.9%生理盐水配好1∶1的阿托品，或术中遵医嘱静脉处直接推注阿托品0.5～1 mg，一般情况下，患者心率可快速提升。伴有低血压者，遵医嘱给予相关升压药物及扩容药物，如多巴胺、羟乙基淀粉130/0.4氯化钠注射液(万汶)等；

(2) 临时起搏器应用：必要时配合台上使用临时起搏器，将临时起搏器电极导管及动脉鞘递与台上；调好临时起搏器的起搏频率，一般超出自身心率5～10次；调整起搏中的输出及感知；起搏导管完全放置稳定后，将输出尾线正负极准确与临时起搏器连接；开启临时起搏器后，触发信号应在每心动搏出R波前触发；确定满意起搏心率后，将临时起搏导管台上部分用无菌钳夹在消毒巾上，台下延长部分与起搏器仪器一起妥善放在患者无操作一侧，防止滑落。

(3) 心律恢复后准备其他导管材料来配合手术继续完成。经过以上措施的救治，如不伴有更严重的并发症，血压、心率都能迅速提升，对愈合没有不良影响。

3) 窦性心动过速的处理

常见的术中窦性心动过速往往和血压升高同时出现。常见原因包括术前情绪不稳定、对介入治疗有心理负担、患者憋尿等原因。护理措施：

(1) 做好患者心理护理。

(2) 告知患者尿垫及尿袋已经安置妥善，患者可以正常排尿，一般情况下患者排尿后症状可自行缓解，心动过速便可减慢。合并血压升高的患者，配合用药血压平稳后心率相对也就平稳恢复。需要警惕的是其他心动过速情况的发生，如室性心动过速等。

4. 恶性心律失常的处理

1) 再灌注心律失常的预防及处理

再灌注心律失常是急诊 PCI 术中不可避免的并发症，很多患者在冠状动脉血管打通之后即刻发生再灌注心律失常。因此，护士需要充分做好术前准备，密切做好术中病情观察，及早发现心律失常并积极配合抢救，对于提高手术成功率有着重要的意义。

(1) 持续心电、压力监测：急诊 PCI 患者术中应持续进行心电监护及生命体征监测，密切注意冠状动脉内压力、心率、血压及患者面色、神志等情况。询问患者有无心前区疼痛及不适感。冠状动脉开通后，应严密观察心电图的变化，尤其是多源性、频发性、R－on－T 现象的室性期前收缩是心室颤动的信号。严重的室性心律失常是 PCI 患者死亡的重要原因，尤其是导丝通过闭塞处、对比剂注入冠状动脉、球囊扩张时、血管开通后瞬间均易出现室性期前收缩，甚至心室颤动。左冠状动脉闭塞易引起室性心律失常，如室性期前收缩、室性心动过速、心室扑动、心室颤动等。大多数加速性室性自主心律能自行转变为窦性心律，只需严密观察。但对于第 1 个室性期前收缩发生较早、频率较快和持续时间较长的加速性自主心律，应给予及时处理，以免转成恶性心律失常，一旦发生心室颤动，立即做非同步直流电除颤。右冠状动脉或左回旋支闭塞易引起心率减慢、房室传导阻滞，遵医嘱及时注射阿托品 0.5～1 mg，必要时紧急配合安装临时起搏器。

(2) 正确使用抢救仪器：导管室护士应熟练掌握各种抢救仪器设备的使用及操作，当手术中患者出现心室颤动而手术医生不能下台进行除颤时，导管室护士应迅速进行电除颤。若电除颤后，患者心电示波呈缓慢逸搏心律或一直线，应立即给予胸外心脏按压或人工起搏，呼吸停止者，给予人工呼吸或紧急行气管插管呼吸机辅助呼吸。复律后仍应密切观察患者心电图及生命体征的变化。因此，充分认识再灌注心律失常的危险因素，认真做好术前准备，术中严密监测，准确识别各种心律失常，熟练掌握各种抢救仪器设备的使用等，就能有效地消除或减轻再灌注心律失常的危害，提高急诊 PCI 的成功率。目前，很多医院配备的除颤仪都配有一次性除颤电极片，在术前为患者安置妥善，一旦患者发生恶性心律失常，可以及时进行充电、放电过程，无须暴露患者皮肤使用电极板除颤，一方面可以节约除颤时间，另一方面也可以避免影响手术铺巾，造成院内感染的发生，唯一的缺点是此款电极片收费昂贵，每位急诊 PCI 患者使用会增加经济负担。

2) 心室纤颤的处理

心室纤颤简称室颤，是最为严重的恶性心律失常。AMI 和危重患者的 PCI 手术过程中发生率会比较高。所以护士配合监护和抢救十分重要。

(1) 密切观察：在手术进程中如心电监护出现连续室性早搏应立即提示术者，并密切观察短阵室速或持续性室性心动过速的心电图变化，对于可能出现心室纤颤的情况，需立即做好抢救准备。

(2) 准备好除颤仪，连接电极片，电极板涂好导电膏，准备除颤抢救，一旦出现心室纤颤时立即暴露患者胸部，给予除颤。一般 1～2 次除颤后即可转复窦性心律。

(3) 心电图出现异常立即提示台上术者，迅速将体内引起刺激的导管材料撤出，改善心肌血流灌注或防止机械再刺激。

(4) 患者有意识时，嘱其用力咳嗽，起振动胸廓作用，帮助心脏规律运动。

(5) 患者意识不清时，协助术者叩击患者胸部，及时给予胸外心脏按压，一般情况下可以帮助转复；

(6) 护士提前准备好抢救药品如阿托品、多巴胺、利多卡因等，并摆好放在最方便操作的位置，并连接好三通接头，以便遵医嘱即时使用。

(7) 防止代谢性酸中毒，必要时术中遵医嘱给予碳酸氢钠快速静脉注入。

(8) 配合继续手术治疗的各项准备工作，无菌台的铺设，导管材料、支架及时补充。当室颤是由冠状动脉急性闭塞所致，一旦冠脉开通、血运重建后，心室颤动即会恢复。

(9) 准备 IABP 机器及 IABP 导管材料，必要时使用。

医生术中既要继续手术操作，又要指挥抢救，护士在执行医生医嘱的同时，应当判断医生是否有遗漏或错误的医嘱，必要时与医生进行沟通，及时补充或调整抢救措施。

5. 术中低血压的处理

急诊 PCI 手术是治疗 AMI 的主要方法之一。患者术中会出现血压骤降，甚至是心源性休克等危急情况的发生，因此要严密监测患者的血压变化，包括有创压力与无创外周血压。

1) 发生血压降低的原因

(1) 迷走神经反射亢进：精神紧张、局部疼痛、导管刺激、饥饿等均可引起。临床表现为迅速出现心率减慢、血压下降、胸闷、恶心、呕吐、全身大汗。大多数发作短暂。由于过度紧张，血管极度收缩，使血压突然降低。多发生于女性、老年患者，同时伴有心动过缓出现。

(2) 晕针：打麻药时或进桡动脉鞘管时即会出现精神高度紧张、脸色苍白、大汗、心率减缓、血压降低。多发于年轻人和体质弱、女性患者。

(3) 血管病变：冠脉开口处病变、左主干病变、右冠状动脉近端或前降支近端病变、多支血管病变时，行球囊扩张和支架植入时容易出现低血压。患者的主干开口处有较严重狭窄的病变时，使用正常的造影或指引导管直径对比偏大，插入时阻塞了相关血管，直接影响血流灌注，也会造成血压急骤降低。压力曲线呈单峰或心室化。血管开口异常这种情况日常工作中很多见，因心脏病患者多伴有长期高血压、动脉硬化，使主动脉根部增宽，冠状动脉开口随之移位变形，使用常规导管已不能与其开口同轴，术者操作时要反复调整，有时在调整过程中会使导管深插，发生堵塞血管，影响瞬间血流灌注，动脉压力急骤降低，抽出导管便可恢复。这种情况发生不需给药物治疗，只需配合术者更换合适导管材料，避免超选即可继续手术。

(4) 冠脉急性血栓：靶病变血管或邻近靶病变部位的血管出现急性血栓，使其发生闭塞后，直接影响血管的灌注，血压急骤降低。应迅速给予动脉溶栓、盐酸替罗非班氯化钠注射液(欣维宁)、升压药物及应用血栓抽吸导管。

(5) 冠状动脉慢血流、无血流：急诊PCI时，术中冠状动脉血管无血流或慢血流直接影响血流动力学改变，会引发血压急骤降低、心动过缓等急症发生。

(6) 冠状动脉穿孔：冠状动脉出现穿孔是PCI术中少见的并发症之一，引起心包填塞，压迫心脏，导致射血减少，血压随之骤降。

(7) 急性过敏性休克：急诊PCI时发生急性严重过敏性休克患者大多数是由于碘过敏而引发的，轻者患者出现皮疹、黏膜水肿、眼结膜充血、鼻涕、流泪，随之血压开始降低。严重者没有早期症状，如果术中无其他原因血压下降，用升压药物作用不明显，可考虑。备好抗过敏药物、升压药物及肾上腺素以备抢救。

(8) 血容量不足：术前或术中患者出汗过多，又未及时补充液体引起血容量不足而出现低血压。

2) 低血压的处理

(1) 如因导管操作深插和超选导致的血压降低，要及时提示术者快速把导管撤离血管开口，使血流灌注后血压即可回升，稳定后继续手术。

(2) 术中急症并发症或血管急性闭塞导致血压降低时，护士要遵医嘱配合台上快速使用药物及导管材料。

(3) 常用药物：经静脉三通管将10～20 mg多巴胺，用0.9%生理盐水稀释后静脉推注可以快速提升血压。效果不明显可以加量使用。

(4) 快速开通另一条较大静脉血管，接好三通，以保证多路药物的快速有效使用。

(5) 准备配合使用IABP机器，接好电源调整至使用状态。按患者身高选择IABP球囊导管，身高大于165 cm的，选择40 cm的IABP球囊，身高低于165 cm则选择30 cm的IABP球囊。IABP球囊到位后，连接机器。可用心电图R波或动脉压力波形触发，要依据患者当时情况，按需搏出，急诊时触发频率为1∶1。

(6) 血压降低是由于冠脉内急性血栓而致，护士及时准备血栓抽吸导管及远端保护装置的导管材料。必要时递与台上使用。及时评估患者有无消化道及脑血管出血病史，遵医嘱使用替罗非班，并使用微量注射泵，维持静脉注入，于冠脉内直接推注。

(7) 必要时及时补充液体，查明患者无心功能不全及其他相关并发症时，情况允许时充分地补充液体可以增加体循环，并且有助于改善低血容量所致的血压降低。

6. 心源性休克

由于心输出血量减少，末梢循环灌注量减少，血流滞留，末梢发生发绀，尤其以口唇、黏膜及甲床最明显，四肢也因供血障碍而冰冷，皮肤潮湿。AMI并发心源性休克是心血管疾病中的急危重症，其病死率高达60%～90%，起病迅速，常于发病后数小时或1周内，与疼痛同时出现。快速有效地开通梗死相关动脉，及时发现和正确处理，是降低病死率的关键，及时的护理抢救措施是提高抢救成功的关键因素。

(1) 迅速建立静脉通道：心源性休克由于心肌收缩力弱，心输出量少，致使循环灌注不足，适当补充血容量是当务之急，同时，也需要静脉通道确保必要的抢救药物应用。因此，迅速开通至少两条以上静脉通道，选用大号静脉留置针。在输液过程中，根据心率、血压情况随时遵医嘱调整补液速度。

(2) 吸氧：患者由于心肌收缩力减弱，心输出量减少，微循环血流缓慢，供血减少，组织发生缺血、缺氧，动脉血氧含量明显下降。为改善心功能，解除脑、肝、肾重要脏器的缺氧症状，及时给氧是进行抢救的关键措施之一。直接给氧是最简便有效的治疗方法，可用面罩或鼻导管给氧。面罩要严密，导管插入要适中，调节氧流量为 2～4 L/min，休克症状改善后可调解氧流量为 1～2 L/min。

(3) 应用血管活性药物：应注意输入液体的通畅，避免脱管、外溢。多选取多巴胺升高血压，如果大量或快速地补充多巴胺，可使血压上升过快、过高，加重心脏负荷，导致患者恶心呕吐从而增加患者心脏负担。而酚妥拉明和硝普钠降低心脏前、后负荷，扩张血管，如滴注过快可使血压明显下降，加重休克。因此，护士必须严密观察患者应用药物时的病情变化，根据血压随时调整输液的量及速度。

(4) IABP 的应用：详见低血压处理。

7. 术中高血压的处理

导管室心脏介入手术开始前或术中患者出现血压增高情况经常发生。临床长期高血压患者、合并肾动脉狭窄患者、老年患者更容易出现血压增高，当患者症状明显时必须使用药物控制才能进行手术。多数患者因对介入手术理解不够，会由于顾虑较多、精神紧张等心理原因引发血压增高。

(1) 快速吸氧。

(2) 口服降压药物。舌下含服硝苯地平(心痛定)10 mg。口服药后观察 10～20 min 不缓解可静脉用药，并根据血压下调情况调节使用剂量。

(3) 协助患者排尿或及时导尿：术前为患者安置好尿垫或小便袋，术中可以直接排尿，如患者无法小便时要及时采取导尿措施，防止血压继续升高影响手术进程。

(4) 排除心理紧张因素，做好术中心理护理。

8. 心力衰竭

心力衰竭是影响 AMI 预后的重要并发症之一，常见于大面积心肌梗死如急性广泛前壁心肌梗死或 AMI 伴大面积心肌缺血的患者，提示主要是由于左心室收缩功能衰竭所致，并伴随有舒张功能异常。一般以急性左心衰竭为主，表现为突发的呼吸困难、发绀、气促、不能平卧、咳嗽、咳粉红色泡沫痰，双肺底湿啰音、脉搏细速、大汗、尿少等。

(1) 吸氧：给予高流量鼻导管吸氧(氧流量 6～8 L/min)或麻醉机面罩吸氧，以改善换气功能，同时湿化瓶加用 50%乙醇，以降低肺泡内泡沫表面张力，特别是咳大量粉红色泡沫痰时，应及时用吸引器吸引，保持呼吸道通畅，以免发生窒息。

(2) 镇静：静脉注射吗啡 3～5 mg，使患者安静，以减少心肌耗氧。

(3) 利尿：静脉注射呋塞米 40～60 mg，注意观察尿量，准确记录出入量。

(4) 应用血管活性药物：严格控制输液的速度和量，应用多巴胺及硝普钠等药物时，最好使用微量泵，并防止液体外渗。

(5) 注意观察心率、脉搏、血压的变化：当患者脉搏较原来更为细速、无力时，要考虑到早期休克的发生，临床上脉搏的变化，往往早于血压的变化。

(6) 如果患者可以平躺，则配合医生尽快开通罪犯血管，尽早完成 PCI 手术。如果患者不能平躺，则根据医嘱选择是否继续手术或暂时在导管室/CCU 进行抢救，后期根据患者的恢复情况决定后续治疗措施。

随着心血管专科的飞速发展，AMI 救治相关宣教知识不断深入人心，越来越多的心肌梗死患者能够在发病初期意识到情况的严重性而及时就医，从而降低了此类疾病导致的院外猝死率，提高了救治成功率。然而，高危、重症、复杂、高龄患者行急诊 PCI 的比例也有所提高，这就要求护士具备丰富的监护技术、急救能力及并发症的识别能力。

急诊 PCI 的全过程是紧张并极具高风险的工作，期间可能发生可预见或不可预见的紧急事件，如血压突然降低、心率突然减慢、突发恶性心律失常、室颤等情况，因此护士需要在第一时间准确判断、正确用药及处理，从而使急症尽快平稳，继续完成手术，达到预期治疗效果。

(笃铭丽)

参考文献

[1] 李保.心血管介入培训教程[M].北京：人民军医出版社，2013：283-292.
[2] 侯桂华.心血管介入治疗护理实用技术[M].北京：北京大学医学出版社，2010：

109－142.
[3] 张志云，武燕燕，郑一宁. 护士自主排班的临床实践[J]. 中华护理杂志，2015，50(11)：1326－1330.
[4] 季菊红，朱玲. 三阶梯排班模式在手术室节假日急诊及批量伤排班中的应用[J]. 护理实践与研究，2017，14(16)：113－115.
[5] 李瑞刚，陈素兰，陈丽媛. 项目管理理论在手术室排班中的应用[J]. 护理研究，2012，26(5B)：1334－1335.
[6] 严晓霞，李玉梅，侯黎莉. 专科医院智能化排班系统的开发与应用[J]. 上海护理，2015，15(1)：72－74.

第四篇

胸痛中心建设中的心脏康复

第十二章　心脏康复的起源、发展和现况

据2016年《中国心血管病报告》显示，我国心血管病死亡占城乡居民总死亡原因的首位，且今后10年心血管病患者数仍将快速增长。推算我国现患心血管患者数达2.9亿，心血管病死亡率仍居首位，高于肿瘤及其他疾病。与此同时，欧美发达国家心血管发病率、死亡率却呈下降趋势。2014年AHA数据显示，过去10年间，由于心脏康复/二级预防的开展，使得美国心血管疾病发病率显著下降。

心脏康复自20世纪50年代发展至今，在当今医疗工作中的作用日趋重要。20世纪80年代，大量随机对照研究表明，通过心脏康复能够降低心肌梗死后患者全因死亡率8%～37%和心血管病死亡率7%～38%，是治疗心血管疾病的重要环节。目前，在社会医疗各界的推动下，国内心脏康复已卓有成效。多家三级医院开展的Ⅰ期、Ⅱ期心脏康复研究已证实，心血管病的事件率、病死率，再住院率及医疗支出明显降低，生活质量得到改善。（见图12－1）

一、心脏康复的定义

《美国心脏康复和二级预防项目指南》第3版将心脏康复定义为："心脏康复是涉及医学评价，处方运动，心脏危险因素矫正、教育、咨询和行为干预的综

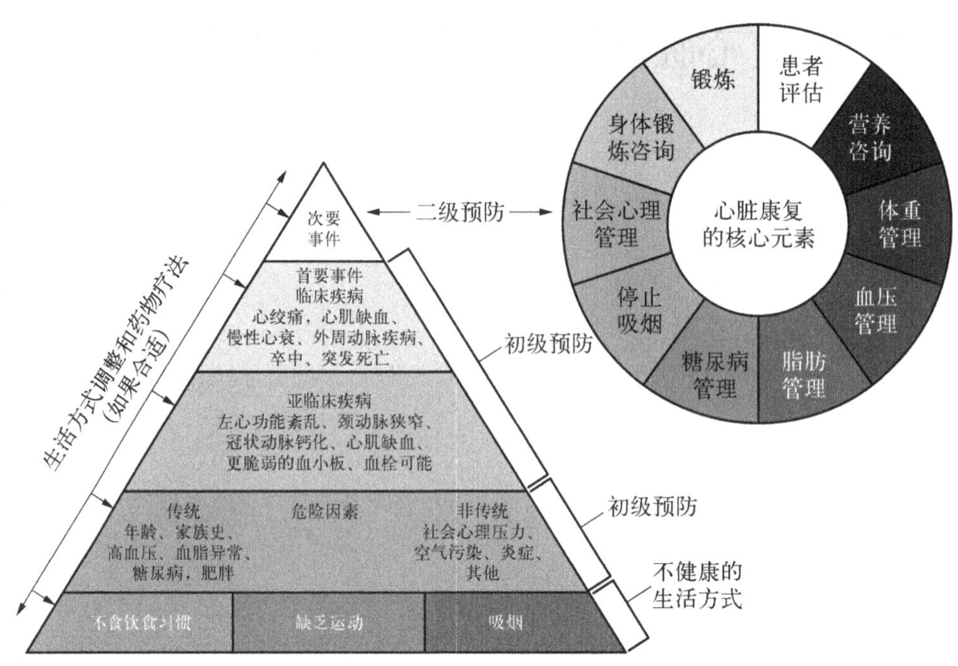

图 12－1　心脏康复的重要环节

Sandesara，P. B. et al. J Am Coll Cardiol. 2015，65(4)：389－395.

合长期程序。该程序用以减轻心脏病的生理和心理影响，减少再梗死和猝死的危险，控制心脏症状，稳定或逆转动脉硬化过程和改善患者心理和职业状态。”

当今心脏康复是指研究心血管疾病的危险因素，开展教育来改变不合理生活方式（高脂饮食、吸烟、少活动），保持心理健康促进心血管病的预防，降低危险人群发病率；对于心血管患者进行心功能评定进行预后判断，有针对性地进行二级预防，矫正患者危险因素，减缓甚至逆转（消退）病变，减轻症状从而降低再次发病和猝死危险，增强体力、提高生活质量、促进患者社会回归并指导其恢复工作。

心血管疾病的康复是以医学整体评估为基础，通过药物处方、运动处方、营养处方、心理处方包括睡眠管理、危险因素管理及戒烟处方的联合作用，为患者在急性期、恢复期、维持期及整个生命过程提供生理、心理和社会全面全程管理服务。

二、心脏康复的起源

AMI 患者是早期心脏康复的目标人群。20 世纪初，美国 Herrick 医生通过对AMI临床特征描述，要求心肌梗死患者绝对卧床2个月，以避免体力活动导致心肌梗死后并发症，如室壁瘤、心力衰竭、心脏破裂和心源性猝死。20世纪30年代后期，Mallory医生指出冠脉闭塞后心肌从缺血坏死到形成稳定瘢痕需6周时间，进一步支持心肌梗死患者需要严格卧床6～8周的常规。因此半个世纪以来，临床专科医生对AMI患者需绝对卧床休息，避免自发用力及活动所达成的共识，使患者活动受到长时间限制，甚至无限期延长，患者回归社会恢复正常工作的机会遥不可及。

随着医学的进步和发展，临床医生不断反思，对已公认的问题提出疑问并进行深入研究和探讨。20世纪30年代，Redwood、Rosing等发现，长时间卧床会导致患者体力减退、步行时心动过速、直立性低血压、栓塞、肺活量下降、负氮平衡和治愈时间延迟。适当的、循序渐进的体力活动可使患者心率减慢、收缩压下降，增加机体氧利用和身体耐受力。

20世纪40年代后期，随着大量科学研究的开展，延长心肌梗死患者卧床时间的共识受到越来越多的质疑。Levin和Lown建议AMI患者采用“椅子疗法”，即让患者在心肌梗死后第1天，尝试坐在椅子上1～2 h。由于长期卧床可导致血栓栓塞、肌肉萎缩、骨密度降低、胃肠功能紊乱、泌尿道并发症和血管舒缩功能不稳定。1994年，Dock证实坐位更有益于心脏康复，建议患者使用床边便桶，避免瓦氏动作。

20世纪50年代，心脏康复概念雏形建立以AMI患者早期活动为基础。Newman认为AMI患者患病后第4周起，每天可进行2次散步活动，每次2～5 min。1956年，Brunmer等让患者在AMI后早期活动提前至病后第2周。1961年，Cain报告了心肌梗死早期实施活动计划的安全性和有效性。由此，专科医生已逐渐认识到，AMI患者早期活动更有益于预防卧床相关性并发症的发生。Boyle、Hutter和Bloch等的对照试验也证实，梗死早期活动计划对心血管相关事件无明显影响。1964年，世界卫生组织(WHO)成立了心血管病康复专家委员会，肯定了心脏康复疗法。

1973年，Wenger研究小组总结了住院期间心脏康复方案，首次发表了以运动疗法为主的AMI康复14步疗程，主要在住院患者中实施，即Ⅰ期心脏康复(住院期康复)。患者的住院时间为10～14 d，有较充足的时间按照Ⅰ期康复程序，逐渐增加体力活动量，以达到能适应出院后的体力活动的需求。1982年，该方案经美国心脏协会审定，成为AMI患者住院标准化治疗的一部分。

三、心脏康复的发展

大量临床研究证实，运动康复能改善心血管预后。1979年，Kallio等研究证实心肌梗死患者接受综合康复可减少冠状动脉危险因素，降低心源性猝死风险。20世纪80年代，O'Connor和Oldridge等研究共纳入4 000余例心肌梗死患者，对接受心脏康复治疗患者进行3年随访，研究显示总的心源性病死率下降约25%，再入院率降低。1990年，Hedback等研究显示，综合心脏康复有利于术后多种危险因素降低。1994年，Haskell等研究显示，采用综合心脏康复方案，包括营养调整、减轻体重、降脂、戒烟、运动指导，明显降低康复组患者再发心血管事件发生率。上述研究结论支持WHO提出的观点以及冠心病发病机制的研究进展，即心脏康复不仅仅是运动康复，应包括减少危险因素、改变不健康饮食习惯、改善心理适应性以及戒烟，改善患者生活质量，至此综合心脏康复理念获得认可。早期心脏康复如今已逐渐演变为既包含康复（恢复和提高患者的功能能力），也包含预防（预防疾病再发和死亡）的双重含义的现代心脏康复。2004年，美国心肺康复协会推出《美国心脏康复与二级预防项目指南（第4版）》，反映出心脏康复由单纯康复演变为康复与预防结合的过程。

英国国民医疗服务体系是世界上最具成本效益的体系之一，为英国国民健康水平的提高做出了巨大的贡献，一直被WHO推崇。其社区医疗承担了整个医疗体系的近九成的服务量，非常省钱且高效，英国以约占GDP的9%的卫生总费用，获得了世界全民健康保障体系的典范医疗。英国设立的冠心病国家服务中心，目前已经纳入57%的心肌梗死和血管成形术后的患者，并希望将85%患者纳入康复项目之中。在德国，据统计已设立包含6 000多个心脏康复治疗团队，涉及约120 000例功能社区康复患者的全国性机构，并且致力于建立包括心脏科医生、康复治疗师、心理医生、社区工作人员、营养师以及护士在内的多学科康复团队，目的是为了延长心脏康复疗效，扩大心脏康复受益人群。目前，美国正在进行心脏康复持续改进项目，希望通过社区心脏康复项目改善心脏康复的质量。国外经验表明，心脏康复应该以社区基层为基础，家庭为依托，三级医院为支撑。

2013年，中国康复学会心血管病康复委员会颁布《冠心病康复/二级预防中国专家共识》，明确心脏康复的具体内容包括：生活方式的改变；双心健康即注重患者心脏功能康复和心理健康的恢复；循证用药；生活质量的评估；职业康复。心脏康复的最终目标是使患者回归家庭、回归社会。

四、冠心病患者心脏康复运动训练的益处

（一）改善患者预后

自从20世纪70年代Kallio等证实以运动训练为基础的心脏康复项目可减少AMI患者心脏猝死以来，越来越多的研究评估了心脏康复运动训练对冠心病患者临床预后的益处。最近Anderson等对63项研究进行了荟萃分析，共纳入14 486例心肌梗死或血管重建后以及经冠状动脉造影确诊的冠心病心绞痛患者，平均随访12个月，结果发现与未参加运动的对照组相比，参加以运动为基础的心脏康复组心血管病病死率降低26%，再入院风险降低18%；其中大多数研究表明，心脏康复运动训练能明显改善患者的健康相关生命质量，而且该结果不受干预的类型、研究的质量、研究人群和心脏康复时间的影响。

（二）改善心肺功能

许多临床及动物实验研究证实，心肌梗死后进行运动可能有利于损伤心肌的愈合和心功能的改善，其可能的机制如下：运动训练可抑制肾素-血管紧张素-醛固酮系统的过度激活，改善基质金属蛋白酶-1和基质金属蛋白酶-1组织抑制剂之间的平衡，有利于肌球蛋白重链同型之间的交换，减少氧化应激，增强抗氧化能力，改善线粒体的钙处理能力及促进心肌血管生成。此外，以运动为基础的心脏康复有预防再发心肌梗死的作用。

（三）减轻抑郁焦虑

大量研究提示，抑郁是影响冠心病进展及预后的独立危险因素，而乐观的

心态与冠心病患者临床不良事件发生率较低相关。许多研究观察到，运动训练可有效减轻冠心病及心力衰竭患者的抑郁症状，且年轻患者较年老患者获益更多。一项研究纳入了522例冠心病合并抑郁的患者，结果发现，与未参与心脏康复的179例患者比较，参与以运动为基础的心脏康复患者抑郁相关危险因素明显改善，且病死率下降了30%，而前者仅下降了8%。另一项纳入了80例冠状动脉搭桥手术患者的随机对照试验显示，心脏康复可改善这些患者术后2个月的焦虑抑郁情绪。

五、心脏康复的现况

（一）中国社区心脏康复的必要性

中国有着广泛的社区医疗机构，基本可以覆盖到有心脏康复需求的患者。中国社区从20世纪50年代红十字卫生站发展到如今相对完善的社区卫生服务体系。截至2015年5月底，国家卫生计委网站公布数据显示，全国医疗卫生机构数达98.7万个，其中：医院2.6万个，基层医疗卫生机构92.2万个，专业公共卫生机构3.5万个。国家通过卫生资源的持续调整，实现医改的战略目标之一就是吸引更多的患者回归基层，使社区医疗在心血管病防治康复上起到基本医疗和公共防控双网底，真正形成小病在社区，大病在医院，康复回社区的有序医疗服务格局。当前，我国心血管病呈高发态势，需要进入心脏康复程序的人群数量巨大，它的服务人群包括心血管疾病患者、心血管高危患者(高血压、糖尿病、代谢综合征、肥胖、血脂异常、老年人群)等。但现有的三级医院、大型医院已经人满为患，短期根本无法解决心血管病患者的康复问题。社区医疗“六位一体”的患者友好型医疗特点，决定了社区是心脏康复持续实施的主战场。

（二）社区心脏康复的困境

虽然心脏康复为患者带来巨大获益，但在这一领域全球均面临患者心脏康复参与率低的共同性问题，即使欧美发达国家医疗保险广覆盖的情况下，在欧洲仅有1/3的患者接受了治疗，患者社区心脏康复项目在一些地区中途退出率较高。上述情况表明，康复认识的提高并没有与国家医疗资源的分配和医疗实际行动相匹配。为促进心脏康复的开展,欧洲心脏康复/预防学会于 2010 年发表指导性文件《通过心脏康复带动心血管疾病二级预防:从认识到行动》,这份文件的目的是通过设计和发展更加细化的心脏康复规范标准,使社会各界(医务工作者、保险业、政府、患者等)认识到心脏康复的综合特点。提倡无论从国家层面和医生个体层面都需要考虑如何设计心脏康复流程以及具体实施地点,让所有心脏病患者都能获得康复服务。

(三)中国社区心脏康复仍需解决的问题

(1)政策保障:支持社区心脏康复应纳入国家医疗保险社区医疗目录及商业保险目录,保证患者社区 3~6 月的心脏康复时间,以达到最大的医疗成本-效益比。

(2)技术支持:实施社区心脏康复适宜技术的规范化培训,使社区"六位一体"的医护团队能胜任心脏康复工作。

(3)示范效应:发挥三级医院心脏康复的示范效应,在制度上保证三级医院的患者出院时都享有心脏康复的个体化方案,以利于患者进入社区心脏康复程序,提高其依从性,真正提高救治效益和预后。

(4)上下联动:鼓励三级医院-二级医院-社区和家庭的心脏康复模式继续探索创新,上下联动,使全国形成多个医联体和多中心的互相借鉴、多种策略互相联合的态势,形成真正中国模式的心脏康复。

社区心脏康复已被证明是心血管疾病治疗、康复和预防行之有效的方法,因其覆盖广,且具备便捷性、经济性、易行性、安全性和有效性的特点,使其在我国心血管病防治中的作用日益凸显。由三级医院、二级医院和社区共同形成转诊康复体系和联合指导的模式,将更有效率更规范化地通过心脏康复模式使患者获益。可以预见,大力开展社区心脏康复在我国心血管病防治领域具有非常重要的战略意义。

参考文献

[1] Mayou RA, Thompson DR, Clements A, et al. Guideline-based early rehabilitation

after myocardical infarction. A pragmatic randomised controlled trial[J]. J Psychosom Res, 2002, 52(2): 89-95.

[2] Bethell HJN, Evans JA, Turner SC, et al. The rise and fall of cardiac rehabilitation in the United Kingdom since 1998[J]. J Public Health, 2007, 29(1): 57-61.

[3] Karoff M, Held K, Bjarnason-Wehrens B.Cardiac rehabilitation in Germany[J]. Eur J Cardiovasc Preven Rehabil, 2007, 14(1): 18-27.

[4] Anderson L, Oldridge N, Thompson DR, et al. Exercise-based cardiac rehabilitation for coronary heart disease: cochrane systematic review and meta-analysis[J]. J Am Coll Cardiol, 2016, 67(1): 1-12.

[5] Garza MA, Wason EA, Zhang JQ. Cardiac remodeling and physical training post myocardial infarction[J]. World J Cardiol, 2015, 7(2): 52-64.

[6] Nicholson A, Kuper H, Hemingway H. Depression as an aetiologic and prognostic factor in coronary heart disease: a meta-analysis of 6 362 events amount 146 538 participants in 54 observational studies[J]. Eur Heart J, 2006, 27(23): 2763-2774.

[7] Hevey D, McGee HM, Horganc JH. Comparative optimism among patients with coronary heart disease (CHD) is associated with fewer adverse clinical events 12 months later[J]. J Behav Med, 2014, 37(2): 300-307.

[8] Blumenthal JA, Babysk MA, O'Connor C, et al. Effects of exercise training on depressive symptoms in patients with chronic heart failure: the HF-ACTION randomized trail[J]. JAMA, 2012, 308(5): 465-474.

[9] Milani RV, Lavie CJ. Impact of cardiac rehabilitation on depression and its associated mortality[J]. Am J Med, 2007, 120(9): 799-806.

[10] Sharif F, Shoul A, Janati M, et al. The effect of cardiac rehabilitation on anxiety and depression in patients undergoing cardiac bypass graft surgery in Iran[J]. BMC Cardiovasc Disord, 2012, 12(1): 40.

第十三章　心脏康复的目标人群和分期

一、心脏康复的目标人群

（一）AMI 患者

随着医学的发展，AMI 患者经历了从绝对卧床休息到 20 世纪 60 年代开始认识到的早期进行适量运动。目前，以有氧运动为核心的心脏康复项目已成为急性 STEMI 的标准治疗方案之一。所有病情稳定的患者都推荐尽早行心脏康复训练，包括大面积心肌梗死患者。据 Kim 等报道，AMI 患者发病 10～14 d 后即进行心脏康复训练，与对照组相比，6 个月的康复训练可使实验组患者的射血分数得到显著改善，且对这些患者而言，早期进行心脏康复运动无明显不良影响，也不增加死亡率。

（二）心力衰竭患者

虽然心脏康复最初为 AMI 患者设计，但随着医疗技术进步，AMI 患者存活率明显增加，带病生存人数增多，心力衰竭发病率逐年增加，而血管紧张素转换酶抑制剂和 β 受体阻滞剂的应用，心力衰竭患者的病死率持续下降，等待心脏移植的患者以及使用左室辅助装置的患者增加，这些患者均可从心脏康复中获益。

(三) 起搏器植入患者

埋藏式心脏起搏除颤器(implantable cardiac defibrillator, ICD)的研制及成功用于临床,使一些致命的或潜在致命性心律失常得到控制,减少了心源性猝死的发生。这些患者在植入ICD前后均存在生活质量下降及躯体功能下降问题,均从运动和心理社会学的心脏康复支持中受益。

(四) 瓣膜病患者

虽然风湿性心脏病在我国的发病率在下降,但随着人口老龄化进展,老年退行性心脏瓣膜病患者群不断扩大,这部分患者同时合并冠心病的比例也很高,虽然瓣膜病手术与冠脉搭桥手术患者相比仅是小部分,但冠状动脉与瓣膜联合手术的数量在增加。

(五) 冠心病病情稳定者

对冠心病患者而言,心脏康复与控制心血管疾病危险因素、优化药物治疗方案一样重要,可有效抑制病情的进展。Seki等探讨了Ⅲ期心脏康复项目对冠心病患者的获益情况。据称同对照组相比,经6个月运动康复训练,实验组的体重、腰围显著下降,骨骼肌的灵活性明显增加,血脂谱也得以改善。而Onishi等的一项关于急性心血管事件发生6个月后,病情稳定的患者行院外康复运动的试验,终点结果证实康复组的不良心血管事件发生率远低于非康复组。此项研究同时也阐述了心脏康复对改善患者长期预后,降低心血管事件发生率及死亡率的有益性。除此之外,目前认为多数冠心病患者存在焦虑、抑郁倾向,尤其是老年患者表现更为明显。心脏康复作为冠心病二级预防方案之一,本身包含心理康复等内容,故其有助于患者改善精神心理症状,且运动亦可促进患者改善心理健康状况,益于其重返社会。

(六) 其他获益人群

除上述获益人群外,外周血管疾病、糖尿病、中风及短暂性脑缺血等患者均可获益于心脏康复项目。外周血管疾病作为心血管疾病的一部分,常伴发于心血管疾病，并阻碍心脏康复的顺利进行，尤其是间歇性跛行。据 Spronk 等报道，对合并周围血管病变的冠心病患者进行早期康复运动训练可有效降低急性心血管事件的发生率。鉴于此，2010 年，美国心脏病学院基金会（American College of Cardiology Foundation，ACCF）的外周血管疾病指南中明确指出了有监测的康复运动对抑制外周血管疾病进展的重要性，并将其列为非药物治疗的标准方案。

综上所述，所有病情稳定的心血管疾病患者均可不同程度获益于心脏康复，包括病情稳定的冠心病患者、AMI 后、心力衰竭及外科手术后，甚至是周围血管病变患者等。而有氧运动在心脏康复中占重要地位，尽管其对抑制心血管疾病进展的机制尚不十分明确，但其获益肯定。鉴于心脏康复带来的巨大裨益，心脏康复已被列为心血管疾病的标准防治方案。但目前我国心脏康复的实施仍处于起步阶段，需大力发展。

二、心脏康复的禁忌证

不稳定性心绞痛，心功能Ⅳ级，未控制的持续心动过速，严重有症状的主动脉瓣或二尖瓣狭窄，肥厚梗阻型心肌病，严重肺动脉高压，静息收缩压＞26.66 kPa（200 mmHg）或静息舒张压＞14.67 kPa（110 mmHg）急性心肌炎或心包炎，血栓性静脉炎，体循环或肺循环栓塞。目前对上述列出的心脏康复禁忌临床情况是否真成为禁忌证，有学者提出质疑。如对心功能Ⅳ级的患者，有学者进行了极低强度运动康复训练，包括低强度肌肉主动运动和被动运动，发现仍然可使其临床获益，且这些运动有很好的安全性。因此，对上述规定为心脏康复禁忌证的人群，很有必要进一步探索心脏康复模式。

三、心脏康复的分期

目前心脏康复的标准模式包括：院内Ⅰ期康复、院外监护下Ⅱ期康复和社区家庭Ⅲ期康复。

（一）第Ⅰ期（院内康复期）

患者在住院期间接受的康复和预防服务。本期康复目标是：缩短患者住院时间，促进其日常生活能力及运动能力的恢复，树立患者自信心，避免卧床带来的不利影响（如运动耐量减退、低血容量、血栓栓塞性并发症），提醒戒烟，并为Ⅱ期康复提供全面完整的病情信息和准备。

（二）第Ⅱ期（院外早期康复或门诊康复期）

患者出院后1～6个月接受的康复和预防服务。PCI、冠状动脉旁路移植术后2～5周常规进行。与第Ⅰ期康复不同，除患者评估、教育、日常活动指导和心理支持外，增加了监护下的中等强度运动，包括有氧代谢运动、抗阻运动及柔韧性训练。每次30～90 min，维持3个月左右。推荐运动康复次数为36次，不低于25次。因目前我国冠心病患者住院时间控制在平均7 d左右，因此Ⅰ期康复时间有限，Ⅱ期康复为冠心病康复的核心阶段，既是Ⅰ期康复的延续，也是Ⅲ期康复的基础。

（三）第Ⅲ期（院外长期康复，也称社区或家庭康复期）

为心血管事件1年后的院外患者提供预防和康复服务。这个时期，部分患者已重返日常工作和恢复日常活动。此期的主要目的是强化患者生活方式改变，维持已形成的健康生活方式和运动习惯，进一步开展运动康复，降低心血管不良事件的风险。运动因人而异，中高危患者在运动时仍需医学监护。对患者的评估十分重要，低危患者及部分中危患者可进入Ⅲ期康复，高危患者及部分中危患者应转上级医院继续康复。纠正危险因素和心理社会支持仍需继续。

参考文献

[1] Steg PG, James SK, Atar D, et al. ESC guidelines for the management of acute myocardial infarction in patients presenting with ST-segment elevation[J]. Eur Heart J, 2012, 33(20): 2569-2619.

[2] Kim C, Kim DY, Lee DW. The Impact of early regular cardiac rehabilitation program on myocardial function after acute myocardial infarction[J]. Ann Rehabil Med, 2011, 35(4): 535-540.

[3] Tobin KJ. Stable angina pectoris: What does the current clinical evidence tell us[J]. J Am Osteopath Assoc, 2010, 110(7): 364-370.

[4] Seki E, Watanabe Y, Shimada K, et al. Effects of a phase Ⅲ cardiac rehabilitation program on physical status and lipid profiles in elderly patients with coronary artery disease: Juntendo Cardiac Rehabilitation Program (J-CARP)[J].Circ J, 2008, 72(8): 1230-1234.

[5] Onishi T, Shimada K, Sato H, et al. Effects of phase Ⅲ cardiac rehabilitation on mortality and cardiovascular events in elderly patients with stable coronary artery disease[J]. Circ J, 2010, 74(4): 709-714.

[6] Menezes AR, Lavie CJ, Milani RV, et al. Cardiac rehabilitation and exercise therapy in the elderly: Should we invest in the aged[J]. J Geriatr Cardiol, 2012, 9(1): 68-75.

[7] Spronk S, Bosch JL, Ryjewski C, et al. Cost-effectiveness of new cardiac and vascular rehabilitation strategies for patients with coronary artery disease[J]. Plos One, 2008, 3(12): e3883.

[8] Olin JW, Allie DE, Belkin M, et al. ACCF/AHA/ACR/SCAI/SIR/SVM/SVN/SVS 2010 performance measures for adults with peripheral artery disease[J]. Vasc Med, 2010, 15(6): 481-512.

[9] 胡大一,王乐民,刘遂心,等.中国心血管疾病康复/二级预防指南[M].北京:科学技术出版社,2015:18-21.

（谈莉萍）

第十四章　CCU 患者的康复策略

CCU 是专为重症冠心病患者而设立的心血管内科重症监护病房。是 ICU 的一个专科分支。是以收治 AMI、急性心力衰竭、不稳定型心绞痛、恶性心律失常、心脏介入术后或其他需要进行病情监护的心脏重症患者为主的临床科室。

心血管疾病起病急，危险性大，仍是全世界成年人死亡的第一原因。其中以心肌梗死为代表的急性胸痛，是目前直接威胁生命的重大疾病之一，该病发病率、致残率、病死率居高不下。胸痛中心的建设，不仅可以提高救治效率，缩短心肌梗死患者的门球时间。在优化救治流程的同时，还可以使治疗方法更加规范化，使“存活心肌”和心脏功能得到更大程度的保留，从而延长患者高质量的存活时间。这点也已经成为医学界的共识。

随着医学的发展，PCI 是目前治疗 AMI 最有效的手段。特别是冠状动脉介入治疗，患者的生存率显著提高，死亡率明显下降。国际心脏康复体系已有 50 多年的历史，目前已成为一个蓬勃发展的学科。已有大量循证医学证据支持心脏康复的益处。20 世纪 80 年代就有研究者证明，心脏康复能够降低心肌梗死后患者全因死亡率和心血管死亡率。另有大量研究表明，PCI 后的患者可从心脏康复项目中获益。心脏康复分为 3 期。即Ⅰ期康复，院内康复期；Ⅱ期康复，门诊康复期；Ⅲ期康复，院外长期康复。根据国内外指南和共识，在 CCU

中应尽早开展心脏康复，早期心脏康复计划对改善患者远期预后，提高生活质量，早期进入社会与职业的回归有着十分重要的意义。在 CCU 中建立Ⅰ期康复是心脏功能恢复、形成康复意识、进行康复宣教等措施的关键时期。

本章节主要针对 AMI 患者经过胸痛中心救治，完成 PCI 术后，收治入 CCU 继续观察治疗的患者，开展 CCU 住院期间Ⅰ期康复策略的内容进行讲解。

（王秋莉　虞　舟）

第一节　CCU 患者的风险评估

传统观念要求急诊 PCI 术后患者，需入 CCU 继续观察病情及卧床休息 7 天再开始下床活动。我国最新修订的《2015 年急性 ST 段抬高型心肌梗死诊断和治疗指南解析》提出，患者出院前应根据具体情况，推荐以体力锻炼为基础的心脏康复方案，有利于改善患者心血管功能达到最佳状态，病情稳定，延缓甚至逆转疾病的进程，从而降低致死率和致残率。

CCU 是 AMI 患者行 PCI 术后进行病情延续观察与护理的第一场所，除了常规的病情观察、预防并发症外，还需结合患者自身开展早期心脏康复。按照冠心病患者发生心肌梗死、死亡的危险程度进行分层对于判定预后，指导二级预防、治疗、康复运动有重大意义。例如，AMI 患者行 PCI 术后，入 CCU 延续观察与护理时，大多属于中、高危险度，并发症易高发阶段，在实行康复锻炼前就需要严格的康复风险评估，在实施锻炼康复阶段需要严格的监护。

一、详细了解病史、全面评估、作好记录

中华心血管病杂志刊登的《冠心病康复与二级预防中国专家共识》，其中提到开展 CCU 患者早期康复风险评估，需了解患者目前诊断与治疗情况（见表 14 - 1），包括患者的年龄、性别、体重和身高、体质指数、神志意识评分

(GLASGOW 指数)(见表 14-2)、心血管病史、相关并发症及治疗史、PCI 术后血管情况、生命体征、规范化 PCI 术后用药情况、平常的生活方式和运动习惯等进行全面评估并做好详细的记录，为患者提供早期康复提供依据。

表 14-1　冠心病重症监护病房患者目前诊断和治疗调查表

诊断、症状和治疗情况内容
目前疾病□急性心肌梗死后 □冠状动脉旁路移植术后 □经皮冠状动脉介入术后 □心力衰竭急性期 □不稳定型心绞痛 □起搏器或植入性心律转复除颤器术后 目前症状□典型或不典型心绞痛 □呼吸困难或气短 □眩晕 □血压是否正常 □血糖是否正常 □血脂是否正常 □无 既往史□高血压 □糖尿病 □卒中 □慢性阻塞性肺疾病 □其他 目前用药情况□抗血小板药物 □血管紧张素转化酶抑制剂 □血管紧张素受体拮抗剂 □β受体阻滞剂 □他汀类 □硝酸酯类 □其他 治疗效果□有效 □无效

表 14－2 GLASGOW 指数

GLASGOW 昏迷指数评分							
睁眼反应	4 分：自然睁眼	3 分：呼唤会睁眼	2 分：有刺激或痛楚会睁眼	1 分：对于刺激无反应	C 分：因眼肿、骨折不能睁眼		
语言反应	5 分：说话有条理	4 分：可应答，但答非所问	3 分：可说出单字	2 分：可发出声音	1 分：无任何反应	T 分：因气管插管或切开无法正常发声	D 分：平素有言语障碍史
肢体运动	6 分：可以指令动作	5 分：施以刺激时可定位出疼痛位置	4 分：对疼痛刺激有反应，肢体会回缩	3 分：对疼痛刺激有反应，肢体会弯曲	2 分：对疼痛刺激有反应，肢体会伸直	1 分：无任何反应	

注：昏迷程度以睁眼反应、语言反应、肢体运动三者分数加总来评估，得分值越高，提示意识状态越好，14 分以上属于正常状态，7 分以下为昏迷，昏迷程度越重者的昏迷指数越低分，3 分多提示脑死亡或预后极差。轻度昏迷：13 分到 14 分；中度昏迷：9 分到 12 分；重度昏迷：3 分到 8 分。

二、CCU 心血管专科评估

CCU 患者都属于心脏危重症患者，对于实施早期心脏康复前的安全评估也非常重要。目前，CCU 护士针对每一位患者入院后会进行常规的安全风险评估，其中包括：跌倒与坠床安全风险评估、导管相关安全风险评估、压疮相关安全风险评估、下肢深静脉血栓安全风险评估。

除此之外，中国医师协会心血管内科医师分会预防与康复专业委员会在 2016 年提出，经 PCI 术后 AMI 患者在实施心脏康复治疗开始前，应详细了解：① 筛查心血管病危险因素（见表 14－3）。② 常规心电图、美国纽约心脏协会（New York Heart Association，NYHA）心功能分级、加拿大心血管病学会（Canadian Cardiovascular Society，CCS）心绞痛分级、Killip 心功能分级等心血管专科评估。

《冠心病康复与二级预防中国专家共识》指出，人们逐渐认识到冠心病是多重危险综合作用的结果，既包括不可改变的因素如年龄和性别，也包括可以改变的因素如血脂异常、高血压、糖尿病和吸烟等。全世界各个地区、不同年龄和性别的人群罹患 AMI 的危险大多由血脂异常、吸烟、高血压、糖尿病、腹型肥胖、心理社会压力、摄入水果蔬菜少、饮酒、规律的体力活动少所致。因此，冠心病可防可控。广义而言，二级预防是冠心病康复的一部分。

表 14－3　心血管病危险因素调查表

危险因素内容
吸烟(支/天，年) □住院时戒烟 □既往吸烟(戒烟超过 6 个月) □既往吸烟(戒烟小于 6 个月) □从不吸烟 血脂异常 □入院前血脂水平异常 □入院后血脂水平 总胆固醇　低密度脂蛋白胆固醇 三酰甘油　高密度脂蛋白胆固醇 □正常 超重或肥胖：目前身高体重，BMI：kg/m^2 □正常，18.0～23.9 kg/m^2 □超重，24.0～27.9 kg/m^2 □肥胖，≥28.0 kg/m^2 嗜酒 □饮酒年 □无 压力及心理相关问题 □高心理压力水平史 □既往心理或精神治疗史 □表现或行动：□生气□抑郁□敌意□孤独 □无 缺乏体力活动 □住院前体育运动：<3 次/周，<20 min/次，连续时间<3 个月 □规律运动者

虽然 AMI 患者通过胸痛中心的救治已尽早打开血管通路，挽救患者生命。但在入住 CCU 期间，仍然是心梗急性发作期。此期容易合并多种并发症。例如，心脏破裂、室壁瘤、心肌梗死后综合征等。该时期还易合并心律失常、心力衰竭、心源性休克等。对有并发症的 AMI 患者应延期活动或增加康复时间，减

少运动量,并在严密监护下进行,或病情稳定后开始康复。

美国心肺病康复协会,提出了运动性锻炼的8种绝对禁忌证:不稳定性心脏病、未得到控制的充血性心力衰竭、影响血液动力学的心律失常、未得到控制的高血压、急性心肌炎、重度心瓣膜狭窄、肥厚性心脏病、急性肺栓塞或深静脉血栓形成。在协助患者执行康复活动前,要注意患者是否存在胸闷、气促、显著疲倦等不适症状。在康复活动过程中出现下列情况之一,护士应及时报告医生,给予相应处理,暂停康复活动或降低活动量:① 心率>100次/min;② 收缩压较活动前下降≥2.7 kPa或升高≥4.0 kPa;③ 心电图ST段缺血性型下降≥0.1 mV或上升≥0.2 mV;④ 出现严重的心律失常;⑤ 出现严重的心绞痛。

三、CCU患者心脏康复危险程度评估

在美国医师学会卫生及公共政策专业委员会提出的心血管患者危险性分级方法的基础上,基于我国的资料,中国康复医学会心血管病专业委员会、《心血管康复医学杂志》编辑委员会提出主要用于心脏康复的冠心病患者危险分层法(见表14-4)以供参考。危险性分层不仅有利于CCU医生作为治疗建议的参考,而且能清楚了解患者接受康复训练的危险性,从而制定相应运动量的运动处方,并在运动时进行专业化监护和防护措施。危险分层的参考指标包括:心血管疾病的危险因素,心脏病相关症状、并发症与合并症、心理状态与社会支持情况,以及心血管辅助检查结果如静息和(或)动态心电图、心肌活动平板试验、超声多普勒、心肌酶学及冠脉CT或造影检查等。根据危险分组可以制定出有效的康复治疗原则:低危组患者可按常规心脏康复程序进行,一般不用心电监测,短期住院后即可回家康复;中高危组患者则需要延迟运动或在医生康复治疗师监护下进行锻炼。此外,危险分层还有助于患者恢复工作和病前活动的评估,帮助CCU患者早期建立康复意识和避免康复风险发生。

低危患者:住院时无临床并发症;无心肌缺血的证据;心脏功能容量 i>7 METs(安静且坐位时,正常人每分钟耗氧量为3.5 ml/kg,定为1 MET);左室功能正常(左室射血分数>50%);无重要室性异位心律。中危患者:ST段呈

水平型或下斜型压低≥2 mm；冠状动脉核素心肌灌注显像的异常为可逆性；左室功能中等或欠佳（左室射血分数 35%～49%）；心绞痛发作的形式改变或新近发生的心绞痛。高危患者：合并充血性心力衰竭、心源性休克或复杂室性心律失常；低运动水平时出现心绞痛或气促，休息心电图 ST 段持续压低≥1 mm；运动试验时 ST 段明显压低≥2 mm。

表 14－4　冠心患者心脏康复危险性分层表

冠心患者心脏康复危险性分层
低危（每一项都存在时为低危）
• 运动或恢复期无症状，包括无心绞痛的症状或征象（ST 段下移）
• 无休息或运动引起的复杂心律失常
• 心肌梗死、冠脉旁路移植术、血管成形术或支架术等无合并症、心肌梗死溶栓血管再通
• 运动或恢复期血液动力学正常
• 无临床抑郁
• 无明显左室功能不全（LVEF＞50%）
• 功能贮量＞7 METs
• 肌钙蛋白 T 或 I 水平正常
中危（不符合典型的高危或低危者属于中危）
• 中度运动（5～6.9 METs）或恢复期出现包括心绞痛的症状/征象
• 中度左室功能不全（LVEF 40%～49%）
高危（任一危险因素存在时属于高危）
• 低水平运动＜5 METs 或恢复期出现包括心绞痛的症状/征象
• 有休息或运动时出现的复杂室性心律失常
• 心肌梗死或心脏手术等合并有心源性休克、心衰
• 运动血液动力学异常（特别运动负荷增加时收缩压不升或下降，或心率不升）
• 猝死或心脏停搏的幸存者
• 临床抑郁显著
• 左室功能不全（LVEF＜40%）
• 功能贮量＜5 METs
• 肌钙蛋白 T 或 I 水平升高

注：LVEF(left ventricular ejection fraction)左室射血分数；安静且坐位时，正常人每分钟耗氧量为 3.5 ml/kg，定为 1 MET。

近年来，国内、外都提出了冠心患者心脏康复危险分层法。关于危险性分层的概念也被广泛使用。现代心脏康复更加重视对患者再发严重心血管事件的危险程度进行危险分层，从而更为科学和客观地指导实施个体化的心脏康复，以进一步明确患者目前诊断与状态，了解明确危险因素，为 CCU 患者制定合适的早期康复计划。

四、初步运动耐量评估

运动耐量是心肺骨骼肌综合功能的衡量指标，它可以通过心肺运动试验等方法进行评估。CCU 患者在 AMI 卧床期间，可根据患者的个体情况进行初步运动耐量评估，用以评估患者该时期是否适合进行早期心脏康复。其中包括有氧运动能力评估，心肺运动试验、心电运动试验、6 min 步行实验、递增步行实验等。同时，在心脏康复过程中可根据运动耐量对患者进行危险分层、生活指导、制定康复运动处方和评估疗效等。

五、心理精神评估

AMI 通常是突然发病，起病急、症状重，常在没有思想准备的情况下突然发生。PCI 术后患者入住 CCU，没有家属陪护，给患者带来很大的心理压力。CCU 患者通常都会出现焦虑、孤独等情绪，临床表现为一种无明确指向的紧张、胸闷、心悸，担心病情预后，怀疑医生的技术及医院的抢救设备等。焦虑和抑郁是两种常见的负性情绪反应，能引起个体的痛苦体验，并借一定的生物学机制影响个体生理平衡，两者可以独立存在也可共同存在影响患者的情绪。情绪对于多数疾病的发生发展起着至关重要的作用。所以，CCU 的医务人员更要了解患者的情绪变化，从而更全面地了解患者的病情。因此，PCI 术后要进行心理调查及干预，使其转为健康心理，减少并发症发生，为 CCU 患者的早期康复提供依据和帮助。

为进一步改善心血管疾病患者的生活质量及预后，实现心血管和精神心理的“双心”康复，2014 年《心血管科就诊患者的心理处方中国专家共识》中提出心理精神筛查方法。可在诊疗同时，采用简短的三问法，初步筛出可能有问题的患者。3 个问题是：① 是否有睡眠不好，已经明显影响白天的精神状态或需要用药？② 是否有心烦不安，对以前感兴趣的事情失去兴趣？③ 是否有明显身体不适，但多次检查都没有发现能够解释的原因。3 个问题中如果有 2 个回答“是”，符合精神障碍的可能性为 80%左右。也可采用评价情绪状态的量表筛查。推荐“躯体化症状自评量表”“患者健康问卷- 9 项（the Patient Health

Questionnaire－9，PHQ－9)”(见表 14－5)以及“广泛焦虑问卷－7 项(Generalized Anxiety Disorder－7，GAD－7)”(见表 14－6)等。

表 14－5　患者健康问卷－9 项(PHQ－9)

PHQ－9：在过去两周您是否有以下 9 种问题困扰，请在相应位置打“√”				
项　　目	**0＝从来没有**	**1＝偶尔几天有**	**2＝经常有(过去 2 周内，多余 1 周有)**	**3＝几乎每天有**
1. 做事缺乏兴趣				
2. 感到沮丧、失落、绝望				
3. 睡眠不好、睡眠不深或睡眠不足				
4. 感觉疲惫				
5. 食欲不好或暴饮暴食				
6. 感觉自己失败或给自己或家庭带来失败				
7. 阅读或看电视时不能集中注意力				
8. 他人可以察觉到你说话或者移动速度变慢了，或者跟往常比因为烦躁不安而走动增多				
9. 有自杀的念头或想用某种方式伤害自己				

注：轻度患者打 5～9 分，中度患者打 10～19 分，重度患者打＞20 分。

表 14－6　广泛焦虑问卷－7 项(GAD－7)

GAD－7：在过去两周里，有多少时间您受以下任何问题困扰？请在相应位置打“√”				
项　　目	**0＝完全不会**	**1＝几天**	**2＝一半以上的日子**	**3＝几乎每天**
1. 感觉紧张、焦虑或着急				
2. 不能停止担忧或自我控制担忧				
3. 对各种各样的事情担忧过多				
4. 很难放松下来				
5. 由于不安而无法静坐				
6. 变得容易烦躁而急躁				
7. 感到将有可怕的事情发生而害怕				

注：轻度患者打 5～9 分，中度患者打 10～19 分，重度患者打＞20 分。

六、评估CCU患者的进食情况与睡眠质量

由于CCU患者疾病的特殊性和病房环境的不可控性，CCU患者可能会出现进食及睡眠质量差等情况发生，故在制定心脏康复计划前，应详细了解患者进食情况与睡眠质量。康复运动宜在空腹或进食2 h后进行，尤其是合并糖尿病的患者。

询问患者前一日睡眠情况，倾听患者有无主诉头痛、头晕等不适，根据其具体情况为其选择合适的运动量和运动方式。若患者有轻度的头痛、头晕，但血压在正常范围时可采取原来拟定的运动量和运动方式进行运动。患者运动过程中，必须严密观察其生命体征、倾听其主诉。如患者主诉头痛、头晕明显，血压低于10.7/8.0 kPa(80/60 mmHg)，应指导患者休息，暂停康复活动。

七、建立心脏康复档案

为CCU患者建立心脏康复档案，将康复过程中的生命体征、心电图变化等情况做好详细记录。档案卡可随患者转出CCU后至病房继续使用，为后期康复治疗方案提供评估依据。

（王秋莉　虞　舟）

第二节　CCU患者的康复目标

中国康复医学会心血管病专业委员会，心血管康复医学杂志编辑委员会早在2013年就提出AMI患者的早期康复具有重要意义。世界范围内，许多有对照的研究已经肯定：经适当选择的AMI患者早期活动并不增加合并症，且能明显减少长期卧床休息所导致的失调现象，明显缩短住院日、复归社会时间，减少残废率、病死率，提高复工率。从20世纪70年代中期开始，国内外心脏康复服务的内容和实施发生了很多变化，目前心脏康复已得到普遍认可。以循证医学为基础制定的《美国心脏康复指南》指出，以患者为中心的治疗目标就是提供

住院、过渡场所及院外持续性心脏康复。多项临床资料表明，参与心脏康复程序的患者更有可能达到《AHA－ACC治疗指南》中规定的治疗目标值。

现代心脏康复应该在心脏疾病症状出现时就启动，并且在冠脉事件或介入治疗过程中不间断贯穿，但各阶段又有各自的侧重点，即阶段性。CCU患者在病情许可的情况下，应尽早为患者启动康复活动，安排循序渐进的活动模式。

CCU患者经过专业的康复风险评估后，开展心脏康复，此期的患者预期达到的康复目标是：

(1) 建立信心，信任医护人员，适应CCU的病房环境，减缓焦虑恐惧情绪，减少心理痛苦。

(2) 防止身体不活动（AMI急性发作期绝对卧床休息）导致的衰弱效应。例如，直立性低血压，肺功能减退，栓塞机会增多，骨骼肌萎缩等不良反应。

(3) 改善功能储备，促进功能恢复，逐步提高日常生活能力及运动能力恢复，改善生活质量，提升入住CCU的感受。

(4) 改善冠状动脉血流，增强心功能，减轻心脏负担，减少心血管病危险因素的发生。

(5) 缩短入住CCU的时间，减少患者医疗费用。

(6) 改善心理健康状况，促进自我管理能力。

(7) 减少冠心病事件复发，对于冠心病进行“二次预防”。降低远期再梗死和猝死发生率。

(8) 为转出CCU至病房后的持续康复，提供全面完整的病情信息和准备。

（王秋莉　虞　舟）

第三节　体能评估

心脏康复训练主要是指恢复心脏病患者的心脏功能以及患者自身最大活动能力的过程。开展CCU患者心脏康复之前，有效的体能评估也非常重要。已有大量数据显示，对CCU患者进行心脏康复对于患者的后期康复、改善患者预后而言非常重要。根据患者的体能评估结果，制定和执行相应的有氧运动处方。

院内康复期康复运动阶段，经过上一阶段的药物康复治疗后，CCU 患者基本脱离危险期处于稳定状态，逐步开始进行体能康复运动。首先需要进行一次全面的心功能相关检查。主要有：静息心率血压心电图心室收缩功能(LVEF)、心肌损伤标志物水平测定等。结合患者自身心功能的主观感觉，按 NYHA 分级标准达到Ⅲ级以上者，且近 1 周无新发或再发胸痛无明显心力衰竭失代偿表现，列入分级，制定运动康复计划和监测指标进行。其中常用的体能评估项目有以下几项。

一、心功能评估

(一) NYHA 心功能分级

这一方案由 NYHA 于 1928 年提出，因操作简单，临床上沿用至今。实际上 NYHA 分级是对 C 期和 D 期患者症状严重程度的分级。Ⅰ级：患者有心脏病，但日常活动量不受限制，一般体力活动不引起过度疲劳、心悸、气喘或心绞痛。Ⅱ级：心脏病患者的体力活动轻度受限制。休息时无自觉症状，一般体力活动引起过度疲劳、心悸、气喘或心绞痛。Ⅲ级：患者有心脏病，以致体力活动明显受限制。休息时无症状，但小于一般体力活动即可引起过度疲劳、心悸、气喘或心绞痛。Ⅳ级：心脏病患者不能从事任何体力活动，静息状态下也出现心衰症状，体力活动后加重。

1994 年，AHA 对 NYHA 1928 年心功能分级的补充。根据心电图、运动负荷试验、X 线摄影、心脏超声、放射学显像等客观检查结果进行第二类分级。A 级：无心血管疾病的客观证据 B 级：有轻度心血管疾病的客观证据 C 级：有中度心血管疾病的客观证据 D 级：有重度心血管疾病的客观证据。

CCU 患者 NYHA 心功能分级Ⅰ级、Ⅱ级主要在床上进行早期肢体康复运动，Ⅲ级以上患者不建议过早进行康复活动。

(二) Killip 心功能分级

Killip 分级是用于 AMI 所致的心力衰竭的临床分级。

Ⅰ级：无心力衰竭征象，但肺毛细血管楔嵌压可升高，病死率为 0%～5%。

Ⅱ级：轻至中度心力衰竭，肺啰音出现范围小于两肺野的50%，可出现第三心音奔马律、持续性窦性心动过速或其他心律失常，静脉压升高，有肺淤血的X线表现，病死率为10%～20%。

Ⅲ级：重度心力衰竭，出现急性肺水肿，肺啰音出现范围大于两肺的50%，病死率为35%～40%。

Ⅳ级：出现心源性休克，收缩压小于12.00 kPa(90 mmHg)，尿少于20 ml/h，皮肤湿冷、发绀，呼吸加速，脉率大于100次/min，病死率为85%～95%。

CCU患者Killip分级Ⅰ级主要在床上进行早期肢体康复运动逐渐过渡到床边康复，Ⅱ级以上患者不建议过早进行康复活动。

（三）6 min步行试验

6 min步行试验是独立预测心衰致残率和病死率的因子，可用于评定患者心脏储备功能，评价药物治疗和康复治疗的疗效。通过患者6 min内步行路程的长度对应心功能的程度。距离＜150 m，重度心衰；150～425 m，中度心衰；426～550 m，轻度心衰。

（四）自我感知劳累程度分级法

采用Brog评分(见表14-7)，是根据运动者自我感觉劳累程度来衡量相对运动水平的半定量指标。由瑞典学者Brog提出。中国介入心脏病学杂志中，专家共识建议运动时间10～16 min。如在康复运动过程中出现任何不适，请及时联系医生，停止运动。

表14-7 Brog评分表

自我理解的用力程度	分　值
非常非常轻	6～8分
很　轻	9～10分
轻	11～12分
稍用力	13～14分

续 表

自我理解的用力程度	分 值
用 力	15～16分
很用力	17～18分
非常非常用力	19～20分

二、代谢当量

代谢当量(metablic equivalent，METs)是一种表示相对能量代谢水平和运动强度的重要指标。在康复医学中主要用以判断体力活动能力和预后、判断心功能及活动水平、用以表示运动强度制定运动处方、区分残疾程度、指导日常生活活动与职业活动的一项重要指标。代谢当量是以静息且坐位时的能量消耗为基础，表达各种活动时相对能量代谢水平的常用指标。可以用来评估心肺功能。1 MET＝耗氧量3.5 ml/(kg・min)。例如人在静坐时MET约为1.0，AMI恢复期的患者的功能储备为5 METs。

针对CCU患者日常生活的代谢当量评分表可供参考(见表14－8)。

表14－8 代谢当量评分表

活动种类	活动情况	代谢当量 (metabolic equivalent，MET)
静 坐		1.0
站 立	放松地	1.0
吃 饭		1.4
穿衣和脱衣		2.0
洗手和洗脸、坐床边		2.0
大便	坐 位	3.6
	卧 位	4.0

三、心率计算

（一）心率储备法

最常用于正常人靶心率＝（最大心率－静息心率）×靶强度（%）＋静息心率。

（二）目标心率法

在静息心率基础上增加20～30次/min，相对比较粗略。

通过体能评估，结合心脏康复危险分层法，综合分析CCU患者的康复风险，为患者提供个体化的心脏康复计划。

（王秋莉　虞　舟）

第四节　运 动 策 略

经国内外研究证明，PCI后的患者是适合进行心脏康复的对象。PCI治疗虽然可以显著改善AMI患者心绞痛等的不适症状，但仍没有改变动脉粥样硬化的病程。由于心肌细胞严重受损，早期建立运动康复就非常重要。

AMI经PCI治疗后一般在CCU内继续观察时间为1周以内，该期主要的康复策略是有关患者体力活动、日常生活娱乐、康复教育、心理调整、监护的日程安排。

2016年，中国医师协会心血管内科医师分会预防与康复专业委员会在中国介入心脏病学杂志上发表有关《经皮冠状动脉介入治疗术后运动康复专家共识》。共识中指出PCI术后运动康复的循证医学证据及相关机制（见表14-9）。

同时，还有多项研究指出运动康复是PCI术后心脏康复的核心内容。作为CCU患者心脏康复运动策略的依据，以下为PCI术后的运动康复及其简明流程。（见图14-1）。

表 14 - 9 经皮冠状动脉介入术后运动康复的循证医学证据及相关机制

项目内容证据水平	
运动耐量增加峰值摄氧量	A
提高 AT 值	A
症状提高缺血阈值,减少心绞痛发作	A
减轻心力衰竭症状	A
呼吸同一运动强度下,换气量减少	A
心脏同一运动强度下,心率降低	A
同一运动强度下,心脏做功(两项乘积)减少	A
抑制左心室重构	A
改善左心室收缩功能	A
改善左心室扩张功能	B
改善心肌代谢	B
抑制冠状动脉狭窄病变进展	A
改善心肌灌注	B
改善冠状动脉血管内皮依赖和非依赖性舒张功能	B
外周氧利用增加最大动、静脉氧浓度差	B
外周循环降低安静和运动时外周血管阻力	B
改善外周血管内皮功能	B
炎性反应减少 C 反应蛋白和炎性细胞因子	B
增加骨骼肌线粒体	B
增加骨骼肌氧化酶活性	B
增加骨骼肌毛细血管密度	B
Ⅱ型肌纤维向Ⅰ型肌纤维类型转变	B
降低收缩压	A
增加高密度脂蛋白胆固醇,减少三酰甘油	A
降低吸烟率	A
自主神经系统降低交感神经张力	A
增加副交感神经活性	B
改善压力感受器敏感度	B
血液抗血小板凝集水平	B
抗血液凝固	B
预后降低冠状动脉事件发生率	A
降低心力衰竭恶化住院率	A(CAD)
预后改善(降低全因死亡率及心血管疾病相关死亡率)	A(CAD)

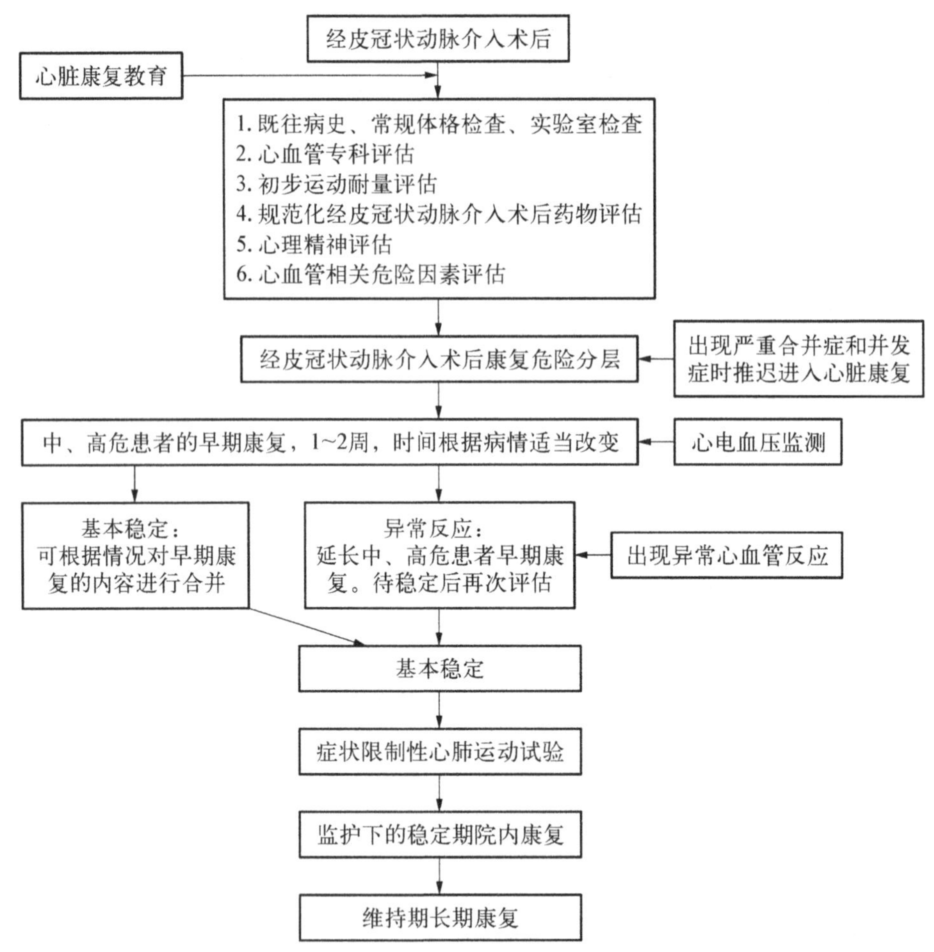

图 14-1　冠心病重症监护病房患者经经皮冠状动脉介入术后康复流程图

根据 CCU 患者的特殊性,制订个体化运动策略。运动疗法是运动康复的核心内容,其中在基本原则基础上依个体化原则制定运动处方是关键。(见表 14-10)。

表 14-10　冠心病重症监护病房患者运动处方

项目内容/基本原则
运动形式有氧耐力训练：散步、慢跑、骑自行车、游泳等。
抗阻训练：弹力带、哑铃及器械训练等。

续 表

项目内容/基本原则
运动强度中/高风险患者 有氧训练：CPET 指导个体化高强度自行车运动 运动平板指导<50%最大运动当量(METs) RPE 分级 10～11 级 抗阻训练：RPE 分级 10～11 级
运动时间：1. 热身。5～10 min 2. 有氧训练：中/高风险患者，达靶心率的有氧运动。15～30 min/次起始，视情况延长至 30～60 min/次 3. 抗阻训练：10～15 个/组，1～3 组/(肌群・次) 4. 放送：至少 5 min
运动频率：1. 有氧训练。至少 3 次/周 2. 抗阻训练。1 次/周起始，视情况调整
注意事项：1. 呼吸的调整；2. 安全性的要求；3. 运动的动作要求；4. 器械的正确使用； 5. PCI 穿刺部位的保护；6. 注意可能出现的出血倾向；7. 出现 PCI 并症时的要求

其中：METs(metabolic equivalent)，代谢当量；RPE(rating of perceived exertion)，自觉疲劳程度等级；CPET(cardiopulmonary exercise testing)，心肺运动试验。

AMI 经 PCI 术后入 CCU 的患者属于中、高危患者(急诊 PCI，多支病变或未完全血运重建)。该时期的术后早期康复：包括患者能量消耗、日常生活、康复运动、宣教、注意事项等。具体安排如表所示。(见表 14－11)

表 14－11　经皮冠状动脉介入术后中、高危患者康复运动日程安排

项 目	第 1 阶段	第 2 阶段	第 3 阶段	第 4 阶段	第 5 阶段	第 6 阶段
入冠心病重症监护室时间	第 1 天	第 2 天	第 3 天	第 4 天	第 5 天	第 6、7 天
能量消耗	1～2 METs	1～2 METs	2～3 METs	3～4 METs	4～5 METs	5～7 METs
生活料理	绝对卧床、在护理人员帮助下进食	自己进食、在护理人员协助下洗脸刷牙、梳头	可在床上坐 1～3 h、在床边擦洗	椅上自己进餐、可在椅上坐 1～3 h、在他人帮助下擦身、穿脱衣服	可在椅子上坐 2～4 h、自己擦身、穿脱衣服	继续前述活动，可稍强于原来强度活动

续 表

项 目	第1阶段	第2阶段	第3阶段	第4阶段	第5阶段	第6阶段
步行活动与锻炼	穿刺部位加压包扎、被动活动关节、大肌群	主动活动对侧肢体、可床边使用马桶	可下床站立、走到卫生间，病房内走动25～50 m	允许在走廊内慢行75～100 m	慢走200～350 m每日一次	步行400～500 m每日2次
娱乐	病情稳定后允许听收音机	允许看报	允许会客、谈话	允许看书、报、杂志	允许看电视	—
宣传教育	介绍冠心病重症监护室，解除顾虑	介绍心肌梗死及心脏康复程序	介绍心脏解剖及冠心病发病机理	介绍冠心病易患因素（如高血压、吸烟等）	讲解药物、饮食、运动与监测、性生活	讲解随访事项、心理咨询及注意事项
其他	伤口护理，必要时术肢制动	逐渐撤去监护	有条件者作心电遥测监护	教会患者做脉率自测	亚极量运动试验	—
注意事项	多饮水	每次活动后应休息15～30 min	每次活动后应休息15～30 min	各项活动都要在耐受下进行	各项活动应控制在15～30 min	转出

注：MET(metabolic equivalent)代谢当量，安静且坐位时，1 MET＝耗氧量3.5 ml/(kg·min)。

在实施此项康复活动时，应采取个体化。根据患者对于康复活动的耐受程度决定下一步活动是否继续进行。根据康复活动的开展程度，也可以为患者入住CCU的时间提供依据。同时，需要注意的是，在CCU患者实施本程序康复活动时，必须要在医护人员进行监护下进行。应密切观察康复活动时患者生命体征的变化，耐心倾听患者主诉。由于一周内应避免伤口关节处的大幅度活动，因此该康复方案第四天的步行活动，适用于伤口在桡动脉穿刺的患者，针对股动脉穿刺伤口的患者则要替代为上肢运动进行康复程序，比如上肢体操等。如在康复活动中出现，心率≥110次/min，出现心绞痛、胸闷、气促、心悸、面色苍白、大汗淋漓等情况，需要立即停止康复活动，并通知医生，予患者休息、继续观察及必要时用药。待病情平稳，重新评估康复风险后，再次进行早期心脏康复。活动进展应注意个体差异，CCU患者则进展应稍慢，如下表所示可供参考。（见表14－12）

表 14-12 住院期4步早期运动及日常生活指导计划

分　步	MET水平　活动 心率反应适合水平	(与静息心率比较)
第1步 床边椅子坐立 床边坐便	1～2	卧床休息至病情稳定增加 5～15次/min
第2步 床边坐位热身、床旁行走	2～3	常规冠心病重症监护病房活动，强调自我保护增加 10～15次/min
第3步 站立热身 大厅里走动5～10 min，3～4次	2～3	如能耐受、下床活动增加 10～20次/min

注：MET(metabolic equivalent)代谢当量，安静且坐位时，1 MET=耗氧量3.5 ml/(kg・min)。

国外AMI患者的早期康复起始时间比我国要早，美国心脏病学会和美国心脏协会2004年版STEMI治疗指南已明确提出，无复发缺血性不适、心力衰竭症状或严重心律失常的AMI患者绝对卧床时间不应超过12～24 h，梗死12 h后即可使用床边便椅，但对于血流动力学不稳定或者存在持续心肌缺血的患者，可允许12～24 h后在床旁大小便。因此对于AMI急诊经桡动脉PCI术后患者早期康复时间是否提前，有待临床工作者通过有力、严谨的临床随机对照试验来做进一步的研究，以确定AMI急诊经桡动脉PCI术后的最佳康复时机和最优的早期康复方案，使更多的AMI患者受益，但必须指出，在为CCU患者进行早期康复护理时要严密监测患者病情变化，需要谨慎对待有并发症的患者。

(王秋莉　虞　舟)

第五节　营 养 策 略

心脏重症监护室收治的急危重症患者较多，在患者接受救治时，由于应激、创伤或手术等因素使机体处于高分解状态，严重影响患者的营养吸收和病情恢复。患者营养状况每况愈下，导致营养不良加重及免疫功能低下更加明显，进而影响治疗效果，同时受到药物影响还容易引起贫血、消化道出血、消化道应激性溃疡等并发症，给患者及家属造成了巨大困扰，也增加了治疗难度。对危重症患者进行正确的营养评价，通过营养支持，改善患者营养不良的状况，可以缩短患者的住院时间和费用以及降低并发症，对促进患者的康复起到重要的基础支持作用。

一、营养及营养素

营养是供给人类用于修补旧组织、增生新组织、产生能量和维持生理活动所需要的合理食物。食物中可以被人体吸收利用的物质叫营养素。糖类、脂肪、蛋白质、维生素、水和无机盐(膳食纤维被称为"第七大营养素")是人体所需的六大营养素。

二、营养评估

营养评估(nutritional assessment)是指通过人体组成测定、人体测量、生化检查、临床检查以及多项综合营养评定方法等手段，判定人体营养状况，确定营养不良的类型和程度，估计营养不良所致后果的危害，并检测营养支持的疗效。

三、营养评定工具

目前，在临床工作中常用的营养评定工具有10余种之多，其中美国肠外与肠内营养协会(American Society for Parenteral and Enteral Nutrition，ASPEN)推荐营养风险筛查(nutrition risk screening，NRS 2002)，2013版《加拿大重症营养支持指南》中推荐危重症患者营养风险评分(nutrition risk in critically ill，NUTRIC)，而《2016版成人危重症病人营养支持治疗实施与评价指南推荐》NRS 2002和NUTRIC评分。

四、营养风险筛查

NRS 2002是由欧洲肠内肠外营养学会于2002年提出的。它是第一个在循证医学基础上发展起来的营养风险筛查工具，所选取的反映营养风险的核心指标来源于128个随机对照研究。它是对患者的营养状况进行风险筛查，根据筛查结果决定是否选择营养支持及制定营养支持的方案，在慢性消耗性疾病营养评估中具有较高的应用价值。

营养风险评分包括疾病严重程度评分＋营养状态低减评分＋年龄评分(若70岁以上加1分)3个部分的总和。各项评分为0～3分，3项总分得分评定患者的营养状况。总评分≥3分(或胸水、腹水、水肿且血清蛋白<35 g/L者)表明患者有营养不良或有营养风险，即应该使用营养支持。其中营养状况降低的评分及其定义：① 0分：正常营养状态。② 轻度(1分)：3个月内体重丢失5%或食物摄入为正常需要量的50%～75%。③ 中度(2分)：2个月内体重丢失5%或前一周食物摄入为正常需要量的25%～50%。④ 重度(3分)：1个月内体重丢失5%(3个月内体重下降15%)或BMI<18.5或者前一周食物摄入为正常需要量的0%～25%。疾病严重程度评分及其定义：① 1分：慢性疾病患者因出现并发症而住院治疗。患者虚弱但不需要卧床。蛋白质需要量略有增加，但可以通过口服补充剂来弥补；② 2分：患者需要卧床，如腹部大手术后，蛋白质需要量相应增加，但大多数人仍可以通过肠外或肠内营养支持得到恢复；③ 3分：患者在加强病房中靠机械通气支持，蛋白质需要量增加而且不能被肠外或肠内营养支持所弥补，但是通过肠外或肠内营养支持可使蛋白质分解和氮丢失明显减少。具体见表14-13。

表14-13　住院患者营养风险筛查NRS-2002评估表

患　者　资　料			
姓　名		住院号	
性　别		病　区	
年　龄		床　号	
身高(m)		体重(kg)	
体重指数(BMI)		蛋白质(g/L)	
临床诊断			

续　表

疾　病　状　态		
疾　病　状　态	分数	若“是”请打钩
• 骨盆骨折或者慢性病患者合并有以下疾病：肝硬化、慢性阻塞性肺病、长期血液透析、糖尿病、肿瘤	1	
• 腹部重大手术、中风、重症肺炎、血液系统肿瘤	2	
• 颅脑损伤、骨髓抑制、加护患者(APACHEⅡ＞10 分)	3	
营　养　状　态		
营养状况指标(单选)	分数	若“是”请打钩
• 正常营养状态	0	
• 3 个月内体重减轻＞5％或最近 1 个星期进食量(与需要量相比)减少 20％～50％	1	
• 2 个月内体重减轻＞5％或 BMI 18.5～20.5 或最近 1 个星期进食量(与需要量相比)减少 50％～75％	2	
• 1 个月内体重减轻＞5％(或 3 个月内减轻＞15％)或 BMI＜18.5(或血清白蛋白＜35 g/L)或最近 1 个星期进食量(与需要量相比)减少 70％～100％	3	
年　　龄		
年龄≥70 岁加算 1 分	1	
合计：分		
营养风险筛查评估结果		
营养风险筛查总分		
处理		
□总分≥3.0：患者有营养不良的风险，需营养支持治疗		
□总分＜3.0：若患者将接受重大手术，则每周重新评估其营养状况		
执行者：　　　　　时间：		

注：APACHE(acute physiology and chronic health evaluation)，急性生理学及慢性健康状况评分系统。

五、危重症患者营养风险评分(NUTRIC 评分)

是专门针对危重症患者营养状况的评分系统。分别根据患者年龄、器官衰竭评分(sequential organ failure assessment，SOFA 评分)、急性生理学及慢性健康状况评分系统(acute physiology and chronic health evaluation，APACHE Ⅱ评分)、引发器官功能不全个数、入住重症监护室前住院时间等方面对患者营养状况进行评分，根据患者情况从上述方面对患者进行评分，最后将所有总分加起来得到 NUTRIC 分值。NUTRIC 评分为 0～4 分定为低分组，NUTRIC 评分为 5～9 分定为高分组。具体评分内容见表 14－14。

表 14－14　危重症患者营养风险评分(NUTRIC 评分表)

变　量	范　围	分　数
年　龄	<50	0
	50～<75	1
	≥75	2
APACHE Ⅱ	<15	0
	15～<20	1
	20～28	2
	≥28	3
器官衰竭评分 SOFA	<6	0
	6～<10	1
	≥10	2
并发症数量	0～1	0
	≥2	1
入监护室前的住院天数	0～<1	0
	≥1	1
白细胞介素－6 (interleukin－6，IL－6)	0～<400	0
	≥400	1

注：APACHE(acute physiology and chronic health evaluation)，急性生理学及慢性健康状况评分系统。

六、营养支持治疗

1. 营养支持治疗策略

2016 美国成人重症患者营养支持指南建议根据营养风险考虑营养治疗策

略。对于营养风险较低及基础营养状况正常、疾病较轻(例如,NRS－2002≤3分或NUTRIC评分≤5分)的患者建议即使不能自主进食,住重症监护室的第1周不需要特别给予营养治疗。但高营养风险患者[如：NRS－2002≥5或不考虑白介素－6(interleukin－6, IL－6)的情况下NUTRIC评分≥6分]或严重营养不良患者建议：只要能耐受,应在进入监护室的24～48 h内,尽早开始肠内营养支持。肠内营养应该选择最优化的喂养策略——从目标量开始;应努力争取于48～72 h内提供>80%蛋白质与能量目标量。

2. 需要量建议

2016美国成人重症患者营养支持指南指出：① 热量：如果有条件且不影响测量准确性的因素时,建议应用间接能量测定确定能量需求。一般建议使用基于体重的简化公式[25～30 kcal/(kg・d)]确定能量需求(1 kcal＝4.8 kJ)。② 蛋白质：建议充分的(大剂量的)蛋白质供给。预计为1.2～2.0 g/(kg・d)(实际体重),烧伤或多发伤患者对蛋白质的需求量可能更高。如合并急性肾衰或急性肾损伤的危重症患者使用标准肠内营养配方,并摄入推荐的标准剂量蛋白质[1.2～2.0 g/(kg・d)]与能量[25～30 kcal/(kg・d)]。③ 脂肪：指南建议对于静脉输注脂肪乳的危重症患者,指南考虑减少n－6脂肪乳的含量。然而多项研究建议增加鱼油的摄入。如：ω－3多不饱和脂肪酸(ω－3 polyunsaturated fatty acid, omega－3 PUFA)的研究,研究者发现富含二十二碳六烯酸(docosahexaenoic acid, DHA)和二十碳五烯酸(eicosapentaenoic acid, EPA)的鱼油能降低冠心病等的患病率,所以建议增加鱼油的摄入。此外,研究还发现鱼油还有调节脂类递质合成、细胞因子释放、激活白细胞和内皮细胞活化等功能,进而调控危重症患者机体内炎性反应,起着营养和药物治疗的联合作用。2012年,Theilla等对有压疮的危重症患者研究发现,饮食中添加鱼油可能会抑制危重症患者压疮的进展,降低血C反应蛋白浓度,所以推荐添加。④ 其他营养物质：考虑一些特殊营养成分,如谷氨酰胺、抗氧化剂、膳食纤维与益生菌,指南建议当重症患者肠外营养允许时,应考虑添加谷氨酰胺。并补充维生素与微量元素。但是对于休克和多器官功能衰竭患者,指南强烈不推荐使用谷氨酰胺。

3. 营养支持治疗途径

有肠内、肠外、肠内外联合3种营养支持治疗途径。指南指出对于需要营养支持治疗的危重症患者，我们建议首选肠内而非肠外的营养供给方式；对于低营养风险（如：NRS－2002≤3或NUTRIC评分≤5）、不适宜早期肠内营养、且入监护室7 d仍不能保证经口摄食量的患者，7 d后给予肠外营养支持；确定存在高营养风险（如：NRS－2002≥5或NUTRIC评分≥6）或严重营养不良的患者，如果肠内营养不可行，我们建议入监护室后尽早开始肠外营养。无论低或高营养风险患者，接受肠内营养7～10 d，如果经肠内摄入能量与蛋白质量仍不足目标的60%，指南推荐应考虑给予补充型肠外营养。但不主张开始肠内营养7 d内给予补充型肠外营养。

4. 肠内营养

主要通过口服、鼻胃管、胃空肠造瘘管等方式将营养物质输送至胃肠道。① 适用于：有吞咽困难、咀嚼困难、昏迷、意识障碍、高代谢状态、肠道炎性疾病等患者。② 启动时机：指南指出对于不能维持自主进食的危重症患者，推荐在24～48 h内通过早期肠内营养开始营养支持治疗。但对于血流动力学不稳定的患者，建议应当暂停肠内营养直至患者接受了充分的复苏治疗和（或）病情稳定。对于正在撤除升压药物的患者，可以考虑谨慎开始或重新开始肠内营养。③ 剂量：应根据患者的实际情况进行选择，摄入量由少到多，速度由缓到快。建议在全身性感染早期给予滋养型喂养策略（定义为10～20 kcal/h或不超过500 kcal/d），如果耐受良好，则24～48 h后开始增加喂养量，第一周内达到80%目标量。蛋白质供给量为1.2～2.0 g/(kg·d)。④ 配方选择：包括大分子聚合物、必需氨基酸配方、高支链氨基酸配方、要素饮食等，建议危重症患者开始肠内营养时选择标准多聚体配方肠内营养制剂。对于腹泻、消化吸收不良，肠道缺血或严重胃肠道动力障碍的高危患者，可以考虑选择无纤维的制剂，如短肽配方；而对于血流动力学稳定的患者，可常规添加可酵解的可溶性纤维（如低聚果糖、菊粉）。严重全身性感染患者，不应常规使用免疫调节型肠内营养制剂。⑤ 途径：指南建议从胃开始喂养是多数危重症患者可接受的肠内营养方式。但对于误吸风险高的患者，推荐放置幽门后开始喂养。⑥ 监测耐受性：建议应每日监测肠内营养耐受性。如患者在接受诊断性检查或操作期间，应当尽可能缩短禁食状态，以免肠梗阻加重，并防止营养供给不足。且不要因危重患者发生腹泻而自动中止肠内营养，而应继续喂养，同时查找腹泻的病因以确定适当的治疗。⑦ 预测误吸高风险：以下情况考虑有误吸高风险：有无法保护的气道；放置鼻肠管；机械通气患者；年龄>70 岁；意识水平下降；神经功能缺损；俯卧位；胃食管反流；搬运出监护室；间歇推注给予肠内营养；口腔护理不佳；护士/患者比例不足，如为误吸高风险的患者，将胃管放置幽门后喂养通路；采用持续输注的方式给予肠内营养；如临床情况允许，即给予药物促进胃肠蠕动，如促动力药物（甲氧氯普胺或西沙比利）。并对接受肠内营养且有气管插管的所有危重症患者，床头应抬高 30～45°，每日 2 次使用氯己定进行口腔护理。

5. 肠外营养

通过静脉输液为患者提供营养液。① 适用于：合并胃肠道功能紊乱、胃肠道功能衰竭、严重营养不良等的重症患者。② 启动时机：当肠内营养不足以维持患者营养需求和疾病支持时，可以选择肠外营养。③ 剂量：对于高营养风险或严重营养不良、需要肠外营养支持的患者，建议住监护室第一周内给予低热卡肠外营养（≤20 kcal/(kg・d)或能量需要目标的 80%），以及充分的蛋白质补充（≥1.2 g/(kg・d)）。当肠内营养耐受性提高，达到目标能量 60%以上时，我们建议经肠外营养途径供给的能量可逐渐减量至终止。④ 配方选择：主要有氨基酸制剂、脂肪乳剂、葡萄糖、维生素、微量元素等。指南建议开始肠外营养的第 1 周，暂缓或限制大豆油基础的静脉脂肪乳剂输注；如果考虑必需脂肪酸缺乏，其最大补充剂量为 100 g/每周（常分 2 次补充）。危重症患者肠外营养期间无须常规补充谷氨酰胺。⑤ 途径：对短期肠外营养支持的患者选择外周静脉输注，对长期肠外营养支持的患者选择中心静脉输注。但是，肠外营养支持容易引起静脉炎、气胸等并发症，所以在治疗时要注意观察患者的症状变化，做好预防处理措施。

七、小结

营养评估和营养风险评价为正确合理的营养支持治疗提供科学依据，有证据、有目的地选择并实施临床营养支持治疗是危重症患者救治的重要基础和重要手段，为机体代谢提供所需的营养物质，改善其临床结局，对患者早日康复有着非常重要的意义。

（杨明珠）

第六节　用药策略

近期多项研究显示，随着再灌注治疗，直接经皮冠状动脉介入治疗(PCI)、当代抗栓治疗和二级预防的普及，STEMI急性期和长期病死率呈下降趋势。然而，其总体病死率仍较高；ESC研究显示，STEMI患者住院病死率为4%～12%，接受血管造影的患者年病死率接近10%。患者出院后稳定期6个月内死亡、卒中和再住院率高达25%，4年累积病死率22.6%，死亡病因中50%为再发心肌梗死。有效的药物治疗对预防心血管事件再发和猝死，提高生命质量，减少反复住院和不必要的血运重建，使患者恢复最佳体力、精神状态及社会功能起到积极的重要作用。

一、指南和共识

2017年8月26日，ESC公布了最新版《急性ST段抬高型心肌梗死(STEMI)诊断和治疗指南》，2015年发布的《中国急性ST段抬高型心肌梗死诊断和治疗新指南》，以及《稳定性冠心病心脏康复药物处方管理专家共识》中指出，实现药物最大疗效的前提是使用有效药物、有效剂量，控制危险因素达标，主动管理药物的相互作用和不良反应，提升治疗依从性，通过药物管理可实现药物最大疗效。

二、急性发作期的药物治疗

患者STEMI急性发作时，剧烈胸痛使患者交感神经过度兴奋，导致心动过速、血压升高和心肌收缩功能增强，增加心肌耗氧量，并易诱发快速性室性心律失常，指南指出，遵医嘱迅速给予有效镇痛剂，如吗啡3 mg静脉注射，必要时每5 min重复1次，总量不宜超过15 mg。用药期间加强观察，吗啡的不良反应包括恶心、呕吐、低血压和呼吸抑制。一旦患者出现呼吸抑制，可每隔3 min静脉注射纳洛酮0.4 mg拮抗(最多3次)。

三、溶栓治疗

1. 总体考虑

指南明确指出，对发病 3 h 内患者，溶栓治疗的即刻疗效与直接 PCI 基本相似。决定是否溶栓治疗时，应综合分析预期风险/效益比、发病至就诊时间、就诊时临床及血液动力学特征、合并症、出血风险、禁忌证等。

2. 适应证

① 发病 12 h 以内，预期 FMC 至 PCI 时间延迟大于 120 min，无溶栓禁忌证(Ⅰ,A)；② 发病 12～24 h 仍有进行性缺血性胸痛和至少 2 个胸前导联或肢体导联 ST 段抬高>0.1 mV，或血液动力学不稳定的患者，若无直接 PCI 条件，溶栓治疗是合理的(Ⅱa,C)。

3. 禁忌证

绝对禁忌证包括：① 既往脑出血史或不明原因的卒中；② 已知脑血管结构异常；③ 颅内恶性肿瘤；④ 3 个月内缺血性卒中(不包括 4.5 h 内急性缺血性卒中)；⑤ 可疑主动脉夹层；⑥ 活动性出血(不包括月经来潮)；⑦ 3 个月内严重头部闭合伤或面部创伤；⑧ 2 个月内颅内或脊柱内外科手术；⑨ 严重未控制的高血压收缩压>24.00 kPa(180 mmHg)和(或)舒张压>14.67 kPa(110 mmHg)，对紧急治疗无反应。

4. 溶栓剂选择

按对纤溶酶激活的方式分类，可以分为非特异性纤溶酶原激活剂[尿激酶、链激酶及特异性纤溶酶原激活剂(阿替普酶、尿激酶原、瑞替普酶、替奈普酶)]。新指南建议优先采用特异性纤溶酶原激活剂，并要求确诊 STEMI 到给予溶栓药的时间间隔从 30 min 缩短至 10 min。

5. 剂量和用法

不同药物的剂量与用法见表 14-15。

表 14-15 不同药物的计量与用法

项目	阿替普酶	瑞替普酶	替奈普酶	尿激酶	尿激酶原
剂量	90 min 加速给药不超过 100 mg	1 000 万 U	30～50 mg 根据体重	150 万 U	50 mg

续 表

项目	阿替普酶	瑞替普酶	替奈普酶	尿激酶	尿激酶原
用法	首先静脉推注 15 mg，随后 0.75 mg/kg 30 min 内持续静脉滴注，继之 0.5 mg/kg 于 60 min 持续静脉滴注	1 000 万 U×2 次，每次>2 min	30～50 mg 静脉推注	150 万 U 溶于 100 ml 生理盐水 30 min 内静脉滴入	20 mg 溶于 10 ml 生理盐水，3 min 内静脉推注，继以 30 mg 溶于 90 ml 生理盐水，30 min 内静脉滴完

6. 疗效评估

溶栓开始后 60～180 min 内应密切监测临床症状、心电图变化及心律失常。血管再通的间接判定指标包括：① 60～90 min 内心电图抬高的 ST 段至少回落 50%。② 心肌肌钙蛋白峰值提前至发病 12 h 内，CK－MB 酶峰提前到 14 h 内。③ 2 h 内胸痛症状明显缓解。④ 2～3 h 内出现再灌注心律失常，如加速性室性自主心律、房室传导阻滞、束支阻滞突然改善或消失，或下壁心肌梗死患者出现一过性窦性心动过缓、窦房传导阻滞，伴或不伴低血压。上述 4 项中，心电图变化和心肌损伤标志物峰值前移最重要。

7. 溶栓后处理

对于溶栓后患者，无论临床判断是否再通，均应早期(3～4 h 内)进行冠状动脉造影。

四、抗栓策略

新指南再次强调了血栓机制在 STEMI 进程和预后中的关键作用，因此突出了抗栓治疗在 STEMI 患者管理中的重要价值。指南建议，对于无禁忌证的 STEMI 患者，无论是接受心肌再灌注治疗包括直接 PCI、延迟 PCI、静脉溶栓或挽救性 PCI 的患者，还是未接受再灌注治疗患者，双联抗血小板治疗应至少维持 12 个月。由此可见，新指南支持了 STEMI 患者早期、积极和持续的双联抗血小板治疗策略。

1. 抗血小板

对于 PCI 术后抗血小板治疗，共识指出双联抗血小板治疗(阿司匹林与氯吡格雷)是预防支架围手术期，术后血栓事件的常规方法。① 阿司匹林：通过不可逆地抑制血小板内环氧化酶－1 防止血栓形成，从而阻断血小板聚集，为首选抗血小板药物。对不能耐受阿司匹林者，氯吡格雷可作为替代治疗。所有患者如无禁忌证，均应立即口服水溶性阿司匹林或嚼服肠溶阿司匹林 300 mg，继以 100 mg/d 长期维持。② 氯吡格雷：为第 2 代抗血小板聚集药物，主要通过选择性地与血小板表面的二磷酸腺苷(adenosine diphosphate，ADP)受体结合而不可逆地抑制血小板聚集。新指南推荐直接 PCI 患者给予 600 mg 负荷剂量，维持剂量仍为 75 mg 每日 1 次(Ⅰ,A)。需长期口服抗凝治疗的患者不需调整剂量(Ⅱa,B)。是迄今临床应用最广、时间最长和研究证据最多的 P2Y12 抑制剂，较其他 P2Y12 抑制剂在我国临床患者(包括 PCI 及溶栓患者)中的应用时间更长、经验更多。药物安全性更高，出血风险更低。③ 替格瑞洛：是一种新型的环戊基三唑嘧啶类口服抗血小板药物，为非前体药，无需经肝脏代谢激活即可直接起效，与 P2Y12 ADP 受体可逆性结合。该药起始剂量为单次负荷剂量 180 mg(90 mg×2 片)，此后每次 1 片(90 mg)，每日 2 次，至少 12 个月(I,B)，作为初始抗血小板治疗推荐。但对于静脉溶栓的患者，仍推荐使用氯吡格雷 300 mg 负荷(Ⅰ,A)。对于需长期口服抗凝的患者仍推荐氯吡格雷。④ 血小板糖蛋白Ⅱb/Ⅲa(GPⅡb/Ⅲa)受体拮抗剂：为强效抗血小板聚集药物，主要通过阻断血小板表面的 GPⅡb/Ⅲa 受体，抑制其与纤维蛋白原的交联，从而抑制血小板聚集。新指南仍不推荐造影前常规使用(Ⅱb,B)。但对于高危或造影提示血栓负荷重、未给予适当负荷量 P2Y12 受体抑制剂者可考虑静脉使用(Ⅱa,B)。

2. 抗凝治疗

① 直接 PCI 患者：静脉推注普通肝素(70～100 U/kg)，维持活化凝血时间(activated clotting time，ACT)250～300 s。联合使用 GPⅡb/Ⅲa 受体拮抗剂时，静脉推注普通肝素(50～70 U/kg)，维持 ACT 200～250 s(I,B)。并维持至 PCI 后 3～4 h，以减低急性支架血栓形成的风险。使用肝素期间应监测血小板计数，及时发现肝素诱导的血小板减少症。② 溶栓后 PCI 患者：可继续静脉应用普通肝素，根据 ACT 结果及是否使用 GPⅡb/Ⅲa 受体拮抗剂调整剂量(I,C)。③ 发病 12 h 内未行再灌注治疗或发病＞12 h 的患者：须尽快给予抗凝治疗。④ 预防血栓栓塞：CHA2DS2 - VASc[即充血性心力衰竭/左心室功能障碍(congestive heart failure/left ventricular dysfunction)，高血压(hypertension)，年龄(age)，糖尿病(diabetes mellitus)，脑卒中/短暂性脑缺血发作/血栓栓塞病史

(stroke/temporary ischaemic attack/thromboembolism),血管疾病(vascular disease),性别(sex)]评分≥2 的房颤患者、心脏机械瓣膜置换术后或静脉血栓栓塞患者应给予华法林治疗,但须注意出血(I,C)。药物洗脱支架后接受双联抗血小板治疗的患者如加用华法林时应控制 INR 在 2.0~2.5(II b,C)。

3. 出血并发症及其处理

抗栓、溶栓治疗的主要风险是出血,尤其是颅内出血(0.9%~1.0%)。使用出血风险评估表进行风险评估(见表 14-16、表 14-17)。CRUSADE 出血危险评分越高,患者的出血风险越高。注意观察患者溶栓期间有无出血倾向,一旦发生颅内出血,应立即停止溶栓和抗栓治疗;进行急诊 CT 或 MRI 检查;测定红细胞比容、血红蛋白、凝血酶原、活化部分凝血活酶时间(APTT)、血小板计数和纤维蛋白原、D-二聚体,并检测血型及交叉配血。治疗措施包括降低颅内压;4 h 内使用过普通肝素的患者,推荐用鱼精蛋白中和(1 mg 鱼精蛋白中和 100 U 普通肝素);出血时间异常可酌情输入 6~8 U 血小板,并观察瞳孔、神志、血压、心率等生命体征变化。

表 14-16 CRUSADE 出血评分系统

基线血细胞比容/%	得分	收缩压/[kPa(mmHg)]	得分	肌酐清除率/mL/min	得分	心率/次/min	得分	其他危险因素	得分
<31	99	≤12.00(90)	110	≤15	339	≤70	00	女性	88
31~33.9	77	12.13~13.33(91~100)	88	>15~30	335	71~80	11	有心衰体征	77
34~36.9	33	13.47~16.00(101~120)	55	>30~60	228	81~90	33	糖尿病患者	66
37~39.9	22	16.13~24.00(121~180)	11	>60~90	117	91~100	66	有血管疾病或卒中病史	66
≥40	00	24.13~26.66(181~200)	33	>90~120	77	101~110	88		
		≥26.80(201)	55	>120	00	111~120	110		
						≥121	11	总分：100	

注：(1) 具体评分办法：根据各项进行评分。将各积分相加,极低危(≤20 分)、低危(21~30 分)、中危(31~40 分)、高危(41~50 分)和极高危(>50 分);

(2) 根据 CG 公式计算：肾小球滤过率=(140-年龄)×体重(kg)×(0.85 女性)[×(1 男性)]/[0.81×血清肌酐(μmol/L)]。

表 14-17 CRUSADE 评分临床价值

危险级别	Crusade 评分	出血风险/%
极低危	1～20	3.1
低 危	21～30	5.5
中 危	31～40	8.6
高 危	41～50	11.9
极高危	51～91	19.5

五、抗心肌缺血药物治疗

1. β受体阻滞剂

① 作用机制：通过负性肌力和负性频率作用，降低心肌需氧量和增加冠状动脉灌注时间，缩小心肌梗死面积，对降低急性期早期 STEMI 死亡率和改善远期预后均具有重大意义。② 适应证：STEMI 合并房颤（房扑）和心绞痛（I，C），但血液动力学稳定时可使用，STEMI 合并顽固性多形室性心动过速伴电风暴（I，B），可选择静脉使用。③ 禁忌证为：心率＜60 次/min；动脉收缩压＜100 mmHg；中、重度左心衰竭（≥Killip Ⅲ级）；二、三度房室传导阻滞或 PR 间期＞0.24 s；严重慢性阻塞性肺疾病或哮喘；末梢循环灌注不良。相对禁忌证为：哮喘病史；胰岛素依赖性糖尿病。β受体阻滞剂应用需个体化。最初 24 h 内有禁忌证者，应重新评估后尽量使用。④ 使用方法：无该药禁忌证时，应于发病后 24 h 内常规口服应用（I，B），最初 24 h 内有禁忌证者，应重新评估后尽量使用。β受体阻滞剂应用需个体化。从小剂量开始，如年轻、肥胖、血压或心率偏快，可从常规剂量开始，还应结合既往用药时患者对药物的反应。⑤ 不良反应包括：乏力，心动过缓，诱发哮喘和心力衰竭，掩盖低血糖反应等。

2. 硝酸酯类药物

为首选抗心肌缺血的血管扩张剂。① 作用机制：扩张静脉血管、动脉阻力血管、减轻心脏前后负荷，有利于保护心脏功能，对心室重构产生有益作用；扩张冠状动脉，增加缺血区心肌供血量，早期应用可明显缩小心肌梗死范围；降低心力衰竭发生率和心室颤动发生率。② 适应证：48 h 内静脉滴注硝酸酯类药物可缓解心绞痛、控制高血压、减轻肺水肿。AMI伴再发性心肌缺血、充血性心力衰竭患者更为适宜。③ 禁忌证：AMI合并低血压[收缩压≤12.00 kPa(90 mmHg)]或心动过速(心率>100次/min)，下壁伴右心室梗死时即使无低血压也应慎用，严重主动脉瓣狭窄或肥厚型梗阻性心肌病引起的心绞痛，不宜使用硝酸酯类药物。④ 使用方法：AMI早期通常给予硝酸甘油静脉滴注24～48 h。静脉滴注硝酸甘油应由低剂量开始，即10 μg/min，可酌情逐渐增加剂量，每5～10 min增加5～10 μg，直至症状控制、血压正常者动脉收缩压降低1.33 kPa(10 mmHg)或高血压患者动脉收缩压降低4.00 kPa(30 mmHg)为有效治疗剂量。静脉滴注过程中如出现明显心率加快或收缩压≤12.00 kPa(90 mmHg)，应减慢滴注速度或暂停使用。静脉滴注硝酸甘油的最高剂量不超过100 μg/min为宜，过高剂量可增加低血压的发生风险，对AMI患者同样是不利的。⑤ 不良反应包括头痛、反射性心动过速和低血压等。

3. 钙通道阻滞剂(calcium channel blockers，CCB)

在AMI治疗中不作为一线用药，不推荐使用短效二氢吡啶类CCB。① 作用机制：此类药物通过降低心脏负荷、降低心肌耗氧量缓解心绞痛症状，提高运动耐量。② 适应证：为变异型心绞痛的首选用药，也可作为持续性心肌缺血治疗的次选药物。③ 禁忌证：AMI合并左心室功能不全、房室传导阻滞、严重窦性心动过缓及低血压[≤12.00 kPa(90 mmHg)]者禁用地尔硫䓬和维拉帕米。④ 使用方法：地尔硫䓬：AMI并发心房颤动伴快速心室率，且无严重左心功能障碍的患者，可静脉使用地尔硫䓬，缓慢注射10 mg(5 min内)，继之以5～15 μg/(kg·min)维持静脉滴注，静脉滴注过程中需密切观察心率、血压的变化，如心率<55次/min，应减少剂量或停用，静脉滴注时间不宜超过48 h。⑤ 不良反应包括外周水肿、便秘、心悸、面部潮红，低血压也时有发生，其他不良反应还包括头痛、头晕、虚弱无力等。

4. 调脂治疗

① 作用机制：降低血清总胆固醇、低密度脂蛋白胆固醇、三酰甘油和高密度脂蛋白胆固醇水平外，还能稳定斑块，减轻斑块炎症，改善内皮功能，减少血小板性血栓沉积，降低基质金属蛋白酶(metrix metal proteinase，MMPs)活性，减少斑块血栓因子产生，防止组织因子释放。② 适应证：若无禁忌证的

STEMI 患者入院后应尽早开始强化他汀类药物并长期应用(I,A)。③ 禁忌证：肝酶升高>3 倍,肌酶升高>5 倍患者禁用。④ 使用方法：开始药物治疗前及治疗后 4～8 周复查血脂和肝功能、肌酸激酶；如血脂达标且肝功能、肌酸激酶正常,以后每 6～12 个月复查 1 次上述指标；如肝脏转氨酶≥正常值 3 倍或肌酸激酶≥正常值 5 倍,停用调脂药物,并监测相关指标至正常。⑤ 不良反应包括乏力、肌痛、肝酶升高、肌酶升高。

5. 血管紧张素转化酶抑制剂(angiotensin-converting enzyme inhibitor, ACEI)和血管紧张素Ⅱ受体阻滞剂(angiotensinⅡ receptor antagonist, ARB)

可以减少充血性心力衰竭的发生,降低病死率。① 作用机制：ACEI 具有调节肾素血管紧张素系统、保护内皮功能和抗动脉粥样硬化的作用。ARB 通过选择性阻断血管紧张素受体 1,阻断了血管紧张素Ⅱ收缩血管、升高血压、促进醛固酮分泌、水钠潴留、交感神经兴奋等作用。② 适应证：心力衰竭、左室收缩功能障碍、糖尿病或前壁心肌梗死患者推荐发病 24 h 内开始应用 ACEI(I,A),心力衰竭和(或)左室收缩功能障碍的患者,可选用 ARB 作为替代(I,B)。③ 禁忌证：收缩压<12.00 kPa(90 mmHg)；血清肌酐>265 μmol/L(3.0 mg/dl)；双侧肾动脉狭窄；已知对 ACEI 过敏。④ 使用方法：血压偏低时从低剂量开始滴定,监测血压、血清肌酐和血钾,有严重咳嗽症状则换用血管紧张素Ⅱ受体拮抗剂。⑤ 不良反应包括血压偏低时从低剂量开始滴定,监测血压、血清肌酐和血钾。

6. 醛固酮受体拮抗剂

对 STEMI 后 LVEF≤0.4、有心功能不全或糖尿病,无明显肾功能不全[血肌酐：男性≤221 μmol/L(2.5 mg/dl),女性≤177 μmol/L(2.0 mg/dl)、血钾≤5 mmol/L]的患者,应给予醛固酮受体拮抗剂。

六、小结

大量的研究和国内外 AMI 的治疗指南强调有效规范的药物治疗与管理对患者疾病的控制起到积极重要的作用。在临床实践中只有遵循指南,规范实施临床操作与管理,才能达到患者治疗效用的最大化。

(杨明珠)

第七节 睡眠策略

人的一生大约有1/3的时间在睡眠中度过，像进食、饮水一样，睡眠也是人类不可缺的基本生命活动之一。CCU主要收治各种病情危重的心脏病患者以及部分行心脏介入治疗后的患者，以老年患者居多。CCU内环境特殊且患者病情危重，文献报道，CCU患者失眠发生率为95%以上，重症患者的睡眠问题逐渐引起医护人员的关注。充足有效的睡眠是人体维持健康所必需的，良好的睡眠能有效地防止心血管疾病患者心肌缺血、心律失常、猝死等事件的发生。而失眠可增加心肌耗氧量，加重心脏负荷，促发心力衰竭或心肌梗死；亦严重影响各种心血管病患者的康复。

一、睡眠

是人的一个基本生理过程，与人的身心健康关系重大，良好的睡眠能够缓解疲劳，对于体力、脑力的恢复具有非常重要的意义。

二、睡眠医学国内外发展

在国际上，经过30多年的发展，以睡眠疾病诊疗为主的一门新兴边缘交叉学科——睡眠医学已经形成并逐渐发展壮大。

国外发展：1993年在美国国立卫生院的心肺血液病研究所下设立了国家睡眠障碍研究中心。在美国睡眠协会的基础上，1999年成立了美国睡眠医学会，制定相应的认证标准及执业规范。另外，还有许多专门基金会支持科研及科普教育活动。在国际上，已于1987年成立国际睡眠研究会联盟，近来又更名为国际睡眠研究及睡眠医学会联盟。世界睡眠医学联合会于2004年成立。睡眠医学发展为独立的学科，建立了独立的认证体系，建立了完整的继续教育及培训制度，美国胸科学会还发表了从事睡眠专业的培训及技能纲要。除睡眠中心外，在某些有条件的大医院如哈佛大学、宾夕法尼亚大学医学院均已设立独立的睡眠医学科。

国内发展：我国的临床睡眠医学起步于20世纪80年代。据初步统计，目前全国各地已经有2 000余家医院成立了睡眠中心或实验室，遍及各大学教学医院、省市级医院及部分发达地区的县级医院。睡眠领域的科研工作也得到了国家的大力支持，"十二·五"国家支撑计划中，睡眠呼吸疾病也已列入支持范围；国家自然科学基金委等对睡眠医学领域的资助力度逐年加大，并将睡眠医学有关内容列入临床医学部独立学科项目。中国睡眠研究会作为中国科协的一级学会，成立于1994年，现有核心会员2 000余人。中国医师协会也成立了睡眠医学专家委员会。

三、睡眠质量评估工具

匹兹堡睡眠质量指数(Pittsburgh Sleep Quality Index, PSQI)用于对患者的睡眠质量进行评价，该量表由美国匹兹堡大学医学中心精神科睡眠和生物节律研究中心睡眠专家Buysse D J等人于1993年编制，经刘贤臣等人于1996年将其译成中文，并进行了信度和效度检验，7个维度的Cronbach's α系数为0.84，其分半信度为0.87，2周再测信度为0.81，多项研究证实，匹兹堡睡眠质量指数量表具有广泛的适用性。该量表由19个自评和5个他评条目构成，其中第19个自评条目和5个他评条目不参与计分，参与计分包含18个条目，用以评价最近一个月的睡眠质量情况，可分为主观睡眠质量、入睡时间、睡眠时间、睡眠效率、睡眠障碍、催眠药物和日间功能障碍7个因子。每个因子按0～3分等级记分，累计各成分得分为PSQI总分。总分范围为0～21分，得分越高，提示睡眠质量越差。PSQI内容及计分方法详见表14-18、表14-19。

表14-18　匹兹堡睡眠质量指数量表(PSQI)

条	项　目	评　分			
		0分	1分	2分	3分
1	近1个月，晚上上床睡觉通常在________点钟				
2	近1个月，从上床到入睡通常需要________min	□≤15 min　□16～30 min　□31～60 min　□≥60 min			

续 表

条	项　　目	评　　分			
		0分	1分	2分	3分
3	近1个月，通常早上________点起床				
4	近1个月，每夜通常实际睡眠 ________h(不等于卧床时间)				
5	近1个月，因下列情况影响睡眠而烦恼				
	a. 入睡困难(30 min内不能入睡)	□无	□<1次/周	□1～2次/周	□≥3次/周
	b. 夜间易醒或早醒	□无	□<1次/周	□1～2次/周	□≥3次/周
	c. 夜间去厕所	□无	□<1次/周	□1～2次/周	□≥3次/周
	d. 呼吸不畅	□无	□<1次/周	□1～2次/周	□≥3次/周
	e. 咳嗽或鼾声高	□无	□<1次/周	□1～2次/周	□≥3次/周
	f. 感觉冷	□无	□<1次/周	□1～2次/周	□≥3次/周
	g. 感觉热	□无	□<1次/周	□1～2次/周	□≥3次/周
	h. 做噩梦	□无	□<1次/周	□1～2次/周	□≥3次/周
	i. 疼痛不适	□无	□<1次/周	□1～2次/周	□≥3次/周
	j. 其他影响睡眠的事情。如有，请说明	□无	□<1次/周	□1～2次/周	□≥3次/周
6	近1个月，总的来说，您认为您的睡眠质量	□很好	□较好	□较差	□很差
7	近1个月，您用药物催眠的情况	□无	□<1次/周	□1～2次/周	□≥3次/周
8	近1个月，您常感到困倦吗	□无	□<1次/周	□1～2次/周	□≥3次/周
9	近1个月，您做事情的精力不足吗	□没有	□偶尔有	□有时有	□经常有

表14-19　匹兹堡睡眠质量指数量表计分方法

成　分	内　　容	评　　分			
		0分	1分	2分	3分
A. 睡眠质量	条目6计分	□很好	□较好	□较差	□很差
B. 入睡时间	条目2和5a计分累计	□0分	□1～2分	□3～4分	□5～6分
C. 睡眠时间	条目4计分	□>7 h	□6～7 h(不含6 h)	□5～6 h(含6 h)	□<5 h
D. 睡眠效率	以条目1、3、4的应答计算睡眠效率*	□>85%	□75%～85%(不含75%)	□65%～75%(含75%)	□<65%
E. 睡眠障碍	条目5b～5j计分累计	□0分	□1～9分	□10～18分	□19～27分

续 表

成 分	内 容	评 分			
		0分	1分	2分	3分
F. 催眠药物	条目7计分	□无	□<1次/周	□1～2次/周	□≥3次/周
G. 日间功能障碍	条目8和9的计分累计	□0分	□1～2分	□3～4分	□5～6分
*睡眠效率计算方法： 睡眠效率＝条目4(睡眠时间)/[条目3(起时间)－条目1(上床时间)]×100%					

$$睡眠效率=\frac{条目4(睡眠时间)}{条目3(起时间)-条目1(上床时间)}\times 100\%$$

匹兹堡睡眠质量指数总分＝A＋B＋C＋D＋E＋F＋G
0～5分为睡眠质量很好；6～10分为睡眠质量还行；
11～15分为睡眠质量一般；16～21分为睡眠质量很差。

四、睡眠障碍定义及其临床表现

睡眠障碍是指睡眠量或质的异常，或在睡眠时发生某些临床症状，如睡眠减少或睡眠过多等，其中以失眠症最为多见。CCU患者睡眠障碍的主要表现是入睡困难、夜间易醒并且再次入睡困难、次日早醒，睡眠时间少，睡眠质量不好、不能恢复体力的睡眠等。

五、睡眠障碍的原因

影响危重症患者睡眠质量的因素是多方面的，秦亚敏一项回顾性研究显示，原发疾病、药物使用、环境影响以及心理状态等均是导致危重症患者发生睡眠剥夺的主要原因。侯生荣等研究中ICU患者睡眠障碍的原因有医护人员谈话声、仪器和报警声、灯光、室内的冷热、陌生环境、室内干燥或潮湿、饥饿、口渴、紧张、疼痛、体位不舒服、各种导管留置、想念家人等均可能干扰患者睡眠，使患者容易出现睡眠障碍。

六、改善睡眠的策略

治疗原发心血管疾病，适当的止痛和镇静药物，平和舒适的环境，心理治疗辅以放松疗法、耳塞等物理措施。

1. 治疗原发心血管疾病

如心脏血管、功能异常、心肌缺血、缺氧等引起患者胸闷、胸痛，呼吸困难等不适而影响睡眠，治疗原发病。

2. 强化环境管理

给患者营造安静舒适的睡眠环境，定时开窗通风。做好声光防护措施，即夜间佩戴遮光眼罩和降噪耳塞，嘱患者次日晨取下，医疗操作要尽量集中，避免不必要的打扰。

3. 心理治疗

认知行为治疗是近年来应用越来越广泛的一种心理治疗方法。认知行为治疗着眼于患者错误或歪曲的认知上，该理论认为认知是产生行为的根本原因，改变患者对人、对事的看法与态度，能够改善其存在的心理行为问题。早有学者提出，提高睡眠障碍患者的认知行为，远比其他任何行为疗法更有效。目前，国际上公认的认知行为治疗，主要包括以下3部分：一个是睡眠卫生教育（sleep education），二是刺激控制法（stimulus control），三是睡眠限制（sleep restrictions）。实践表明，认识行为治疗是一种安全有效的促进睡眠质量的干预措施，通过改变患者对睡眠的错误观点，指导患者改变不良睡眠行为，达到治疗效果。

4. 放松疗法

包括渐进性肌肉放松训练、自我催眠、音乐疗法、生物反馈放松训练。侯生荣研究显示：对睡眠障碍的危重症患者结合放松音乐疗法，显著提高了患者入睡速度，加深了患者睡眠深度，减少了患者夜间觉醒次数，显著提高了患者的主观睡眠质量。

5. 睡前的管理

睡前问询患者卧床情况，是否有不适症状，及时寻找原因，是否感觉到太冷或太热、体位是否有不适、是否有便意，及时解决；避免夜间因大小便醒来影响睡眠。

6. 结合中医中药疗法

指导协助患者长按揉太阳、内关等处，以调理气血、抑制神经兴奋；帮助入睡。

7. 饮食管理

指导患者晚餐不要过多，尤其减少脂肪类食物的摄入，否则会影响夜间的睡眠。一般而言，应当少食多餐，对甜食、酒、咖啡因要有所节制，可摄入适量的复合碳水化合物，如马铃薯等。

8. 药物治疗

睡眠障碍的治疗药物有很多，包括用于发作性睡病的兴奋剂(例如，莫达非尼)和用于治疗失眠的安眠药(例如，唑吡坦，雷美替胺)。指南建议睡眠障碍患者：① 首选非苯二氮草类受体激动剂药物，如唑吡坦等。密切注意患者使用催眠药物带来的副作用。② 对于治疗无效的，可以交替使用短效苯二氮草受体激动剂或加大剂量。③ 合并焦虑或抑郁障碍的，可以使用具有镇静催眠作用的抗抑郁药，如曲唑酮、阿米替林、多塞平等。④ 在使用催眠药物治疗的同时应联合非药物治疗。

七、小结

正确使用睡眠评估工具有利于发现患者睡眠障碍的问题，根据结果结合临床，分析原因，并在指南的指导下进行睡眠管理，能帮助患者解决睡眠障碍的问题，促进 CCU 患者康复，早日出院。

(杨明珠)

第八节　日常生活指导

世界心脏联盟统计，到 2020 年，估计全球冠心病死亡人数将自 1990 年的 630 万增至 1 100 万。我国流行病学调查显示，心血管疾病的发生、发展与不良的生活方式密切相关。WHO 研究表明，80%的心脑血管病可以通过控制主要的危险因素来预防心血管疾病的发生、发展。2013 年 11 月 12 日，ACC 和 AHA，联合美国国家心、肺和血液研究所及其他专业学会，共同发布了《2013 年 AHA/ACC 生活方式管理降低心血管疾病风险指南》，强调了生活方式管理在降低心血管风险上的基石地位。2016 年 5 月 23 日，《欧洲心脏病学杂志》再次强调了生活方式干预在降低心血管风险中极其重要的作用。

一、什么是生活方式

《健康管理概念与学科体系的中国专家初步共识》中将生活方式定义为：是指人们在日常生活中形成相对固定的行为举止、思维定式及习惯，包括生活节奏、饮食与运动、睡眠与处事方式、精神心理负担、长期摄入或者受到有害物质影响等。良好的生活方式对健康有维护、促进和改善的作用，能够减少和延缓疾病的发生，而不良的生活方式对人健康的负面影响是多方面的，会对人产生慢性、潜在甚至是不可逆的危害。

二、国内外生活方式管理发展与应用的相关性研究

1. 国外

(1) 美国：是最早实施生活方式管理的国家，2011 年美国卫生与公众服务部宣布，投入 2 亿美元与合作伙伴启动“百万心脏”计划，作为一项全国性计划，该计划的目标是通过加强“ABCS”干预，计划在未来 5 年内减少 100 万心脏病、卒中发作事件。所谓“ABCS”是指，高危患者应用阿司匹林(aspirin)、控制血压(blood pressure)、胆固醇管理(cholesterin)和戒烟(smoking)，即帮助美国人做出健康生活方式的选择，预防吸烟、降低盐和反式脂肪的摄入，提高阿司匹林和降血压、降胆固醇药物在高危人群中的使用等。至 2017 年，美国烟民的比例由 19%降至 17%，美国大众的盐分摄入下降 20%，反式脂肪的消耗下降 50%，有 65%的心脏病高危人群服用阿司匹林并良好控制血压和胆固醇水平。

(2) 芬兰：早在 20 世纪 70 年代开始，芬兰通过改变人群生活习惯、发挥基层社区卫生服务机构的功能，减少相关危险因素等方式，并经过反复探索与实践应用，取得了较好成效。芬兰北卡实验(North Karelia)针对成年人，特别是中年男性，通过改变个人危险因素(降低胆固醇、血压)和不健康行为(吸烟)，干预 5 年后男性人群吸烟率下降 21%，血清胆固醇下降 3%，舒张压降低 1%。Vartiainen 等针对 35～59 岁的冠心病患者和高危人群进行了长达 35 年的干预随访研究，通过开展以社区为基础的冠心病预防和提升活动，进行不吸烟、身体

活动、健康饮食的生活方式管理，结果显示，接受长期持续预防和健康生活方式管理后，冠心病死亡率下降近80%。

(3) 日本：早在19世纪50年代后期，日本政府就开始重视慢性病的预防管理。厚生劳动省于1956年开始使用“成人病”一词。日本1978年开始第一次国民健康促进，1988年开始第二次国民健康促进，1994年制定地域保健法，1996年将“成人病”改为“生活习惯病”。2000年制定了“健康日本21计划”，2001年定“健康日本21都道府县计划”，2002年制定“健康日本21市村街道计划”。2003年施行健康促进法。2005年制定食育基本法，并评价“健康日本21”实施效果。2007年再次评价“健康日本21”实施效果，通过对试点的效果评价后，于2008年4月全国推广实施，旨在营造一个健康环境。自20世纪导入“生活习惯病”概念并着重开展以生活习惯改善为目的的一级预防以来，日本国民“生活习惯病”的流行趋势及行为危险因素等都有了不同程度的变化，如：心脏疾病、脑血管疾病占总死亡的比例分别从1990年的20.2%和14.9%下降至2008年的15.9%和11.1%；食盐每日人均摄入量从1975年的13.5 g下降至2007年的10.6 g；20岁以上男性及女性吸烟者比例从2000年的47.4%和11.5%下降至2007年的39.4%和11.0%。经过长达30多年的努力，每5年一次调查的结果表明，日本人的平均寿命一直呈增长趋势。长野县下伊郡高森町通过积极让老人做健康长寿体操，鼓励老人采用更健康的饮食方式，减少盐分摄取等，使长野县高龄老人的医疗费用连续18年来保持全日本最低纪录，脑出血的死亡率也在12年间减少了一半。长野县的健康长寿操亦被推广到日本的多个地区。静冈县聘请了专门的教练在老年活动中心带着老人们一起做操。

(4) 英国：英格兰2000年和2007年间对导致冠心病死亡率下降的原因进行分析，苏格兰和北爱尔兰也类似地评价了冠心病死亡率下降的原因。结果显示，病死率下降的86%，其中34%是由于人群主要危险因素的下降，诸如吸烟减少、胆固醇水平降低及改善了身体运动。导致人群血压下降的最大贡献者不是抗高血压药物。

2. 国内

生活方式管理等相关性研究起步较晚，处于探索和起步阶段，虽发展速度较快，但其内涵有待强化。

广东省人民医院和佛山市第一人民医院对冠心病患者实施的干预项目包括：对转入家庭病床康复治疗的冠心病患者实施生活方式及运动干预；干预组2年后平均总胆固醇降低1.23 mmol/L，三酰甘油降低0.57 mmol/L，高密度脂蛋白升高0.64 mmol/L，低密度脂蛋白降低2.42 mmol/L，收缩压降低3.28 kPa(24.6 mmHg)，舒张压降低1.61 kPa(12.1 mmHg)，患者依从性由45%上升到92%。

暨南大学附属第一医院通过对就诊的冠心病患者实施疾病相关知识宣讲、健康饮食指导，个性化心理护理等随访干预，1年后，干预组平均总胆固醇降低1.77 mmol/L，三酰甘油降低0.9 mmol/L，高密度脂蛋白升高0.05 mmol/L。

三、改变生活方式改变的重要性及措施

《2016年欧洲心血管疾病预防临床实践指南解读》《英国联合协会心血管疾病预防共识推荐第三版》强调生活方式改变对心血管疾病发生、发展及康复过程中的重要性及要尽早地进行生活方式干预以便获得潜在的长期获益。英国指南还强调对已患有心血管疾病和具有心血管疾病发生高风险个体的心血管疾病预防和治疗推荐，包括要有专业指导的生活方式干预、危险因素和治疗管理等，这些措施都是为了降低心血管疾病的进展风险，预防再发事件及最终达到心脏康复的目的。具体内容及措施如下：

1. 饮食干预

营养习惯影响心血管疾病及包括癌症在内的其他慢性疾病，健康的饮食习惯是心血管疾病预防的基石。指南推荐的健康饮食摄入热量应控制在维持健康体重范围内，即BMI在20～25 kg/m^2。指南推荐的健康饮食特点主要包括控制饱和脂肪酸和反式脂肪酸的摄入，限盐限酒，保证足量膳食纤维、蔬菜、水果、鱼等的摄入，具体健康饮食特点见表14-20。

表14-20　健康饮食特点

食物种类	食物种类指南推荐
饱和脂肪酸	摄入不超过总能量的10%，可用多不饱和脂肪酸替代饱和脂肪酸； 反式脂肪酸摄入越少越好，加工食品中最好不要加，天然食物中含量<1%

续 表

食物种类	食物种类指南推荐
食 盐	摄入<5 g/d
水 果	每天摄入≥200 g(分 2～3 次摄入)
蔬 菜	每天摄入≥200 g(分 2～3 次摄入)
鱼 类	每周食用 1～2 次鱼,指富含不饱和脂肪酸的鱼
坚 果	每天摄入 30 g 无盐坚果
酒 类	限制酒精摄入,男性不超过 20 g/d,女性不超过 10 g/d
加糖软饮料	不建议饮用

2. 运动干预

久坐生活方式增加心血管风险,适量运动能降低全因死亡率和心血管死亡率,同时有益于改善精神状况,提高生活质量。有氧运动可以使低密度脂蛋白胆固醇和非高密度脂蛋白胆固醇分别降低 0.08～0.16 mmol/L(3～6 mg/dl)和 0.16 mmol/L(6 mg/dl),抗阻力训练可以使低密度脂蛋白胆固醇、三酰甘油和非高密度脂蛋白胆固醇降低 6～9 mg/dl。

有心血管危险因素的久坐人群,在参与高强度运动前应进行临床评估,在医生指导下进行运动。同时该指南推荐多时段的运动形式,即将每周的运动时间分散开,最好每天都运动;每天的运动时间也应分散开,每次运动至少持续 10 min。

3. 戒烟

STEMI 患者应永久戒烟,指南推荐心血管病患者避免接触任何形式的烟草,包括二手烟。鼓励吸烟患者戒烟,最有效的方法是综合简单建议干预、辅助药物治疗以及随访支持。推荐采用“5As”戒烟策略帮助患者戒烟,即:ASK,系统询问患者吸烟情况;ADVISE,力劝患者戒烟;ASSESS:评估患者成瘾程度及戒烟意愿;ASSIST:确定戒烟策略,包括设定戒烟日历、行为建议和药物支持;ARRANGE:安排随访时间。

4. 控制体重

超重和肥胖均提高患者全因死亡率和心血管病死率,达到及维持标准体重对代谢相关心血管危险因素(血压、血糖、血脂等)有积极作用,在 BMI 为 20～5 kg/m^2 时(年龄<60 岁人群),全因死亡率最低;过多减轻体重无心血管疾病

保护作用。本指南推荐维持健康体重，超重和肥胖人群尽量达到健康体重或通过减重降低血压、血脂异常和2型糖尿病风险，从而改善整个心血管风险谱。

5. 其他

除了生活方式干预以外，同时控制心血管病的危险因素：控制血压，调脂治疗，血糖的管理。

四、小结

良好的生活方式的管理有利于心血管疾病的控制与发展，早期开始生活方式的管理对患者的康复起到积极重要的作用。

（杨明珠）

参考文献

[1] 中华医学会心血管病学分会.冠心病康复与二级预防中国专家共识[J].中华心血管病杂志，2013，41(4)：267-275.
[2] 尤黎明，吴瑛.内科护理学[M].5版.北京：人民卫生出版社，2013：211.
[3] Goel K, Lennon RJ, Tilbury RT, et al. Impact of cardiac rehabilitation on mortality and cardiovascular events after percutaneous coronary intervention in the community [J]. Circulation, 2011, 123(21): 2344-2352.
[4] 王霞.急性心肌梗死经皮冠状动脉介入治疗术后患者早期心脏康复计划的护理进展[J].护理实践与研究，2013，10(16)：114-116.
[5] 中华医学会心血管病学分会.冠心病康复与二级预防中国专家共识[J].中华心血管病杂志，2013，41(4)：267-275.
[6] Hoffmann A. Cardiac Rehabilitation 2015[J]. Praxis, 2015，104(24)：1317-1322.
[7] 蔡泽坤，徐琳，马骏，等.早期心脏康复程序对急性心肌梗死患者经皮冠状动脉介入术后心脏功能收缩的影响[J].中国康复医学杂志，2017，32(4)：391-395.
[8] 杨南华，杨胜勇，李冬来.老年心血管病康复的探索与体会[J].医学信息，2015(27)：340-340.
[9] 陈伟伟，高润霖，刘力生，等.《中国心血管病报告2017》概要[J].中国循环杂志，2018，33(1)：1-8.
[10] 中华人民共和国卫生部.中国卫生统计年鉴2012[M].北京：中国协和医科大学出版社，2012.
[11] 国家卫生和计划生育委员会.中国卫生和计划生育统计年鉴2016[M].北京：中国协和医科大学出版社，2016.

[12] 王新颖.2016 年成人危重症病人营养支持治疗实施与评价指南解读[J].肠外与肠内营养,2016,23(5):263-269.

[13] 崔金波,万群芳,吴小玲.NRS 2002 预测无创通气治疗慢性阻塞性肺疾病伴Ⅱ型呼吸衰竭患者临床结局的探讨[J].中国实用护理杂志,2014,30(19):10-15.

[14] 汤巧敏,叶小云.欧洲营养不良风险筛查方法评估在急性重症脑卒中患者中应用的效果评价[J].中国实用护理杂志,2014,30(2):28-30.

[15] 詹斯·康卓普,雷米·梅耶,顾良军,等.营养风险筛查 2002 改善临床结局[J].中华临床营养杂志,2013,21(3):133-139.

[16] 中华医学会.临床诊疗指南-肠外肠内营养学分册[M].北京:人民卫生出版社,2008:16-18.

[17] Kondrup J, Allison SP, Elia M, et al.Educational and Clinical Practice Committee, European Society of Parenteral and Enteral Nutrition (ESPEN)[J]. Clin Nutr, 2003, 22(4): 415-421.

[18] Dhaliwal R, Cahill N, Lemieux M, et al.The Canadian critical care nutrition guidelines in 2013: an update on current recommendations and implementation strategies[J]. Nutr Clin Pract, 2014, 29(1): 29-43.

[19] McClave SA, Taylor BE, Martindale RG, et al. Guidelines for the provision and assessment of nutrition support therapy in the adult critically ill patient: Society of Critical Care Medicine (SC-CM) and American Society for Parenteral and Enteral Nutrition(A. S. P. E. N)[J]. J Parenter Enteral Nult, 2016, 40(2): 159-211.

[20] Ko FW, Leung TF, Wong GW, et al. Measurement of tumor necrosis factor-α, leukotriene B4, and interleukin 8 in the exhaled breath condensate in patients with acute exacerbations of chronic obstructive pulmonary disease[J]. Int J Chron Obstruct Pulmon Dis, 2009, 4: 79-86.

[21] Rice TW, wheeler AP, Thompson BT, et al. Enteral omega-3 fatty acid, gamma-linolenic acid, and antioxidant supplementation in acute lung injury[J]. JAMA, 2011, 306(14): 1574-1581.

[22] Theilla M, Schwartz B, Cohen J, et al. Impact of a nutritional formula enriched in fish oil and micronutrients on pressure ulcers in critical care patients[J]. Am J Crit Care, 2012, 21(4): e102-109.

[23] 沈卫峰.急性 ST 段抬高型心肌梗死诊断和治疗指南要点介绍[J].心脑血管病防治,2015,15(3):173-176.

[24] O'Gara PT, Kushner FG, Ascheim DD, et al. 2013 ACCF/AHA guideline for the management of ST-elevation myocardial infarction: executive summary: A report of the American College of Cardiology Foundation/American Heart Association Task Force on Practice Guidelines[J]. Circulation, 2013, 127(4): e362-425.

[25] Ibanez B, James S, Age WS, et al. 2017 ESC guidelines for the management of acute myocardial infarction in patients presenting with ST-segment elevation: the task force for the management of acute myocardial infarction in patients presenting with ST-segment elevation of the European Society of Cardiology(ESC)[J]. Eur Heart J, 2018, 39(2): 119-177.

[26] Pinto DS, Frederick PD, Chakrabarti AK, et al. Benefit of transferring ST-segment •-elevation myocardial infarction patients for percutaneous coronary intervention compared with adminis-tration of onsite fibrinolytic declines as delays increase[J]. Circulation, 2011, 124(23): 2512 - 2521.

[27] Han YL, Liu JN, Jing QM, et al. The efficacy and safety of pharmacoinvasive therapy with prourokinase for acute ST-segment elevation myocardial infarction patients with expected long percutaneous coronary intervention—related delay[J]. Cardiovasc Ther, 2013, 31(5): 285 - 290.

[28] Tjandrawidjaja MC, Fu Y, Westerhout CM, et al. Resolution of ST-segment depression: a new prognostic marker in ST-segment elevation myocardial infarction [J]. Eur Heart J, 2010, 31(5): 573 - 581.

[29] Shen LH, Wan F, Shen L, et al. Pharmacoinvasive therapy for ST elevation myocardial infarction in China: a pilot study[J]. J Thromb Thrombolysis, 2012, 33 (1): 101 - 108.

[30] Han Y, Guo J, zheng Y, et al. Bivalirudin vs heparin with or without tirofiban during primary percutaneous coronary intervention in acute myocardial infarction: the BRIGHT randomized clinical trial[J]. J AMA, 2015,313(13): 1336 - 1346.

[31] 刘扬华,刘诗翔.睡眠障碍的诊断及治疗概述[J].神经损伤与功能重建,2012,7(2): 143 - 146.

[32] 张璐,代芬,张艺.CCU患者睡眠障碍的原因分析及护理干预[J].中国循环杂志,2016, 8(31): 154.

[33] 韩芳.加强对睡眠呼吸障碍的诊疗,促进我国睡眠医学的发展[J].四川医学,2014,35 (9): 1089 - 1091.

[34] 路桃影,李艳,夏萍,等.匹兹堡睡眠质量指数的信度及效度分析[J].重庆医学,2014,43 (3): 260 - 263.

[35] 刘素霞,冯俊艳,解晓彦,等.综合护理干预在重症监护室患者睡眠障碍中的应用[J].中国煤炭工业医学杂志,2014,17(12): 2050 - 2052.

[36] 秦亚敏.ICU患者睡眠剥夺归因分析结合预见性护理效果分析[J].国际护理学杂志, 2012,31(6): 972 - 974..

[37] 侯生荣.ICU患者睡眠障碍非药物干预效果观察[J].中国基层医药,2013,20(24): 3826 - 3828.

[38] 朱明恕.《心血管疾病合并失眠诊疗中国专家共识》(2017)简读[J].心脑血管病防治, 2017,17(3): 161 - 163.

[39] 伍铁群.认知行为疗法(CBT)对失眠症患者睡眠质量和心理健康水平疗效的影响[J].医学理论与实践,2012, 25(7): 758 - 759.

[40] Denlinger CS, Ligibel JA, Are M, et al. Survivorship: sleep disorders, version 1.2014 [J]. J Nati Compr Canc Netw, 2014, 12(5): 630 - 642.

[41] Pulak LM, Jensen L. Sleep in the intensive care unit: A review[J]. J Intensive Care Med, 2016, 31(1): 14 - 23.

[42] Grandner MA. Sleep, health, and society[J]. Sleep Med Clin, 2017, 12(1): 1 - 22.

[43] Jr S J, Buysse D J, Jr C A, et al. History of the development of sleep medicine in the

United States[J]. J Clin Sleep Med, 2005, 1(1): 61 - 82.

[44] Strohl KP. Curriculum and competency assessment tools for sleep disorders in pulmonary fellowship training programs[J]. Am J Respi Criti Care Med, 2005, 172(3): 391 - 397.

[45] Elliott R, Mckinley S, Cistulli P, et al. Characterisation of sleep in intensive care using 24 hour polysomnography: an observational study[J]. Crit Care, 2013, 17(2): R46.

[46] Dunn H, Anderson M A, Hill P D. Nighttime lighting in intensive care units[J]. Crit Care Nurs, 2010, 30(3): 31 - 37.

[47] 张啸飞,胡大一.《英国联合协会心血管疾病预防共识推荐第三版》解读[J].中国循环杂志,2015,30(22): 4 - 5.

[48] 席炎. 2008 年日本国民健康营养调查结果公布[J]. 中国食品学报,2009,9(6): 195 - 196.

[49] 余国膺.美国心脏学会开展“百万心脏”的十项要点[J].中国心脏起搏与心电生理杂志,2011,25(6): 539.

[50] 曾金生,刘东平,杨艳红.冠心病患者危险因子的社区干预研究[J].中华心血管病杂志,2004,32(9): 79 - 82.

[51] 刘艳容,何金爱,李玲.门诊随访护理对特诊门诊冠心病患者疗效干预效果[J].中国现代医学杂志,2010,20(2): 298 - 300.

[52] Vartiainen E, Laatikainen T, Peltonen M, et al. Thirty-five-year trends in cardiovascular risk factors in Finland[J]. Int J Epidemiol, 2010, 39(2): 504 - 518.

[53] Home C. Million hearts: strategies to reduce the prevalence of leading cardiovascular disease risk factors-United States, 2011[J]. JAMA, 2011, 306(17): 1854 - 1856.

[54] Piepoli MF, Hoes AW, Agewall S, et al. 2016 European Guidelines on cardiovascular disease prevention in clinical practice: The Sixth Joint Task Force of the European Society of Cardiol-ogy and Other Societies on Cardiovascular Disease Prevention in Clinical Practice (constituted by representatives of 10 societies and by invited experts) developed with the special contribution of the European Association for Cardiovascular Prevention & Rehabilitation (EACPR)[J]. Eur J Prev Cardiol, 2016, 23(11): NP1 - NP96.

[55] Eckel RH, Jakicic JM, Ard JD, et al. 2013 AHA/ACC Guideline on lifestyle management to reduce cardiovascular risk: A report of the American College of Cardiology/American Heart Association Task Force on Practice Guidelines[J]. Circulation, 2014, 129(25 Suppl 2): S76 - 99.

[56] Norberg M, Blomstedt Y, Lönnberg G, et al. Community participation and sustainability-evidence over 25 years in the Vasterbotten Intervention Programme[J]. Glob Health Action, 2012, 17(5): 1 - 9.

[57] Board J. Joint British Societies' consensus recommendations for the prevention of cardiov ascular disease (JBS3)[J]. Heart, 2014, 100 (Suppl 2): ii1 - ii67.

[58] Papadakis S, Moroz I. Population-level interventions for coronary heart disease prevention: what have we learned since the North Karelia project[J]. Curr Opin Cardiol, 2008, 23(5): 452 - 461.

第十五章　病区患者的康复策略

第一节　病区患者的风险评估

心血管内科病区是医院高风险科室之一，随着医院胸痛中心的开展，病区收治 AMI 行 PCI 的患者呈上升的趋势。AMI 患者病情复杂、急骤，介入手术后患者仍存在着一定的风险。在这类人群中有着不同年龄段的患者，围手术期加强对这些患者的管理，对 AMI 行 PCI 介入手术后的患者，及时做好各项风险评估，采取护理安全管理可减少围手术期各类并发症及不良事件的发生概率。

PCI 治疗已经成为当前治疗 AMI 的重要治疗方案之一。心血管普通病区作为 AMI 患者介入治疗后院内康复(I期康复)的重要场所，当患者术后由重症监护病房转入普通病房治疗期间，为了保障冠脉介入治疗 AMI 患者围手术期的安全，我们要对患者进行护理高危(压疮、导管、跌倒、下肢深静脉血栓)、MEWS、术后并发症、患者用药等各方面的风险评估，确保患者在I期康复治疗期间的安全。

一、患者护理高危(跌倒/坠床、导管、压疮、下肢深静脉血栓)风险评估

当患者术后病情趋于稳定，由重症监护室转入心内科普通病区，直至患者

出院的这段时期是 AMI 患者在院内进行Ⅰ期康复的阶段。在此期间，我们为了确保围手术期患者进行康复治疗的安全，应在患者转入普通病房时，首先要针对此类人群进行各类护理高危风险评估，建立各类护理高危风险评估单，并保持及时动态更新和干预。

心血管内科普通病区的各类护理高危风险评估，包括跌倒/坠床、导管、压疮、下肢深静脉血栓等项目。每项风险评估根据不同分值，采取对应的监控措施。每项风险评估分值总分≥15 分，我们将此类患者列入高危人群，及时实施各种护理措施，保持实时监控措施是否安全有效。对于分值<15 分的患者，应加强观察，做好动态评估。

由于 AMI 患者年龄段的差异(二十几岁至九十几岁)，因此对于不同年龄段患者的护理风险评估的侧重点也是不同的。对于中青年患者，我们要根据患者的实际病情分析目前是否有导致患者跌倒等各类危险因素存在；对于中老年患者，特别是需要长期卧床的患者，我们应重点评估患者是否存在导致发生压疮、跌倒/坠床、下肢深静脉血栓的危险因素。

二、护理高危(跌倒/坠床、导管、压疮、下肢深静脉血栓)风险评估流程

见图 15 - 1。

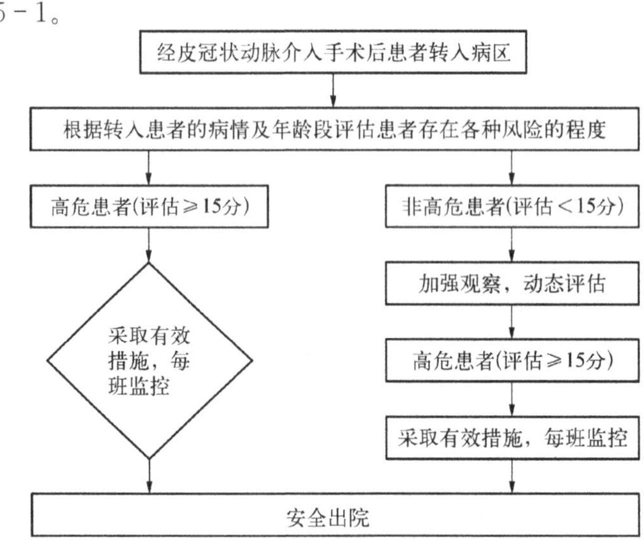

图 15 - 1　护理高危(跌倒/坠床、导管、压疮、下肢深静脉血栓)风险评估流程图

（一）跌倒/坠床高危评估(见表 15－1)

心肌梗死患者术后在病区进行康复治疗期间，由于各种原因如疾病的因素、病区环境的因素等都可以导致患者跌倒/坠床意外事件的发生。为了预防跌倒/坠床意外事件的发生，我们要对患者及时进行相关风险因素评估，并能根据患者的治疗和病情作出正确动态的评估，采取积极有效的防范措施。护理措施：① 对患者及家属做好各项宣教告知，加强及时的沟通与交流。② 根据患者的年龄及实际病情，积极采纳评估表单中的护理措施。③ 及时监控已实施的护理措施，保持其有效性并持续跟进。(具体护理措施请详见表 15－1)

（二）导管高危评估(见表 15－2)

心肌梗死患者在术后治疗期间，因病情和治疗的需要，可对患者留置各类导管，如深静脉导管、导尿管、胃管等。为了保证患者在治疗期间的安全，应对患者积极采取相关安全的防范措施，防止各类导管的堵塞、滑脱等非计划拔管情况的发生。护理措施：① 对患者及家属做好各项宣教告知，加强及时的沟通与告知。② 根据患者的实际病情和治疗情况，积极采纳评估表单中的护理措施。③ 及时监控已实施的护理措施，并保持其有效性并持续跟进。(具体护理措施请详见表 15－2)

（三）压疮高危评估单(见表 15－3)

高龄心肌梗死的患者，特别是心肌梗死后合并有心力衰竭等并发症，此类患者由于病情需要需长期卧床等因素，有可能导致压疮的发生。为了预防患者压疮的发生，我们应对患者积极采取相关的防范措施。护理措施：① 与患者及家属做好各项宣教告知，加强及时的沟通与告知。② 根据患者的实际病情和治疗，积极采纳评估表单中的护理措施。③ 及时监控已实施的护理措施，并保持其有效性并持续跟进。(具体护理措施请详见表 15－3)

（四）下肢深静脉血栓高危评估单(见表 15－4)

心肌梗死患者四肢血管、颈动脉、心脏血管都会有大小不等的斑块存在。

表 15-1 跌倒/坠床高危评估单

科室：　床号：　姓名：　性别：　年龄：　住院号：　入院日期：　诊断：											
	快速判断	年　龄	跌倒史	大小便的排泄情况	药物治疗（镇痛/阿片类药物、抗惊厥药、降压药、利尿药、镇静剂、安眠药、泻药、抗精神药）	导　管（静脉输液管、胸导管、导尿管等）	活动能力	认　知			护士签名
时间	① 在入院前的过去6个月有≥2次的跌倒史（15分） ② 患者在住院期间发生发过一次跌倒（15分） ③ 患者被视为高风险（例如，可预见性的癫痫发作）（15分） ④ 完全瘫痪或完全制动（0分）	①＜60岁（0分） ② 60～69岁（1分） ③ 70～79岁（2分） ④ ≥80岁（3分）	5分：在入院前的过去6个月内发生过1次跌倒	① 完全控制（0分） ② 大/小便失禁（2分） ③ 尿/便急或频繁（2分） ④ 尿/便急和大/小便失禁（4分）	① 无 ② 使用1种跌倒高危药物（3分） ③ 使用2种或2种以上跌倒高危药物（5分） ④ 在过去24 h内使用过镇静剂或者镇痛设备（7分）	① 无（0分） ② 1种（1分） ③ 2种（2分） ④ 3种或3种以上（3分）	① 完全（0分） ② 需要在协助或监督下移动、转移或离床活动（2分） ③ 步态不稳（2分） ④ 视觉或听觉障碍影响移动（2分）	① 正常（0分） ② 改变接触的周边的物理环境的意识（1分） ③ 冲动（2分） ④ 缺少对个人的身体和认知能力的局限性的理解（2分）	总分	护理措施	护士长审核
护理措施：① 加强患者/家属宣教并签字；② 按医嘱要求陪伴；③ 指导正确使用助行器、拐杖、轮椅；④ 指导呼叫铃的使用；⑤ 指导正确服用特殊药物，告知用药后的反应；⑥ 指导床上使用便器的方法；⑦ 指导改变体位的方法；⑧ 指导跌倒、坠床发生时的处理方法；⑨ 床旁设置安全警示标志；⑩ 固定好床、轮椅、便盆、座椅的轮子；⑪ 提供足够灯光；⑫ 放置常用物品在易取之处；⑬ 保持病区地面清洁干燥；⑭ 使用防护用具，如床栏、约束带等											

表 15-2 导管危险因素评估单

科室：　床号：　姓名：　性别：　年龄：　住院号：　入院日期：　诊断：

评估项目	既往		年龄					全身/局部皮肤				精神					导管																						总评分	护理措施
	无既往拔管史	有既往拔管史	年龄≥70岁或≤12岁	年龄≥65岁及<70岁	年龄≥60岁及<65岁	年龄≥55岁及<60岁	年龄≥50岁及<55岁	高热	皮肤潮湿	皮肤过敏	皮肤破溃	阿尔茨海默病患者极度躁动谵妄	躁动、谵妄	意识昏迷、昏睡	意识模糊、嗜睡	意识淡漠	气管切开	口鼻插管	胃管	胃肠减压管	营养管	鼻胆管	三腔管	经皮肝穿刺胆道引流	负压管	伤口引流管	脑室引流管	胸腔引流管	纵隔引流管	T管	造瘘管	造口	导尿管	深静脉导管	经外周静脉置入中心静脉导管	动脉置管	主动脉球囊反搏	动静脉置管		
日期／分值	0分～5分																																							

护理措施：① 定时巡视观察、记录　② 床尾悬挂导管警示标识　③ 加强患者/家属告知和宣教　④ 妥善固定导管　⑤ 做好患者/家属指导：陪护指导(卧位，翻身)用药指导(镇静、镇痛)、环境指导(床档、活动)　⑥ 合理使用约束带

表 15－3　压疮高危评估单

科室：　床号：　姓名：　性别：　年龄：　住院号：　入院日期：　诊断：

时间	快速判断	BMI	皮肤类型	性别	年龄	体重减轻程度	是否进食很差或缺乏食欲	失禁情况	运动能力	组织营养不良	糖尿病/多发性硬化/心血管疾病///感觉受限///截瘫	大剂量使用类固醇/细胞毒性药/抗菌药物	手术	总分	护理措施	护士签名
		① 中等(20～24.9)0分 ② 超过中等(25～29.9)1分 ③ 肥胖(>30)2分 ④ 低于中等(<20)3分	① 正常 ② 薄 ③ 干燥 ④ 水肿 ⑤ 潮湿 ⑥ 颜色差 ⑦ 裂开/红斑		① 14～49岁(0分) ② 50～64岁(1分) ③ 65～74岁(2分) ④ 75～79岁(3岁) ⑤ ≥80岁(4分)	① 无(0分) ② 0.5 kg～5 kg(1分) ③ 5 kg～10 kg(2分) ④ 10 kg～15 kg(3分) ⑤ > 15 kg(4分) ⑥ 不确定(2分)		① 完全控制(0分) ② 偶失禁(1分) ③ 尿/大便失禁(2分) ④ 大小便失禁(3分)	① 完全(0分) ② 烦躁不安(1分) ③ 冷漠的(2分) ④ 限制的(3分) ⑤ 迟钝(4分) ⑥ 固定(5分)	① 无(0分) ② 吸烟(1分) ③ 贫血(血红蛋白<80 g/L)(2分) ④ 外周血管病(5分) ⑤ 单器官衰竭(5分) ⑥ 多器官衰竭(5分) ⑦ 恶液质(8分)	① 无(0分) ② 轻度(4分) ③ 中度(5分) ④ 重度(6分)		① 无(0分) ② 外科/腰以下/脊椎手术(5分) ③ 手术时间>2 h(5分) ④ 手术时间>6 h(8分)			护士长审核

护理措施：① 保持床单位整洁平整　② 更换体位每2 h一次，侧卧位<30°　③ 营养均衡　④ 气垫床　⑤ 翻身枕头　⑥ 局部敷贴(透明贴)　⑦ 局部敷料(水胶体敷料)　⑧ 烫伤油保护皮肤　⑨ 赛敷润保护皮肤　⑩ 药物外涂　⑪ 换药　⑫ 清创　⑬ 藻酸盐敷料　⑭ 水凝胶　⑮ 泡沫类敷料　⑯ 亲水纤维敷料　⑰ 银敷料　⑱ 皮肤闭合剂　⑲ 油纱布

患者术后在治疗过程中，会因长期卧床或其他相关因素导致斑块的脱落而诱发下肢深静脉血栓的发生。因此，在患者病情允许的情况下，我们必须鼓励与协助患者早期下床活动，并针对需长期卧床的患者积极采取相关的护理措施，早期预防患者下肢深静脉血栓的发生。护理措施：① 与患者及家属做好各项宣教告知，加强及时的沟通与告知。② 根据患者的实际病情和治疗，积极采纳评估表单中的护理措施。③ 及时监控已实施的护理措施，并保持其有效性并持续跟进。（具体护理措施请详见表 15－4）

三、MEWS

AMI 患者在行 PCI 介入手术或保守治疗后病情相对趋向稳定，由重症监护室转入心血管内科普通病房进行治疗。但这类患者人群中仍然会随时发生各种心血管意外事件。因此，针对患者病情严重程度进行客观的评价，可以预测面临死亡的危险。目前，我们临床使用 MEWS 对患者的病情、预后、转归等情况进行综合评分，对患者的危险性进行预测。

自 20 世纪 90 年代中期以后，建立在观察便捷生命指标基础上的“呼叫医生标准”在英国开始使用，简便易行的早期预警评分（early warning score，EWS）被引进临床。由于国外不同医院应用 EWS 的内容尚不完全一致，英国诺福克与诺里奇大学医院使用的是经临床实践后对部分内容进行改良的 EWS，从而形成了 MEWS。该评分系统最大的特点是通过对患者的心率、收缩压、呼吸频率、体温和意识进行评定并给予相应的分值，并根据分值评估病情严重程度或潜在的危险性，为早发现、早预防、早治疗、早抢救提供一定的预警支持。

现医院将 MEWS 量表（见表 15－5）结合信息化科技，通过计算机技术、移动终端的运用，形成电子化的 MEWS 量表及智能化监测评估。每天收集患者的生理参数，通过电子化改良早期预警评分将测量生命体征后的数据录入掌上电脑完成数据的录入。掌上电脑自动对各数值进行赋值并计算总分，并根据不同的分值进行预警。评分内容主要包括心率、血压收缩压、呼吸、体温及意识等 5 个指标。每项指标分值为 0～4 分，根据评估所得的数值赋予不同的分值。各项得分相加得出总分，得分越高提示患者的病情越紧急危重，积极采取对应

表 15－4　下肢深静脉血栓风险评估单

科室：　床号：　姓名：　性别：　年龄：　住院号：　入院日期：　诊断：

时间	年龄	BMI（kg/m^2）	口服避孕药	活动能力	创伤风险种类（仅限术前）	外科干预（仅对应一项合适的外科干预）（仅限术后）	现有的高风险疾病	总分	护理措施	护士签名
	① 0 分：10～30 岁 ② 1 分：31～40 岁 ③ 2 分：41～50 岁 ④ 3 分：51～60 岁 ⑤ 4 分：≥61 岁	① 0 分：体重不足（16～19） ② 1 分：体重适中（20～25） ③ 2 分：超重（26～30） ④ 3 分：肥胖（31～40） ⑤ 4 分：过度肥胖（＞40）	① 0 分：无 ② 1 分：25～30 ③ 2 分：＞35 ④ 3 分：怀孕或产褥期	① 0 分：能自主活动 ② 1 分：活动受限（需要器械辅助） ③ 2 分：活动严重受限（需要他人帮助） ④ 3 分：轮椅 ⑤ 4 分：绝对卧床	① 0 分：无 ② 1 分：头部或胸部 ③ 2 分：头部及胸部、脊柱 ④ 3 分：盆腔 ⑤ 4 分：下肢	① 1 分：小手术＜30 min ② 2 分：择期大手术 ③ 3 分：急诊大手术、骨盆手术、胸部手术、腹部手术 ④ 4 分：骨科手术（腰部以下）、脊柱手术	① 0 分：无 ② 1 分：溃疡性结肠炎 ③ 2 分：镰状细胞贫血、红细胞增多症、溶血性贫血 ④ 3 分：慢性心脏病（冠心病） ⑤ 4 分：心肌梗死 ⑥ 5 分：恶性肿瘤 ⑦ 6 分：静脉曲张 ⑧ 7 分：深静脉血栓形成（deep vein thrombosis，DVT）或脑血管意外（cerebral vascular accident，CVA）史			护士长审核

护理措施：① 早期活动　② 下床活动　③ 观察双下肢肿胀一天一次、鉴别双下肢皮肤温度一天一次　④ 健康教育　⑤ 循序及减压弹力袜　⑥ 观察双下肢肿胀一天两次、鉴别双下肢皮肤温度一天两次　⑦ 气压泵　⑧ 药物治疗　⑨ 观察双下肢肿胀（每 8 h 一次）、鉴别双下肢皮肤温度（每 8 h 一次）

表 15-5　改良的早期预警生理评分表(MEWS)

科室：　床号：　姓名：　性别：　年龄：　住院号：　入院日期：　诊断：

项目	收缩压/kPa(mmHg)				心率或脉搏/min				呼吸/min				体温/℃			清醒程度				总评分	护士签名
内容	≤9.33(70)	9.47～10.67(71～80)或≥26.66(200)	10.80～13.33(81～100)	13.47～26.53(101～199)	≥130	≤40或111～129	41～50或101～110	51～100	≥30	≤8或21～29	15～20	9～14	<35或≥38.6	35.1～36或38.1～38.5	36.1～38	无反应	对疼痛有反应	对声音有反应	清楚		护士长审核
分值／时间	3	2	1	0	3	2	1	0	3	2	1	0	2	1	0	3	2	1	0		

备注：1. 评估频次：患者入院或转入时常规评估。有病情变化或护理分级有改变时，及时评估。Ⅰ级护理每班评估 1 次，在每班交接班前完成；Ⅱ级护理每日 1 次，在每日交接班前完成。

2. 分值≥4 分，① 通知医生　② 对症处理，做好记录　③ 增加巡视及观察频次，每 4 h 评估一次，直至评分<4 分。

策略与措施。

临床针对Ⅰ级护理患者每班评估1次，Ⅱ级护理患者每天评估1次。如分值≥4分，应立即通知医生并加强监测，评估频次为每4小时一次直至评分<4分。通过信息化的灵活应用，使MEWS评分表自动生成，不仅有效提高护理人员的工作效率，而且系统的实时预警能及时对护理人员实施的护理措施进行提示，有助于护理人员早期识别患者病情的变化，降低患者的病死率。

四、患者术后意外事件风险评估

PCI介入技术在临床上应用越来越广泛，并成为冠心病的诊断优势。但PCI术并不能逆转患者动脉粥样硬化的病变程度及过程。目前，临床上对多支、复杂和左主干等高危冠状动脉病变使用PCI治疗已不少见，特别对AMI合并心源性休克或心力衰竭，合并高龄、心功能低下、肾功能不全等病史的冠心病以及冠心病已失去外科搭桥手术机会等高危患者的PCI也越来越多，因此，术后患者存在着许多风险并亦有不能消除心血管意外事件的发生。

（一）PCI患者的风险评估系统

PCI患者的风险通过危险评分系统预测心肌血运重建手术病死率或术后主要不良心脑血管事件（major adverse cardiac and cerebrovascular event，MACCE）发生率，有医生对患者进行风险分层，常用的危险评分系统：① 欧洲心脏危险评估系统Ⅱ（EuroSCOREⅡ）该系统评估院内死亡率。② SYNTAX评分是根据11项冠状动脉造影病变解剖特点定量评价病变的复杂程度的危险评分方法，帮助制定治疗决策，至今仍在临床上广泛使用。③ SYNTAXⅡ评分，在预测左主干和复杂3支病变血运重建的远期死亡率方面优于单存的SYNTAX评分。

（二）PCI患者存在的安全风险

PCI患者的安全风险主要包括心脏不良事件、PCI的各种并发症、支架内血栓和血管各种并发症。有研究表明，在住院期间患者心脏不良事件（包括死亡、心肌梗死、再次血运重建)发生率分别为 0.5%、5%和 1%～2%。支架内血栓形式虽发生率较低(30 d 内发生率为 0.6%,3 年内发生率为 2.9%),但病死率高达 45%。血管并发症主要与穿刺点相关,股动脉穿刺主要并发症包括:穿刺点或腹膜后血肿、假性动脉瘤、动静脉瘘、动脉夹层或闭塞。桡动脉穿刺主要并发症包括:桡动脉术后闭塞、桡动脉痉挛、前臂血肿、筋膜间隙综合征和假性动脉瘤。

(三)预防 PCI 患者风险措施

为了保证 PCI 术后患者在院内康复期间的安全,避免患者各种风险的发生,应做好患者术后疾病的管理,保证良好的治疗效果。术后疾病的管理主要包括:① 术后病情的监测(包括各类并发症监测)和心理状态的调整。② 评估目前导致患者疾病发生的危险因素:既往史、目前症状、目前用药情况及疗效、血脂血糖血压是否异常、压力及心理相关问题、吸烟和嗜酒等因素,制定干预计划。③ 评估患者康复过程中实施的康复运动疾病是否能耐受及康复效果,根据患者的实际情况予以调整康复计划。④ 评估患者对疾病相关知识的知晓度及对康复治疗的认知度,制定个体化的健康教育计划并实施。

五、手术患者用药风险评估

AMI 患者行 PCI 介入术后,改善患者预后的重要措施是充分使用有循证证据的药物(见表 15－6)。这些药物包括:抗血小板药物、β 受体阻滞剂、ACEI/ARB、他汀类药物。患者在使用这些药物过程中,会由于药物的不良反应而导致患者各种危险事件的发生。因此,在使用这些药物期间要加强对患者的监测,给予相应的干预措施,尤其是老龄和高龄患者,避免发生意外事件。

表 15－6 急性心肌梗死患者行经皮冠状动脉介入术后使用的药物

药物种类	常见不良反应	干 预 措 施
抗血小板药物	出血 (黏膜出血、脑出血等不同程度)	最常见的出血为胃黏膜出血,告知患者注意胃部不适的相关症状及大便的形状与颜色观察。在使用药物的同时使用胃黏膜保护剂及正确使用药物的时间

续 表

药物种类	常见不良反应	干　预　措　施
β受体阻滞剂	心率减慢	心率减慢<45/min，会导致患者出现晕厥现象而导致患者跌倒发生。在使用药物期间要自己监测心率，如有心率减慢现象，及时调整药物
血管紧张素转化酶抑制剂/血管紧张素受体拮抗剂	咳嗽、高血钾、水肿	高血钾会导致患者心脏骤停。在用药期间监测电解质的变化，及时调整用药。咳嗽与水肿会给患者带来不适，影响患者日常生活质量，及时予以用药调整
他汀类药物	肝功能受损	监测肝功能水平，如有异常，使用保护肝脏药物

AMI患者行PCI介入手术后在心血管内科普通病区实施Ⅰ期康复治疗期间，要即时动态地对患者进行各类风险项目的评估，使护理人员能及时有效地实施各项干预措施，改善患者治疗疾病的依从性，提高临床康复治疗效果，减少各类不良事件的发生。

（姚娴凤）

第二节　病区患者的康复目标

冠心病是临床常见的心血管疾病，其发病率在我国仍呈上升趋势，AMI患者日益增多，冠心病急性后期的心脏康复作为构筑冠心病综合防治网络的重要手段，已经在多个国家和专业协会制定的指南中取得了共识。根据加拿大心脏康复学会给出的定义，心脏康复是指“通过个体化康复程序，提高和维持心血管健康，并达到理想的身体、心理、社会、职业和情绪状态”。20世纪70年代以来，人们在AMI后的康复过程中，在改善患者心理状态和运动能力、降低病死率方面进行了大量研究。尽管许多AMI患者从体力上看似能恢复工作，但仍有8%～38%的患者未能恢复正常工作，并且由此造成高昂的职业残疾治疗费用。因此，有必要对AMI患者进行早期心脏康复干预，保护和维持心脏功能，使患者的病情得以稳定，减少心脏急性事件的发生。

根据冠心病病理和康复治疗的特征，国际上将康复治疗分为3期，即院内康复期、院外早期康复或门诊康复期以及院外长期康复期。作为心血管内科普通病区，其所要承担的是院内康复期（Ⅰ期康复）治疗护理工作，因此，护士需要掌握对患者实施康复的适应证、禁忌证等相关知识（见表15－7）。

表15－7　Ⅰ期康复的相关知识

康复相关内容	Ⅰ期康复治疗
康复时间周期	指急性心肌梗死或急性冠脉综合征住院期的康复。发达国家此期为3～7 d。目前根据临床治疗的情况，患者由冠心病重症监护室转入普通心内科病区的时间一般在患者行经皮冠状动脉介入手术后3 d至5 d，并患者病情相对稳定
康复适应证	患者生命体征平稳，无明显心绞痛，静息心率<110/min，无心力衰竭、严重心律失常和心源性休克，血压基本正常，体温正常
康复禁忌证	凡是康复训练过程中可能诱发临床病情恶化的情况均为禁忌证，包括原发病临床病情不稳定或合并新的临床病症等。此外，不理解或不合作者不宜进行康复治疗
康复治疗原理	通过适当活动，减少或消除绝对卧床休息所带来的不利影响
康复目标	1. 缩短住院时间，促进日常生活及运动能力的恢复，避免卧床带来的运动耐量减退，低血容量、血栓栓塞性并发症，提醒患者戒烟 2. 低水平运动试验阴性，可以按正常节奏连续行走100～200 m或上下1～2层楼而无症状和体征。运动能力达到2～3代谢当量(METs)，能够适应家庭生活，患者了解冠心病的危险因素及注意事项，在生理和心理上适应疾病发作，能处理生活的相关问题 3. 给予患者出院后的日常生活及运动康复的指导，评估出院前患者功能状态，客观评估患者的运动能力，为指导日常生活或进一步运动康复计划提供客观依据；推荐患者参加院外早期心脏康复计划（Ⅱ期康复）
康复的意义	帮助患者缓解症状，改善心血管功能，在生理、心理等方面达到理想状态，提高生活质量；同时干预冠心病的危险因素，阻止或延缓疾病的发展过程和减少再次发作的危险
康复疗效	1. 院内康复期是患者最佳的健康教育期，能提高患者对治疗依从性 2. 护理人员及时发现患者的心理问题，帮助患者建立良好的压力应对方式，提高心理状态

（姚娴凤）

第三节　体 能 评 估

一、体能评估

（一）心肺运动试验（cardiopulmonary exercise testing, CPET）

指在运动过程中同时测定气体交换情况的一种运动试验，在一定运动负荷下，通过监测代谢与生理指标，反映心、肺储备能力及两者的协调性，对受试者的心肺功能进行联合测定和综合评估。2011 年，ACCF/AHA/SCAI（SCAI 为心血管造影和干预学会，The Society for Cardiovascular Angiography and Interventions）的《PCI 指南》将心脏康复作为Ⅰa 级推荐。CPET 试验在心脏康复治疗中发挥重要作用，CPET 被认为是最有意义的无创性试验，可用于制定运动处方指导康复与评价康复训练效果。医师和康复师参照评估得到的心率、峰值摄氧量（peak - VO_2）、无氧阈（anaerobic threshold, AT）等结果，确定适宜的 METs，为患者制定运动处方。

1. 心肺运动试验的生理基础

人体运动是由神经系统调控的，氧气和二氧化碳介导不同的功能系统提供能量，而人体器官大部分都有很大的功能储备，在静息状态时，由于有功能代偿，即使有轻度功能障碍和调节异常，也不容易表现出来。在剧烈运动时，机体内气体运动加快，氧代谢能力增强，运动肌肉的血流分布可占到心输出量的 80%～90%。CPET 基于这一生理特性，在特定运动负荷下对受试者的气体代谢和心脏功能做出整体的评价分析，结果更科学、准确、客观。

2. 心肺运动试验的主要测定指标

心肺运动试验的检测指标十分丰富，可对机体的运动耐力、心脏功能、肺通气、气体交换功能等方便的功能状况进行，主要测定机体在运动状态下的摄氧量（VO_2）、二氧化碳通气当量（VE/VCO_2）、心率、分钟通气量等。其中最大摄氧量、无氧阈和二氧化碳当量斜率是最常用的评价心功能的指标。① 最大摄氧量（VO_{2max}）：摄氧量（VO_2）是评价机体有氧工作能力的重要指标之一，反映了机体摄入、运输和利用氧的能力。VO_{2max}是指人体在极量运动时的最大氧耗能力，也代表人体供氧能力的极限水平。当运动负荷增加，而 VO_2 不再增加时则形成平台期。它主要反映机体最大有氧代谢能力，反映心、肺转运 O_2 和 CO_2 的能力，肌肉对 O_2 的吸收、利用能力。一般最大摄氧量的正常范围应大于预计值（VO_{2max} pred）的 84%。在临床实践中，最大摄氧量可用于评估患者的运动耐量、对患者运动心功能进行定量分级，亦可用于预测心肺疾病的预后。② AT：AT 是指在递增负荷运动中人体的供能由有氧代谢供能而转入由有氧代谢和无氧代谢共同供能的临界点或转折点。临床上最常用 V－slope 法，当出现无氧代谢乳酸过量产生时，相对于 VO_2 而言，VCO_2 增加加速，在 VCO_2 与 VO_2 对应曲线上做 45°斜线，在两者关系曲线上当线性部分的斜率＞45°角时的拐点处即是。临床上常根据无氧阈时对应的心率、摄氧量及 METs 值制定个体化运动处方。③ 二氧化碳通气当量（VE/VCO_2）：VE/VCO_2 表示每排出 1 L CO_2 所需要的通气量，反映通气效率，反映通气/血流是否匹配。VE/VCO_2 斜率越大，表明通气效率越低。阻塞性、限制性、弥散性等多种类型的肺疾病、肺血管病及心力衰竭患者的通气血流比通常失调，一般其值越高表明病情越重。该项指标在预测心衰患者预后，评估外科手术风险及预后等方面均有重要临床指导意义。

3. 测定方法

心肺运动试验的运动方式有两种，平板运动（图 15－2）或是踏车运动。平板运动由于其平均峰值摄氧量更高一些，应用更加广泛，多采用在踏板上跑步，基本的测量装备有生理参数测量腰带、头戴式血氧计、呼吸面罩及血压计等。在运动过程中，可检测、记录并显示各项生理参数，通过蓝牙将这些参数上传计算机，进行数据处理。

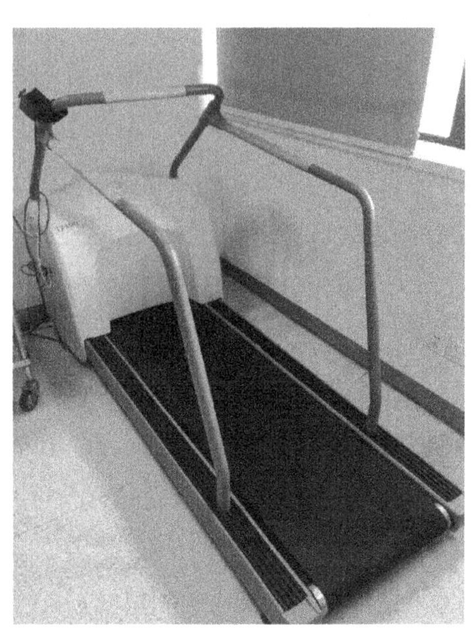

图 15－2　活动平板

4. 注意事项

检查时如果出现如下情况时，应立即终止心肺运动试验：① 出现急性损害情况面色苍白、大汗、恐惧、头晕、迷糊。② 严重呼吸困难，出现新的发绀。③ 复杂的室性心律失常、室上性心动过速、显著的心动过缓。④ 出现心前区疼痛，伴缺血性 ST、改变大于 2 mm。⑤ 严重高血压[32.00/18.67 kPa(240/140 mmHg)]。⑥ 收缩压下降>1.33 kPa(10 mmHg)时。⑦ 严重疲劳、严重腿痛或间歇跛行不能踏板者。

（二）6 min 步行试验(6 minutes walk test，6MWT)

是一种简单易行、低花费、可操作性强的运动试验，研究证实该试验可用于评估康复早期患者的运动能力。6MWT 作为评估心肺疾病严重程度的一种方法而日益受到重视。

1. 禁忌证

(1) 绝对禁忌证：近 1 个月内出现的不稳定性心绞痛或心肌梗死。

(2) 相对禁忌证：静息心率>120/min，收缩压>24.00 kPa(180 mmHg)和舒张压>13.33 kPa(100 mmHg)。

2. 试验准备

(1) 向患者及家属说明检查的必要性及注意事项。

(2) 试验前应复习患者近 6 个月的静息心电图。

(3) 有症状的患者应准备好相关抢救药物以便随时应用。

(4) 试验场地准备：室内封闭走廊(气候适宜可在户外)，应少有人走动；地面平直坚硬，路长应达 50 m，若无条件可用 20 m 或 30 m，过短会降低步行距离；折返处置锥形标记，起始的地板上有鲜艳的彩带，标记每圈的起始。

(5) 设备准备：计时器和圈数计数器；氧气源(如需要)；血压计；除颤器；记录表；便于推动的椅子；标记折返点的标记物。

(6) 患者准备：穿舒适的衣服和合适的鞋子；晨间和午后进行试验的患者在试验前可少量进餐；试验前 2 h 内不要做剧烈运动，试验前不应进行热身活动；患者应继续应用原有的治疗；可以使用日常的行走工具(如拐杖等)。

3. 试验方法

6MWT 见图 15-3、图 15-4。① 对每一患者的每次试验应在一天中的相同时间进行。② 试验前患者在起点旁坐椅子休息至少 10 min，核查有无禁忌

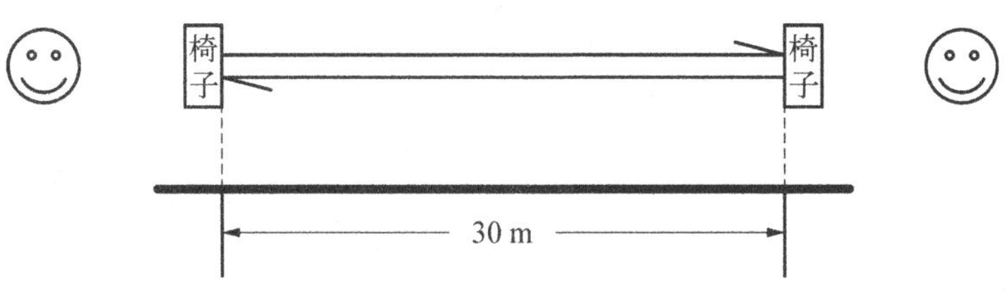

图 15-3 6 分钟步行实验

证，测量脉搏和血压（有条件时测血氧饱和度），填写记录表，向患者介绍试验过程。③ 让患者站起，用 Borg 分级评价患者运动前呼吸困难和全身疲劳情况。④ 计时器设定到 6 min。⑤ 请患者站在起步线上，一旦开始行走，立即起动计时器。患者在区间内尽自己体能往返行走。行走中不要说话，不能跑跳，折返处不能犹豫，医务人员不能伴随患者行走。允许患者必要时放慢速度，停下休息，但监测人员要鼓励患者尽量继续行走。监测人员每分钟报时一次。用规范的语言告知和鼓励患者：在患者行走中，需每分钟重复说：“您做得很好，坚持走下去，您还有几分钟。”如患者中途需要休息，可以说：“如果需要，您可以靠在墙上休息一会，但一旦感觉可以走了就请继续行走。”⑥ 6 min 时试验结束，提前 15 s 告知患者：“试验即将结束，听到停止后请原地站住。”结束时标记好停止的地点。如提前终止，则要患者立即休息并记录提前终止的地点、时间和原因。祝贺患者完成了试验。试验结束后用 Borg 分级评价患者的呼吸困难和全身疲劳情况，并询问患者感觉不能走得更远的最主要原因。⑦ 记下计数器记录的圈数。统计患者总步行距离，四舍五入精确到米。监测并记录患者血压、心率，有条件者测血氧饱和饱和度，认真填写记录表。6 min 结束后计算其步行距离。1 级：小于 300 m；2 级：300～374.9 m；

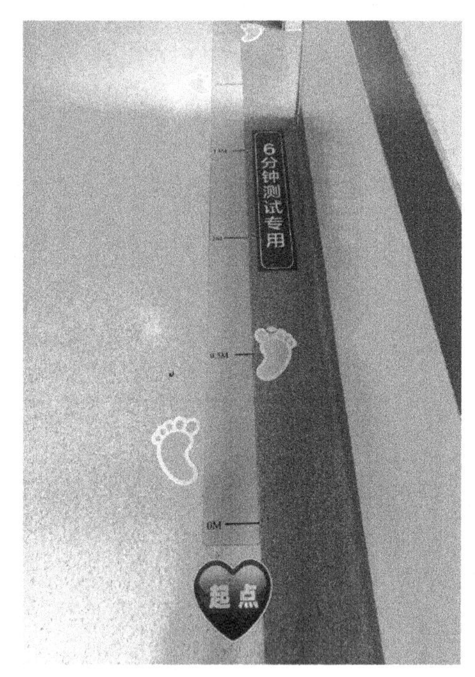

图 15-4 6 分钟步行测试

3 级：375～449.5 m；4 级：大于等于 450 m(3～4 级接近正常或达到正常)。

4. 如遇到以下情况，试验应终止

① 胸痛。② 难以忍受的呼吸困难。③ 下肢痉挛。④ 步履蹒跚。⑤ 出汗。⑥ 面色苍白。

（姚娴凤）

第四节　运 动 策 略

目前，我国冠心病患者 PCI 术后 1 周康复程序在临床已得到广泛应用。冠心病患者 PCI 治疗后的 1 周康复程序(见表 15-8)。本程序主要用于冠心病 AMI 急诊 PCI 后，因为 AMI 心肌损害严重，恢复时间要延长。

表 15-8　急诊经皮冠状动脉介入治疗康复程序

	第 1 阶段	第 2 阶段	第 3 阶段	第 4 阶段	第 5 阶段	第 6 阶段
时间	第 1 天	第 2 天	第 3 天	第 4 天	第 5 天	第 6～7 天
能量消耗	1～2 METs	1～2 METs	2～3 METs	3～4 METs	4～5 METs	5～7 METs
生活料理	绝对卧床，在护理人员帮助下进食	在床上自己进食，在护理人员协助下洗脸、修指甲、梳头、擦浴、刷牙	可在床上坐 1～3 h，在床边擦洗	椅上自己进餐，可在椅上坐 1～3 h，在他人帮助下擦身，穿、脱衣服	可在椅上坐 2～4 h，自己擦身，穿、脱衣服	继续前述活动，可稍强于原来强度的活动
步行活动与锻炼	穿刺部位加压包扎 12 h，被动活动关节、大肌群	主动活动对侧肢体，穿刺侧制动 12 h 后可床边用马桶	可下床站立，走到盥洗室，病房内动 25～50 m	允许在走廊内慢行 75～100 m	慢走 200～350 m 或踏车 50～75 瓦特(上午)，下午可上、下一层楼	步行 400～500 m，每日 2 次，可上、下二层楼
其他	4～6 h 拔出鞘管	开始脱离冠心病重症监护室监护	有条件应作心电遥测监护	教会患者作脉率自测	亚极量运动试验	

续　表

	第1阶段	第2阶段	第3阶段	第4阶段	第5阶段	第6阶段
注意事项	多饮水	每次活动后应休息15～30 min	每次活动后应休息15～30 min	各种活动都要在可耐受的情况下进行	各种活动时间应控制在15～30 min	准备出院

METs(metabolic equivalents)代谢当量，安静且坐位时，1 MET＝耗氧量3.5 ml/(kg・min)。

注：本程序适用于冠心病急性心肌梗死急诊冠状动脉介入治疗后

(1) 本程序应个体化，根据患者对程序活动的反映决定下一步的程序安排，住院时间可缩短或延长，病区康复策略应从第3阶段开始。

(2) 活动须在监护下进行，应密切观察活动指标变化。

(3) 本程序第4 d起的步行距离适用于桡动脉穿刺者，而对于股动脉穿刺者要代之以上肢运动，如体操等，因一周内应避免穿刺部位关节(下肢)的大幅度运动。

(4) 暂停活动指标：活动中遇有下列情况应立即停止，然后视情况延长活动程序：① 心率≥110次/min。② 出现心绞痛、胸闷、气促、心悸、眩晕、晕厥、面色苍白、大汗等表现。③ 活动时ST下移≥0.1 mV，或上移≥0.2 mV。④ 收缩压上升至26.66 kPa(200 mmHg)或反而下降≥1.33 kPa(10 mmHg)。⑤ 出现严重心律失常。⑥ 运动试验可早在PCI后1周进行，但更常见的是在PCI后2～5周进行，而且要在术后3～6个月至少再做一次，评价是否发生了再狭窄，对于评价体力，制定运动处方也有作用。

(姚娴凤)

第五节　营养策略

膳食营养是影响心血管疾病的主要环境因素之一。现有的循证医学证据显示，从膳食中摄入的能量、饱和脂肪和胆固醇过多以及蔬菜水果摄入不足等增加心血管病发生的风险，而合理科学膳食可降低心血管疾病风险。医学营养治疗和(或)生活方式的治疗可减少低密度脂蛋白和其他心血管疾病危险因素；作为心血管疾病二级预防的措施之一，能降低冠心病发病率和病死率，且经济、简单、有效、无不良反应。因此，我国与许多国家的医学专业学会或协会都将膳食干预和(或)生活方式治疗纳入心血管疾病一级、二级预防和康复的内容。

一、心血管疾病营养治疗原则

(一) 总原则

(1) 食物多样化，粗细搭配，平衡膳食。

(2) 总能量摄入与身体活动要平衡：保持健康体重，体重指数(BMI)在 18.5～24 kg/m^2。

(3) 低脂肪、低饱和脂肪膳食：膳食中脂肪提供的能量不超过总能量的 30%，其中饱和脂肪酸不超过总能量的 10%，尽量减少摄入肥肉、肉类食品和奶油，尽量不用椰子油和棕榈油。每日烹调油用量控制在 20～30 g。

(4) 减少反式脂肪酸的摄入，控制其不超过总能量的 1%，少吃含有人造黄油的糕点、含有起酥油的饼干和油炸油煎食品。

(5) 摄入充足的多不饱和脂肪酸(总能量的 6%～10%)：n-6/n-3 多不饱和脂肪酸比例适宜(5%～8%/1%～2%)，即 n-6/n-3 比例达到 4～5∶1。适量使用植物油，每人每天 25 g，每周食用鱼类≥2 次，每次 150～200 g，相当于 200～500 mg EPA 和 DHA。素食者可以通过摄入亚麻籽油和坚果获取 α-亚麻酸。提倡从自然食物中摄取 n-3 脂肪酸，不主张盲目补充鱼油制剂。

(6) 适量的单不饱和脂肪酸占总能量的 10%左右。适量选择富含油酸的茶油、玉米油、橄榄油、米糠油等烹调用油。

(7) 低胆固醇　膳食胆固醇摄入量不应超过 300 mg/d。限制富含胆固醇的动物性食物，如肥肉、动物内脏、鱼子、鱿鱼、墨鱼、蛋黄等。富含胆固醇的食物同时也多富含饱和脂肪，选择食物时应一并加以考虑。

(8) 限盐　每天食盐不超过 6 g，包括味精、防腐剂、酱菜、调味品中的食盐，提倡食用高钾低钠盐(肾功能不全者慎用)。

(9) 适当增加钾：使 $K^+/Na^+=1$，即每天钾摄入量为 70～80 mmoL/L。每天摄入大量蔬菜水果获得钾盐。

(10) 足量摄入膳食纤维：摄入量 25～30 g/d，从蔬菜水果和全谷类食物中获取。老年患者相对年轻患者胃肠功能较差，容易出现便秘等症状，在服用心肌梗死治疗药物时，有加重便秘的可能，所以应嘱咐患者多食富含膳食纤维的食物，促进胃肠蠕动，保持大便通畅。

(11) 足量摄入新鲜蔬菜(400～500 g/d)和水果(200～400 g/d)：包括绿叶菜、十字花科蔬菜、豆类、水果，可以减少患冠心病、卒中和高血压的风险。

(12) 增加身体活动：身体活动每天 30 min 中等强度，每周 5～7 d。

(13) 减肥的原则是适当控制饮食，参加运动锻炼。形成轻度的热量负平衡,但热量负平衡不超过 500～1 000 kcal/d。每周体重降低不超过 0.5～1 kg。夜食容易引起肥胖,必须停止。

（二）高血脂、动脉粥样硬化和冠心病

(1) 针对目前主要的膳食问题进行干预　降低低密度脂蛋白胆固醇,降低饱和脂肪和反式脂肪酸,降低总能量。鼓励 n-3 脂肪酸以鱼类或鱼油胶囊的形式摄入,适当选择植物甾醇补充剂。

(2) 严格控制饱和脂肪和肉类食品,适量控制精制碳水化合物食物(精白米面、糕点、糖果、含糖果汁等),保证蔬菜水果摄入。

(3) 中度限制钠盐：盐摄入不超过 6 g/d。

(4) 适量饮酒应因人而异,并取得医生的同意：不饮酒者,不建议适量饮酒。如有饮酒习惯,建议男性每天的饮酒量(酒精)不超过 25 g,相当于 50°白酒 50 ml,或 38°白酒 75 ml,或葡萄酒 250 ml,或啤酒 750 ml。女性减半。过量及长期嗜酒,可使心脏发生脂肪变化,降低心脏的弹性和收缩力。

(5) 少量多餐,避免过饱,忌烟和浓茶。此外,应对患者及家属重点宣教吸烟嗜酒的危害,告知吸烟产生的一氧化碳和尼古丁可使血管收缩、血压增高、心率增快、心脏负担加重,同时还可使心肌易于激惹,诱发心律失常。

(6) 适量身体活动　身体活动水平中等,体重正常的高血脂/动脉粥样硬化/冠心病患者可参考表 15-9 制订膳食营养方案,参考表 15-10 制定食谱。

表 15-9　高血脂/动脉粥样硬化/冠心病膳食营养方案

食物类别	摄入量/g/d	选择品种	减少、避免的膳食品种
谷类	250～400	标准粮(米、面)、杂粮	精粮(米、面)、糕点甜食、油炸油煎食品
肉类	75	瘦猪、牛、羊肉,去皮禽肉,鱼类	肥肉、加工肉制品(肉肠类)、鱼子、虾蟹黄、鱿鱼、动物内脏
蛋类	3～4[a]	鸡蛋、鸭蛋蛋清	蛋黄
奶类	250	脱脂/低脂鲜牛奶、酸奶	全脂牛奶、奶粉、乳酪等奶制品
大豆	30～50	黄豆、豆制品(豆腐 150 g,豆腐干 45 g)	油豆腐、豆腐泡、素什锦等

续　表

食物类别	摄入量/g/d	选　择　品　种	减少、避免的膳食品种
新鲜蔬菜	400～500	深绿叶菜、红黄色蔬菜、紫色蔬菜	
新鲜水果	200	各种新鲜水果	加工果汁、加糖果味饮料
食用油	20	橄榄油、茶油、低芥酸菜籽油、豆油、花生油、葵花子油、芝麻油、亚麻子油	棕榈油、椰子油、奶油、黄油、猪油、牛羊油、其他动物油
添加糖类	<10	白砂糖、红糖	
盐	<6	高钾低钠盐	酱类、腐乳、咸菜等腌制品

注：a. 摄入量单位为个/周。

表 15-10　高血脂/动脉粥样硬化/冠心病患者食谱举例

餐　别	第 1 步膳食食谱	第 2 步膳食食谱
早　餐	低脂牛奶 250 ml 燕麦片 25 g 煮粥 二面花卷(玉米面 25 g,白面 50 g)	低脂牛奶 250 ml 燕麦片 25 g 煮粥 二面花卷(玉米面 25 g,白面 50 g)
午　餐	清蒸鱼 120 g 带骨 香菇油菜 200 g 粳米 150 g 油 15 g	清蒸鱼 100 g 带骨 香菇油菜 200 g 粳米 150 g 油 10 g
下午加餐	橘子 2 个	橘子 2 个
晚　餐	打卤面(西红柿 150 g,鸡肉 30 g,蛋清 1/2 个,黄花菜、木耳少许,魔芋面条 150 g) 拌芹菜 100 g,香干 50 g 油 15 g	打卤面(西红柿 150 g,鸡肉 20 g,蛋清 1 个,黄花菜、木耳少许,魔芋面条 150 g) 拌芹菜 100 g,香干 50 g 油 10 g

注：魔芋精粉为可溶性纤维,掺入面粉制成面条。

（三）AMI

及早诊断 AMI 及抢救患者是治疗成功的关键。合理饮食措施对于患者康复及预防并发症发生有重要作用。AMI 的营养治疗应随病情轻重及病期早晚而改变。

(1) 制订营养治疗方案前：应了解患者用药情况,包括利尿药、降压药；血钠、血钾水平、肾功能、补液量及电解质种类、数量；了解患者饮食习惯等。根据病情和患者接受情况，征求主管医生意见，制订营养治疗方案，并通过随访适时修订。

(2) 急性期 1～3 d：一般每天低脂流质饮食。根据病情，控制液体量。可进食浓米汤、厚藕粉、枣泥汤、去油肉茸、鸡茸汤、薄面糊等食品，经口摄入能量以 500～800 kcal 为宜。病情好转，可渐改为低脂半流质饮食，全日能量 1 000～1 500 kcal，可食用鱼类、鸡蛋清、瘦肉末、切碎的嫩蔬菜及水果、面条、面片、馄饨、面包、米粉、粥等。禁止可能导致患者肠胀气和浓烈刺激性的食物（如辣椒、豆浆、牛奶、浓茶、咖啡等）。避免过冷过热食物；少食多餐，5～6 餐/d，以减轻心脏负担。病情稳定后，可进食清淡和易消化的食品，营养素组成比例可参考冠心病饮食原则。

(3) 限制脂类：低脂肪、低胆固醇、高多不饱和脂肪酸饮食原则。病情稳定逐渐恢复活动后，饮食可逐渐增加或进软食。脂肪限制在 40 g/d 以内，伴有肥胖者应控制能量和碳水化合物。

(4) 注意维持血液钾钠平衡，对合并有高血压或心衰者仍应注意限钠摄入。应用利尿剂有大量电解质自尿中丢失时，则不宜限制过严。镁对缺血性心肌有良好的保护作用，膳食中应有一定的镁，建议成人镁的适宜摄入量为 300～450 mg/d，主要从富含镁的食物如有色蔬菜、小米、面粉、肉、水产品、豆制品等中获取。

(5) 对于治疗后需要服用华法林等抗凝药物的患者，应注意维生素 K 与抗凝药的拮抗作用，保持每天维生素 K 摄入量稳定。维生素 K 含量丰富的食物有绿色蔬菜、动物肝脏、鱼类、肉类、乳和乳制品、豆类、麦麸等。心肌梗死患者食品宜忌见表 15－11。

表 15－11　心肌梗死患者食品宜忌

食品类别	推荐的食品	忌吃或少吃食品
谷物及制品	大米、面粉、小米、玉米、高粱	各种黄油面包、饼干、糕点、油条、油饼等多油食品
禽、肉类	瘦猪、牛、羊肉，去皮禽肉	含钠盐罐头食品、香肠、咸肉、腊肉、肉松
水产类	新鲜淡水鱼（<120 g/d）及海鱼	咸鱼、熏鱼

续 表

食品类别	推 荐 的 食 品	忌吃或少吃食品
奶蛋类	鸡蛋或鸭蛋(1个/d)、牛奶	咸蛋、皮蛋、乳酪等
豆类及制品	各种豆类、豆浆、豆腐	油炸臭豆腐干、霉豆腐
蔬菜类	各种新鲜蔬菜	咸菜、酱菜、榨菜等腌制菜
水果类	各种新鲜水果	葡萄干、含有钠盐水果罐头或果汁,水果糖等
油脂类	植物油为主、动物油少量	奶油、人造奶油
饮料	淡茶、咖啡等	汽水、啤酒、浓肉汤等
调味类	醋、糖、胡椒、葱、姜、咖喱	味精、食盐、酱油、各种酱类

二、心血管疾病膳食营养处方的制定

(一) 指导患者改变膳食习惯和生活方式的4A原则

(1) 评价(assessment) 对患者日常膳食方式和食物摄入情况进行评价。

(2) 询问(ask) 通过询问进一步了解患者的想法和理念,了解改变不良生活方式的障碍。

(3) 劝告(advice) 对患者进行指导,鼓励从现在做起,循序渐进,逐渐改变不良生活方式。

(4) 随访(arrangement) 为了加强依从性,要定期随访,巩固已获得的成果,并设定下一目标。

(二) 膳食营养处方制定步骤

(1) 评估:包括营养问题和诊断,即通过膳食回顾法或食物频率问卷,了解、评估每日摄入的总能量、总脂肪、饱和脂肪、钠盐和其他营养素摄入水平;饮食习惯和行为方式;身体活动水平和运动功能状态;体格测量和适当的生化指标。

(2) 制定个体化膳食营养处方:根据评估结果,针对膳食和行为习惯存在的问题,制定个体化膳食营养处方。

(3) 膳食指导：根据营养处方和个人饮食习惯，制定食谱；健康膳食选择；指导行为改变，纠正不良饮食行为。

(4) 营养教育：对患者及其家庭成员，使其关注自己的膳食目标，并知道如何完成；了解常见食物中盐、脂肪、胆固醇和能量含量以及各类食物营养价值及其特点、《中国居民膳食指南》、食品营养标签应用；科学运动等。

(5) 注意事项：将行为改变模式与贯彻既定膳食方案结合起来。膳食指导和生活方式调整应根据个体的实际情况考虑其可行性，针对不同危险因素进行排序，循序渐进、逐步改善。

（施玲君）

第六节　用 药 策 略

国内外冠心病指南一致强调，改善冠心病患者预后的重要措施是充分使用有循证证据的二级预防药物。坚持二级预防用药，有医生的责任，也有患者的责任，医生需要处方药物，个体化调整药物剂量，注意药物不良反应，并教育、监督、鼓励患者坚持用药，及时发现患者的心理、生理和经济问题，适当调整方案，提高用药的依从性。

有充分循证证据的二级预防用药包括：抗血小板药物、β受体阻滞剂、ACEI/ARB、他汀类药物。

一、抗血小板药物

若无禁忌证，所有冠心病患者均应长期服用阿司匹林 80～100 mg/d，CABG 后应于 6 h 内开始使用阿司匹林。若不能耐受，可用氯吡格雷 75 mg/d 代替。发生 ACS 或接受 PCI 治疗的患者，需联合使用阿司匹林 100 mg/d 和氯吡格雷 75 mg/d 治疗 12 个月。ACS 患者接受 PCI 术后也可口服普拉格雷 10 mg/d 或替格瑞洛 90 mg/d，2 次/d，代替氯吡格雷联合阿司匹林，疗程 12 个月。长期服用这些药物，患者可能出现胃肠道不适，应注意有无出血倾向，如有无皮肤出血点、牙周出血、鼻出血、黑便等，如有问题应及时与医生联系。

二、β受体阻滞剂

若无禁忌证，所有冠心病患者均应使用β受体阻滞剂，可选择美托洛尔、比索洛尔和卡维地洛，使用剂量应个体化，从较小剂量开始，逐级增加剂量，以能缓解症状，心率不低于50次/min为宜。长期使用β受体阻滞剂，不可突然停药或漏服，否则可引起疾病反复。以下情况需暂缓使用β受体阻滞剂：① 心力衰竭体征；② 低心输出量的依据；③ 心源性休克高危因素[年龄>70岁、收缩压<16.00 kPa(120 mmHg)、心率<60次/min或窦性心率>110次/min及STEMI发作较久者]；④ 其他β受体阻滞剂相对禁忌证(PR间期>0.24 s、Ⅱ或Ⅲ度房室传导阻滞、活动性哮喘或反应性气道疾病)。常用β受体阻滞剂剂量见表15-12。

表15-12 常用β受体阻滞剂

药品名称	常用剂量	服药方法	选择性
普萘洛尔	10～20 mg	每日2～3次，口服	非选择性
美托洛尔	25～100 mg	每日2次，口服	β1受体
美托洛尔缓释片	50～200 mg	每日1次，口服	β1受体
阿替洛尔	25～50 mg	每日2次，口服	β1受体
比索洛尔	5～10 mg	每日1次，口服	β1受体
阿罗洛尔	5～10 mg	每日2次，口服	α、β受体

三、ACEI/ARB

ACEI主要通过影响心肌重构、减轻心室过度扩张而减少充盈性心力衰竭的发生，降低病死率。发病24 h后，如无禁忌证，所有STEMI患者均应给予ACEI长期治疗。如果患者不能耐受ACEI，但存在心力衰竭表现或高血压，或者LVEF≤0.40，可考虑给予ARB。ACEI的禁忌证：STEMI急性期动脉收缩压<12.00 kPa(90 mmHg)、临床表现严重肾衰竭(血肌酐>265 μmol/L)、双侧肾动脉狭窄、移植肾或孤立肾伴肾功能不全、对ACEI制剂过敏或导致严重咳嗽者及妊娠、哺乳妇女等。临床常用的ACEI剂量见表15-13。

表15-13 临床常用的血管紧张素转化酶抑制剂剂量

药品名称	常用剂量	服用方法	分类
卡托普利	12.5～50 mg	每日3次,口服	巯基
伊那普利	5～10 mg	每日2次,口服	羧基
培哚普利	4～8 mg	每日1次,口服	羧基
雷米普利	5～10 mg	每日1次,口服	羧基
贝那普利	10～20 mg	每日1次,口服	羧基
西那普利	2.5～5 mg	每日1次,口服	羧基
赖诺普利	10～20 mg	每日1次,口服	羧基
福辛普利	10～20 mg	每日1次,口服	磷酸基

四、他汀类药物

除调脂作用外,他汀类药物还具有抗炎、改善内皮功能、抑制血小板聚集的多效性,若无他汀类使用禁忌证,即使入院时患者总胆固醇和(或)低密度脂蛋白胆固醇无明显升高,也可启动并坚持长期使用他汀类药物。在应用他汀类药物时,应严密监测转氨酶及肌酸激酶等生化指标,及时发现药物可能引起的肝脏损害和肌病。采用强化降脂治疗时,更应注意监测药物的安全性。临床常用的他汀类药物剂量参见表15-14。

表15-14 临床常用的他汀类药物剂量

药品名称	常用剂量	服用方法
洛伐他丁	25～40 mg	晚上1次,口服
辛伐他丁	20～40 mg	晚上1次,口服
阿托伐他丁	10～20 mg	每日1次,服用

续 表

药品名称	常用剂量	服用方法
普伐他丁	20～40 mg	晚上1次，口服
氟伐他定	40～80 mg	晚上1次，口服
舒瑞伐他丁	5～10 mg	晚上1次，口服
血脂康	600 mg	每日2次，口服

冠心病患者需要长期服药，且品种多、剂量复杂，因此合理进行药物使用的干预，耐心向患者和家属详细讲解各种药物的作用、剂量、用法、不良反应及注意事项，指导患者遵医嘱服药，勿擅自增减药量或停用药物，自我监测药物的不良反应，有助于提高其服药依从性和准确性。

（施玲君）

第七节　睡眠策略

根据世界卫生组织调查，全世界范围内约有1/3的人存在睡眠问题。睡眠障碍指睡眠量不正常以及睡眠中出现异常行为的表现，也是睡眠和觉醒正常节律性交替紊乱的表现。可由多种因素引起，常与躯体疾病有关，包括睡眠失调和异态睡眠。睡眠与人的健康息息相关。调查显示，很多人都患有睡眠方面的障碍或者和睡眠相关的疾病，成年人出现睡眠障碍的比例高达30%。专家指出睡眠是维持人体生命的极其重要的生理功能，对人体必不可少。

睡眠对于维持心理和生理健康也有重要作用，不佳的睡眠会损害交感迷走神经功能，促进系统炎症，两者恰恰是心血管事件发作的重要原因。睡眠障碍可引起患者肾上腺素和儿茶酚胺分泌，使心率、呼吸增高，血压升高，血管收缩，血小板黏性增高，导致心力衰竭病情加重，加之失眠又易使患者产生焦虑和恐惧情绪，直接造成大脑神经兴奋，从而间接造成冠心病心力衰竭患者病情加重，加上治疗心衰的一些药物有可能对心衰患者的睡眠也有影响。而冠心病心力衰竭患者由于有夜间睡眠阵发性呼吸困难，而夜间阵发性呼吸困难则加重睡眠障碍程度，冠心病心衰与患者睡眠障碍两者相互影响，从而形成恶性循环，更加重了病情发展。

根据患者失眠的临床表现、病程、病因(图 15－5)对患者实施干预措施，失眠的干预措施主要包括药物治疗和非药物治疗。对于急性失眠患者宜早期应用药物治疗。对于亚急性或缓慢失眠患者，无论是原发还是继发，在应用药物治疗的同时应当辅以心理行为治疗。

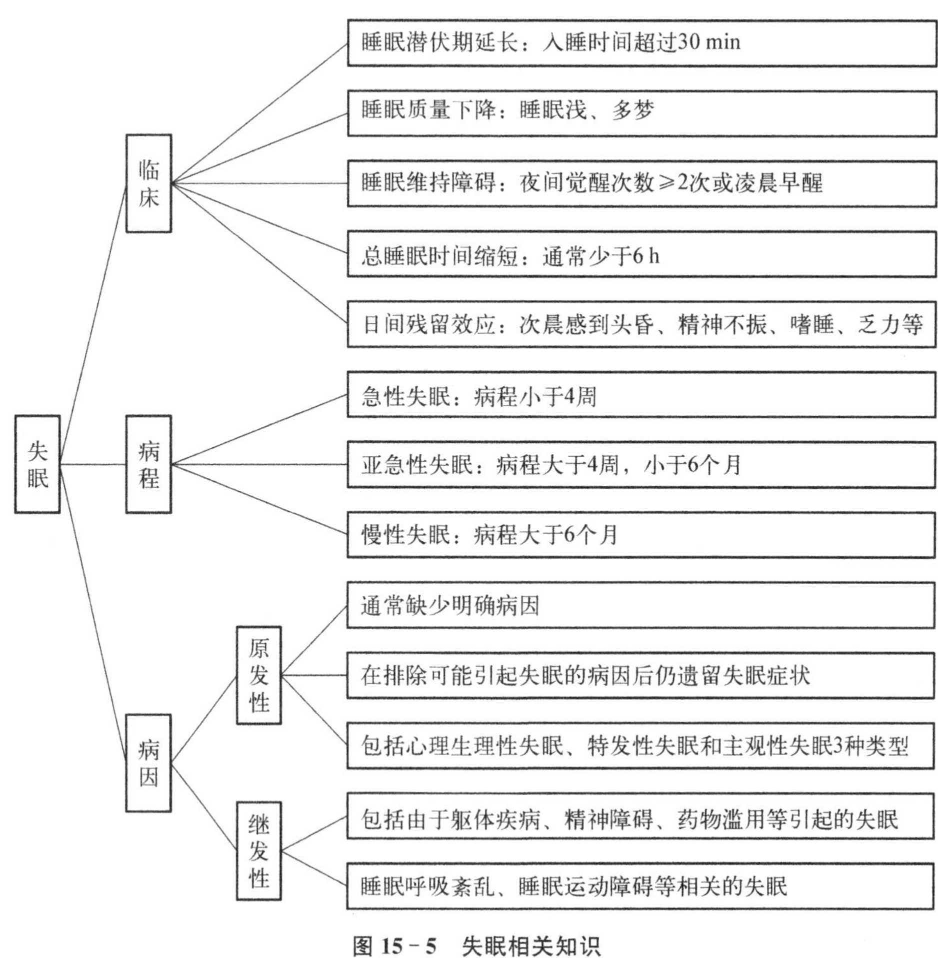

图 15－5　失眠相关知识

一、心理护理干预

对老年冠心病患者进行睡眠相关知识的宣教，让其了解睡眠障碍在老年人和冠心病患者中是常见的。应使患者体内睡眠环境的破坏及正常规律睡眠的关系，及优良睡眠环境的重要性，通过患者睡眠行为的改变和环境刺激的控制是可以改善并预防的，增加患者的自信心，降低其抑郁焦虑等不良情绪的产生。

二、病房环境护理

为患者提供一个安静舒适的休息环境，保持病房温度湿度和光线适宜，并进行定期清洁，为失眠患者安排安静无声的病房。

三、中医理论

(1) 泡脚可以疏通经络，使患者消除疲劳，每天可指导患者及家属安排患者泡脚，用 40～50℃的热水或者药水泡脚，时间在 15～20 min 为宜。

(2) 穴位按摩护理，选取专业护理人员，予患者每日睡前实施穴位按摩，帮助患者放松入睡。

四、刺激源的控制 指导出院后患者的睡眠习惯

(1) 控制在卧室或床上的觉醒时间，制定睡眠计划。

(2) 应用闹钟在固定的时间叫醒患者，不管此次睡眠持续多长时间。

(3) 减少或避免日间瞌睡的次数。

(4) 避免在卧室或床上进行睡眠以外的活动，如看书、看电视等。

(5) 当有困意的时候再躺到床上。

(6) 在醒来或不能再次入睡时在 15 min 内离开卧室，等再困时回床上。这些方法可以减少觉醒的线索，而将床和卧室作为睡眠的线索，同时促进更加规律的睡眠——觉醒周期。

五、药物干预

如果失眠严重，可遵医嘱给予药物镇静，对于医嘱服用药物的患者，要让患

者了解药物的用法、用量及可能带来的副作用，减少其不确定感，强调药物应用需在专科医生的指导下进行，不可擅自增加或减少药量，服药期间鼓励患者遵循良好的睡眠习惯，避免引起单纯依赖药物的心理。

（施玲君）

第八节　日常生活指导

冠心病日渐成为当今社会人类健康的主要杀手，其发生发展受多种因素影响，而不良的生活方式则是其重要的危险因素之一。不良生活方式是指任性随意、不遵守人体生理规律，影响生活质量，长期持续会给人的身体和精神带来损伤的生活习惯，包括吸烟、饮酒、缺乏体育锻炼、熬夜、不良饮食习惯等。通过改变不良的生活方式和干预研究多重危险因素，可显著降低 CHD 的发病率和病死率。

一、运动指导

适当的体育活动有助于减轻体重、降低血脂、提高心血管系统的功能，降低冠心病的病死率。保持健康的生活方式，改变不良的生活习惯。多进行户外的运动锻炼，主要以步行为主，或是选取太极拳等缓慢的运动方式，适时进行有规律的锻炼。

二、心理舒适护理

心理护理在整个住院的过程中都至关重要。患者入院病情稳定后，加强护患沟通，运用疏导、鼓励等心理干预措施（见图 15－6），使其学会调整情绪，保持积极的心态。与患者交流或进行护理治疗时，要保持镇静、自然、从容，态度认真，神情镇定，操作熟练，从而取得患者的信任，使其有安全感。同时，介绍临床

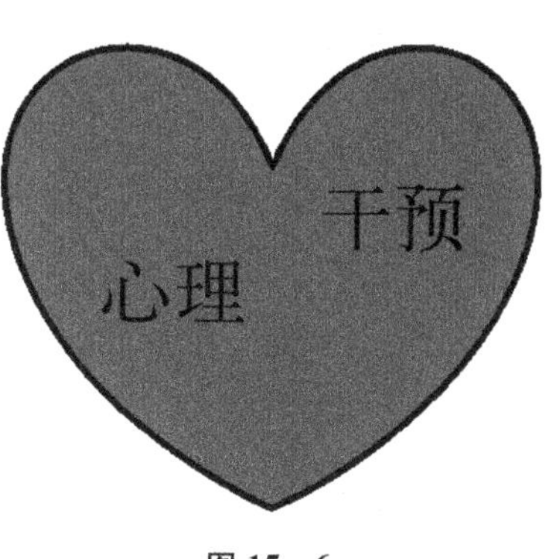

图 15－6

治愈的病例，现身说法，消除患者心中的恐慌，树立治疗的信心。根据患者的文化程度和生活习惯不同，应针对性地做好整个护理工作。面对恐惧心理的患者，应进行解释，主动给予关怀，消除恐惧心理，使患者更好地配合治疗。对愤怒暴躁心理的患者，要满足合理要求，关心体贴，耐心讲解情绪对病情的不良影响。对抑郁沮丧的患者，要帮助患者树立战胜疾病的信心。此类患者的依赖性较强，医护人员的表现对帮助患者恢复尤为重要。护士在语言上、行动上保持良好的形象，避免不良的情绪和心态对患者的影响，使患者建立最佳心态，顺利地进行康复治疗。同时，护理人员应耐心向患者家属解释病情的发展及费用等情况，取得患者家属的信任和配合，建立好的精神依托。积极配合治疗和护理，有效促进病情的早日康复。

三、饮食护理

(1) 由于患者是处于被动状态的，肠胃蠕动慢，在饮食安排上每日应少食多餐，避免暴饮暴食，从而加重心脏负担。合理地安排膳食，要吃易消化、产气少、含适量维生素的食物，如青菜、水果、豆制品等(见图 15-7、图 15-8)。每天要保持必要的热量和营养。患病间要保证各种营养物质的合理摄入，补充维生素。

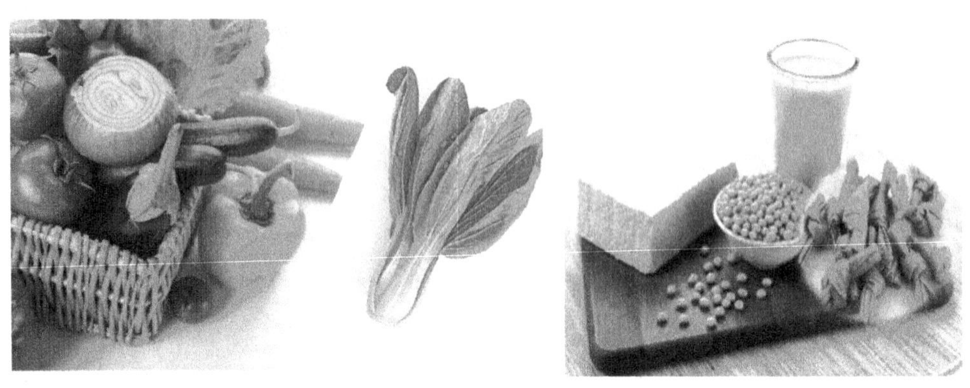

图 15-7　　图 15-8

(2) 戒烟。

吸烟不仅是动脉硬化的危险因素，也是心绞痛、心肌梗死和再梗死的危险因素。在心肌梗死后的 19 个月中，戒烟者相较于继续吸烟者的再梗死率减少了48%。被动吸烟与吸烟者有相同的危险，所以应劝阻患者的亲属也戒烟。患者在恢复工作后最好在无烟的环境中进行工作。

四、排便护理

由于疾病因素需患者长时间卧床修养，且进食量少、胃肠蠕动慢，伴有消化功能低，再加上患者心肌受损，心功能降低，心输出量减少，患者不习惯卧床排便等多种因素，容易出现便秘现象。护士应该指导和训练患者卧床排便的方式和习惯，防止因为排便用力而诱发急性心力衰竭、心脏破裂或者猝死。

五、控制高危因素

针对影响该疾病的多种高危因素，尤其是高血压、糖尿病、高血脂症、肥胖、吸烟、不良生活方式等，是可以进行人为干预和控制的。其方法包括遵医嘱选用适当药物持续控制血压、纠正血脂代谢异常、戒烟限酒、控制糖尿病进展；并可采取步行、体操、打太极拳、气功等锻炼方法，指导适当正确的体力活动和锻炼，控制体重，增强体质。

六、自我调节

患者必须注意心理调整，医护人员为患者解除心理障碍，保持稳定的情绪，增强自我保护意识和自我保护能力。对于心脏病患者来说，管理好自己的身体状况是十分重要的。应每天养成测量血压、脉搏、体重的习惯，并培养坚持早睡早起的好习惯。清晨起床后，在轻松、宽裕的时间里开始计划新的一天。晚间入睡前，避免刺激剧烈运动，应保证良好的睡眠质量。

七、家庭支持系统

家庭的积极参与非常重要。将康复护理程序贯穿于家庭日常生活中，使轻松活跃的康复训练变成有趣的游戏和有目的的日常活动。解决家属角色的转变，克服紧张、担心、忧愁心理，有计划、有目的地运用护理技能小册子引导、启发家属和患者一起学习护理技能和护理知识，协助配合好患者康复护理程序的实施。

（施玲君）

参考文献

[1] 周淑英，张琢玉，汤昌莲，等.急性心肌梗死介入治疗术后早期康复护理对并发症的影响[J].中华现代护理杂志，2009，15(20)：1938－1939.

[2] 师亚，王秀华，杨琛，等.改良早期预警评分系统的临床应用进展[J].护理研究，2017，31(23)：2824－2828.

[3] 黄文龙，谢小华，刘琼玲，等.基于信息技术的改良早期预警评分系统的建立与应用[J].护理研究，2017，31(32)：4134－4137.

[4] 中华医学会心血管病学分会介入心脏病学组.中国经皮冠状动脉介入治疗指南(2016)[J].中国心血管病杂志，2016，44(5)：382－400.

[5] 杨跃进.经皮冠状动脉介入治疗的风险防范[J].中国循环杂志，2014，29(10)：764－766.

[6] 洪瑞云，张晓丽，钟一鸣.心脏康复疗法对冠心病影响的研究进展[J].赣南医学院学报，2018，38(1)：88－93.

[7] 李露，邵小平.冠心病患者心脏康复的研究进展[J].中西医结合护理(中英文)，2017，3(7)：32－35.

[8] 蒋承建，潘孙雷，池菊芳，等.不同心脏康复模式在急性心肌梗死经皮冠状动脉介入治疗术后早期的临床价值研究[J].中国全科医学，2017，20(20)：2439－2445.

[9] 黄晓琳，燕铁斌，王宁华，等.康复医学 2016[M].北京：人民卫生出版社，2016：226－230.

[10] 吴岳，李庆印.冠心病病人心脏康复护理研究现状[J].护理研究，2017，31(18)：2180－2184.

[11] Daullxhiu I, Haliti E, Poniku A, et al. Predictors of exercise capacity in patients with chronic heart failure[J]. J Cardiovasc Med (Hagerstown), 2011, 12(3): 223－225.

[12] 毋领娟，郑海军.心肺运动试验相关指标在心脏康复中的应用[J].河南医学研究，2017，26(9)：1626－1628.

[13] 李四维.心肺运动试验在心脏康复评估中的应用[J].中国循环杂志，2017，32(4)：331－333.

[14] 代薇，杨祖福.心肺运动试验与冠心病康复[J].中国康复理论与实践，2010，16(10)：947－949.

[15] 刘江生，戴若竹，程运桂，等.中国经皮冠状动脉介入治疗的康复程序[J].心血管康复医学杂志，2006，15(5)：125－130.

[16] 中国康复医学会心血管病专业委员会.中国经皮冠状动脉介入治疗后康复程序(试用稿)[J].心血管康复医学杂志,2006,15(s1):125-130.

[17] Lalonde F. Guidelines for cardiac rehabilitation and secondary prevention programs [J]. J Am Osteopath Assoc, 2012, 112(11): 753-754.

[18] 中国康复医学会心血管病专业委员会.心血管疾病营养处方专家共识[J].中华内科杂志,2014,53(2):124-130.

[19] 周开容.心肌梗死患者30例饮食护理的探究[J].中外医学研究,2017,15(6):66-67.

[20] 刘江生,戴若竹,程远植,等.中国经皮冠状动脉介入治疗后康复程序(试用稿)[J].心血管康复医学杂志,2006,15(s1):125-130.

[21] 朱丽萍,苏纯音.急性冠脉综合征介入术后患者康复护理进展[J].中国护理管理,2014,14(9):994-997.

[22] 中华医学会心血管病学分会介入心脏病学组[J].中国经皮冠状动脉介入治疗指南2012(简本).中华心血管病杂志,2012,4(4):18-26.

[23] 朱丽萍,苏纯音.急性冠脉综合征介入术后患者康复护理进展[J].中国护理管理,2014,14(9):994-997.

[24] 金玫.急性ST段抬高型心肌梗死诊断和治疗指南[J].中华心血管病杂志,2010,38(8):675-690.

[25] 中华医学会心血管病学分会.慢性稳定性心绞痛诊断与治疗指南[J].中华心血管病杂志,2007,35(3):195-206.

[26] 中华医学会心血管病学分会.冠心病康复与二级预防中国专家共识[J].中华心血管病杂志,2013,41(4):267-275.

[27] 李露.冠心病患者心脏康复的研究进展[J].中西医结合护理(中英文),2017,3(7):32-35.

[28] 林慧铭,孙金坤,胡礼仪.慢性心力衰竭患者血NT-proBNP、cTnT、hs-CRP检测的临床意义[J].国际检验医学杂志,2013,34(15):1965-1966.

[29] 中华医学会神经病学分会睡眠障碍学组.中国成人失眠诊断与治疗指南[J].中华神经科杂志,2012,45(7):534-540.

[30] 曹佳,卢立立,徐蕾,等.认知行为疗法对老年冠心病患者睡眠质量的影响[J].河北医学,2014,20(11):1916-1919.

[31] 樊彩花.不同护理模式对冠心病合并高血压患者睡眠质量的影响[J].中国保健营养,2017,27(5):200.

[32] 金岚,申雪琴,史艳丽.生活方式对冠心病的影响及干预进展[J].护理研究,2012,26(7):1832-1833.

[33] 魏云宏.冠心病心肌梗死患者康复医疗指导[J].吉林医学,2014,35(16):3502-3503.

[34] 厉敏.心肌梗死患者康复期的护理[J].中国实用护理杂志,2012,28(3):13-14.

[35] 陈艳玲.心肌梗死患者康复期的护理[J].临床护理,2013(10):209-210.

[36] 王延清,李向春.急性心肌梗死患者出院后康复护理程序的应用[J].中国临床康复,2014,6(18):3638.

第十六章　延续性康复策略

20 世纪 40 年代，心脏康复的概念首次被提出。70 多年来，许多国家的专业团队在实践中实施心脏康复，获取了大量的循证依据，整合了二级预防/心脏康复的现代心脏康复措施，证实心脏康复可以大大降低冠心病患者的病死率和复发率。

心脏康复疗法体现了个体化、全面、全程的医学管理理念、服务和关爱，包括药物治疗、运动锻炼、营养控制、心理支持（含睡眠指导）和生活方式的指导。心脏康复的目的有两个：其一是降低再发心血管事件和心肌梗死风险，减少反复住院和不必要的血运重建；其二是让患者恢复到最佳体力、精神状态和社会功能。

第一节　出 院 评 估

随着住院时间的缩短，出院计划的制定和出院评估显得尤为重要。住院患者康复项目不再被认为是患者出院前要完成的工作。因目前我国冠心病患者住院时间控制在平均 7 d 左右，因此院外早期康复或门诊康复期被誉为冠心病康复的核心阶段，是院内康复的延续，也是院外长期康复的基础。

一、出院准备的评估标准

(1) 生理功能和症状稳定：生命体征平稳；血流动力学稳定；心电稳定；心功能稳定；心肌缺血症状得到有效控制。

(2) 行为能力。

(3) 实施自我保健的能力(认知和精神运动)。

(4) 自信心的认知。

(5) 具有社会支持。

(6) 可获得保健资源。

二、出院前的危险评估

所有 STEMI 患者均应早期进行短期风险评估，包括心肌损伤程度评估，再灌注成功率、是否存在远期不良事件及高危临床标志物。

(1) 冠状动脉病变严重性、左心室功能、心肌缺血、心肌存活性和心律失常，对 STEMI 患者发生再梗死、心力衰竭或死亡风险具有重要的预测价值。

(2) 建议急性期未行冠状动脉造影的 STEMI 患者在出院前行冠状动脉造影，以确定是否需要进行冠状动脉血运重建治疗。

(3) 超声心动图检查有助于检测心肌梗死范围、附壁血栓、左心室功能和机械并发症，建议作为 STEMI 患者的常规检查(I 级证据，B 级推荐)。

(4) 心肌存活性测定对 STEMI 后持续存在左心室功能异常患者的治疗策略选择和预后评估至关重要。心肌缺血的评价方法包括：运动心电图(踏车或平板运动试验)、药物或运动负荷放射性核素心肌显像和(或)超声心动图检查等。正电子发射断层显像对检测心肌存活具有很高的敏感性和特异性，延迟增强核磁共振显像技术对于检测心肌纤维化具有很高的准确性，但这些技术价格昂贵且费时，建议根据患者的临床情况选择性使用。

(5) 动态心电图监测和心脏电生理检查是评价心律失常较为可靠的方法。对心肌梗死后显著左心室功能不全伴宽 QRS 波心动过速诊断不明或反复发作的非持续性室速患者，建议行电生理检查，如能诱发出单形性室速则有明确的预后意义。

三、出院计划

给予出院后的日常生活和运动康复指导，告诉患者出院后应该做什么和不应该做什么，同时进行出院前的各项危险评估，客观评估患者运动能力，为指导日常生活或进一步运动康复计划提供客观依据。

（季　瑾）

第二节　体 能 评 估

通过对患者体能的评估，了解患者的整体状态、控制运动治疗风险，评估患者危险分层、疾病预后和治疗效果，从而为患者制定最优化治疗策略，实现个体化、全面、全程的医学管理。

一、患者评估

结合患者既往史、本次发病情况、冠心病的危险因素、平常的生活方式和运动习惯以及常规辅助检查，如心肌损伤标志物、超声心动图（判定有无心脏扩大、左室射血分数）、心脏负荷试验以及心理评估等对患者进行评定及危险分层，参考标准见表 16－1 冠心病患者的危险分层。

表 16－1　冠心病患者的危险分层

低　　危	中　　危	高　　危
运动或恢复期无心绞痛症状或心电图缺血改变	恢复期出现心绞痛的症状或心电图缺血改变	恢复期出现心绞痛的症状或心电图缺血改变
无休息或运动引起的复杂心律失常		有休息或运动时出现的复杂室性心律失常
心肌梗死、冠状动脉旁路移植术、血管成形术或支架术等无合并症		心肌梗死或心脏手术等有和合并心源性休克和心衰

续 表

低　　危	中　　危	高　　危
运动或恢复期血液动力学稳定		
无临床抑郁表现		
无明显左心功能不全(左室射血分数>50%)	中度左心功能不全(左室射血分数 40%~49%)	重度左心功能不全(左室射血分数>50%)
功能贮量≥7 METS	中度运动(5~6.9 METS)	低水平运动(<5 METS)
血浆肌钙蛋白浓度正常		
每一项都存在时为低危	无符合典型的高危或低危表现者设定为中危	

注：MET(metabolic equivalent)，代谢当量，指安静且坐位时，1 MET=耗氧量 3.5 ml/(kg·min)。

二、体力活动评估

体力活动是由骨骼肌收缩导致能量消耗高于基础代谢率的任何身体活动。评估体力活动是多维度的且具有复杂性。为了确定个体是否进行了足够的体力活动，需要对体力活动内容(持续时间、频率和强度)进行评估。评估体力活动最常用的两个方法是自评量表(主观)和体力活动监测器(客观)。调查问卷的优势是花费少，所需时间短。但是主观方法受到个体是否能够准确回忆其体力活动行为和对其体力活动强度进行分类的能力限制。体力活动监测器可以准确评估患者的活动行为，但需要购买监测器，花费较大。

(1) 国际体力活动问卷(International Consensus Group Physical Activity Measurement，IPAQ)(见表 16-2 和表 16-3)适合心脏康复时的体力活动标准化评估。该问卷对体力活动持续时间、频率和强度进行评估。

表 16-2　国际体力活动问卷

回顾在过去 7 d 里，你的高强度体力活动。高强度体力活动是指非常耗费体力以致呼吸非常急促的活动。特指持续时间在 10 min 以上的高强度体力活动 1. 在过去的 7 d 里，有几天做过高强度体力活动，如搬物、举重、挖掘、有氧健身或快速踏车？ d/周 无高强度体力活动→直接到问题 3 2. 每天进行高强度体力活动的时间 h/d min/d 不确定或不知道

续 表

回顾在过去 7 d 里,你的中强度体力活动。中强度体力活动是指中度耗费体力和呼吸比较急促的活动。特指持续时间在 10 min 以上的中强度体力活动 3. 在过去的 7 d 里,有几天做过中强度体力活动,如搬轻物、正常速度骑车、双打网球? 不包括步行 d/周 无中度体力活动→直接到问题 5 4. 每天进行中强度体力活动的时间是 h/d min/d 不确定或不知道
回顾在过去 7 d 里,你的步行时间。包括工作和在家时、从一个地方步行到另一个地方和其他用于娱乐、运动、锻炼或者休闲的单人步行 5. 在过去的 7 d 里,有多少天至少步行 10 min 以上? d/周 没有步行→直接到问题 7 6. 每天花费多长时间步行 h/d min/d 不确定或不知道
7. 你最近 7 d 里的静坐时间。包括工作和在家时做家务活和休闲时的静坐时间。休闲内容可以包括坐在桌边、访友、阅读或者看电视等 h/d min/d

表 16-3 国际体力活动问卷评价分类标准

国际体力活动问卷评价分类标准
低(一级) ● 体力活动不满足二级和三级标准,是最低的体力活动水平。
中(二级) 符合以下 3 个标准的任何一项: ● 高强度体力活动≥20 min/d,≥3 d ● 中强度体力活动或者步行≥30 min/d,≥5 d ● 任意组合如步行和中、高强度体力活动,至少达到 600 MET · min/周,≥5 d
高(三级) 符合以下两个标准的任何一项: ● 高强度体力活动≥3 d/周,至少达到 1 500 MET · min/周 ● 中强度体力活动或者步行≥30 min/d,≥5 d ● 任意组合如步行和中、高强度体力活动,至少达到 3 000 METs · min/周,≥7 d

MET(metabolic equivalent),代谢当量,指安静且坐位时,1 MET=耗氧量 3.5 ml/(kg · min)。

(2) 体力活动监测器有许多不同的类型,它可以记录体力活动的持续时间、频率和强度,同时还可以定量非活动状态。患者使用体力活动监测器时还需要标准化的操作指南。

（季 瑾）

第三节 风险识别和评估

心脏康复运动的核心内容是运动锻炼，由于大多数心血管病患者为中老年人，可能同时还存在一些其他方面的退行性疾病，如慢性肺部疾病、慢性代谢系统疾病等，再加上老年人是跌倒的高危人群，因此心血管病患者除重视心脏问题外，也须重视其他的运动损伤问题。如果患者在康复过程中，经常发生运动不适或损伤，不仅影响康复的效果，也会造成不良的心理影响。所以，在心脏康复过程中，患者对运动损伤的预防比治疗更重要。

一、心脏康复过程中预防运动损伤的基本原则

（1）心血管病患者应首先选择适合自己的运动项目和健身方式。

（2）心血管病患者运动前，需要进行充分准备活动。

（3）遵循科学运动方法：循序渐进，先易后难，运动量由小到大，逐渐加量。

（4）心脏康复过程中，应防止过度疲劳和劳损。

（5）心脏康复过程中注意运动细节，加强保护，防止受伤。

二、运动负荷试验

运动负荷试验是患者在进行运动康复前重要的评估方法，主要用于诊断、预后的判断、日常生活指导和运动处方的制定及疗效的判定，需要严格掌握其适应证和禁忌证（表 16-4）。运动试验应根据患者的能力进行次极量或极量试验。除停止运动试验的常用指征（见“终止运动试验的指征”表 16-5），次极量运动试验还需要一个预先设定的终点：峰值心率为 120 次/min，或预测最大心率的 70%，或是主观设定的 MET 水平，如 5 个 METs。症状限制性运动试验设计为直

到患者出现运动试验必须终止的症状和体征才停止，通常被用于急性心肌梗死后14 d以上的患者。常用心绞痛及呼吸困难评定量表见表16-6。

表16-4　运动试验的绝对和相对禁忌证

绝对禁忌证
● 急性心肌梗死(2 d内)
● 不稳定性心绞痛
● 未控制的心律失常，且引发症状或血流动力学障碍
● 心力衰竭失代偿
● Ⅲ度房室传导阻滞
● 急性非心源性疾病，如感染、肾衰竭、甲状腺功能亢进
● 运动系统共障碍，影响测试进行
● 患者不能配合
相对禁忌证
● 左主干狭窄或类似情况
● 重度狭窄性瓣膜病
● 电解质异常
● 心动过速或过缓
● 心房颤动且心室率未控制
● 未控制的高血压[收缩压>21.33 kPa(160 mmHg)和(或)舒张压>13.33 kPa(100 mmHg)]
● 达到目标心率
● 出现典型心绞痛
● 出现明显症状和体征：呼吸困难、面色苍白、发绀、头晕、眼花、步态不稳、运动失调、缺血性跛行
● 随运动而增加的下肢不适感或疼痛
● 出现ST段水平型或下斜型下降≥0.15 mV或损伤型ST段抬高≥0.2 mV
● 出现恶性心律失常，如室性心动过速、心室颤动、R on T室性早搏、室上性心动过速、频发多源室性早搏、心房颤动等
● 运动中收缩压不升反而降低>1.33 kPa(10 mmHg)
● 血压过高、收缩压>29.33 kPa(220 mmHg)
● 运动引起室内阻滞
● 患者要求运动结束

表 16 - 5 终止运动试验的指征

终止运动试验的指征
绝对指征
• 在没有 Q 波的导联(除 V1 和 aVR),ST 段抬高>1.0 mm
• 尽管负荷量增加,但收缩压下降>1.33 kPa(10 mmHg)(持续低于基线),伴有任何其他缺血证据
• 中到重度心绞痛(3～4 级,"常用心绞痛及呼吸困难评定量表(表 16 - 6)"对心绞痛进行描述和分级)
• 中枢神经系统症状(如共济失调、头晕或晕厥)
• 持续灌注不足(发绀或苍白)
• 持续性室性心动过速
• 心电图或收缩压监测有技术难度
• 患者要求停止
• 不能用束支传导阻滞解释的室性心动过速
相对指征
• ST 段或 QRS 波改变,如明显的 ST 段位移(水平或下斜>2 mm),或明显的电轴偏移
• 尽管负荷量增加,但收缩压下降>1.33 kPa(10 mmHg)(持续低于基线),不伴有任何其他缺血证据
• 逐渐加重的胸痛
• 疲劳、气促、气喘、腿抽筋或严重跛行
• 心律失常(除外持续性室性心动过速),包括频发多源性异位搏动、室性配对、室上性心动过速、心脏传导阻滞、缓慢性心律失常

表 16 - 6 常用心绞痛及呼吸困难评定量表

常用心绞痛及呼吸困难评定量表	
5 级心绞痛量表	4 最痛(以前经历过)
0 无心绞痛	5 级呼吸困难量表
1 轻,几乎注意不到	0 没有呼吸困难
2 中度,令人不安	1 轻微,可感觉到
3 严重,很不舒服	2 轻微,有些困难

续 表

常用心绞痛及呼吸困难评定量表	
3　中度困难，但可继续	4　稍严重
4　重度困难，不能继续	5　严重
10 级心绞痛/呼吸困难量表	6
0　没有	7　非常严重
0.5　非常非常轻	8
1　非常轻	9
2　轻	10　非常非常严重
3　中度	

（季　瑾）

第四节　运 动 策 略

根据患者的评估及危险分层，给予有指导的运动。其中运动策略是关键。一般而言，每位患者的运动康复方案必须根据患者的实际情况量身定制，即个体化原则。对所有人都适用的运动方案是不存在的，但应遵循普遍性的指导原则。

一、经典的运动康复程序包括三部曲

(1) 第一步　准备活动，即热身运动，多采用低水平有氧运动，持续时间5～10 min。目的是放松和伸展肌肉、提高关节活动度和心血管的适应性，预防运动诱发的心脏不良事件及预防运动性损伤。

(2) 第二步　训练阶段，包括有氧运动、抗阻运动和柔韧性训练等，总时间30～90 min。其中，有氧运动是基础，抗阻运动和柔韧性训练是补充。

(3) 第三步　放松运动，有利于运动系统的血液缓慢回到心脏，避免心脏负荷突然增加而诱发心脏事件的发生。因此，放松运动是运动训练必不可少的一部分。放松方式可以是慢节奏有氧运动的延续或是柔韧性训练，根据患者的病情轻重可持续 5～10 min，病情越重放松运动的持续时间宜越长。

二、心脏康复运动的强度

(1) 心血管病患者运动时的运动强度以中等强度较为适宜，即相当于最大摄氧量(VO_{2max})的 40%～60%。以心率表示则运动时有效心率范围为最大心率(HR_{max})的 50%～70%，即：

$$有效心率=(220-年龄)\times(50\%\sim70\%)$$

为确保锻炼安全有效，运动强度需控制在已确定的有效范围内，超过 80% VO_{2max}的运动存在一定危险性，小于 50% VO_{2max}的运动对老年人和心脏病患者适宜。

(2) 自我感知劳累程度分级法：多采用 Borg 评分表(6～20 分)，通常建议患者在 12～16 分范围内运动(表 16-7)。

表 16-7 自我感知劳累程度评分

评　　分	用 力 程 度
6	完全没有用力的感觉
7	非常轻松
8	
9	很轻松
10	
11	较轻松
12	
13	有点累
14	
15	累
16	

续 表

评　　分	用　力　程　度
17	很累
18	
19	非常累
20	

三、心脏康复运动的方法

包含有氧运动、阻抗运动、柔韧性训练等。其中，有氧运动是基础，阻抗运动和柔韧性训练是补充。

(1) 有氧运动：常用有氧训练方式有步行、慢跑、骑自行车、游泳、爬楼梯等，建议根据患者的运动能力逐步增加运动时间和频次(不同运动的能量消耗参考表16-8)。

表16-8　不同运动的能量消耗参考表

运　动　项　目	代谢当量	kcal/60 kg体重/h
安静(不活动)	0.9	54
步行	2.8～4.5	168～270
划船	4.4～5.2	264～312
家务活动	1.4～3.6	84～216
自行车(<16 km/h)	4.0	240
自行车(16～19 km/h)	5.9	354
羽毛球	4.5～6.9	270～414
游泳(10～20 m/min)	3.0～4.25	180～255
游泳(20～50 m/min)	4.25～10.2	255～612
跳绳(慢速)	7.8	468
跳绳(中速)	10.0	600
跳绳(快速)	11.9	714

续　表

运　动　项　目	代谢当量	kcal/60 kg 体重/h
手球	7.8	468
长距离行走	3.0～7.0	180～420
跑步(跑走结合)	5.9	354
跑步(慢跑)	6.9～7.8	414～468
跑步(200 m/min)	12.4	744
原地跑(140 步/min)	21.47	1 288.2
有氧舞蹈	6.9	300～414
太极拳	9.5	279.6～309

注：1 METs＝1 kcal/kg 体重/h，该表中第 3 列按 60 kg 体重计算。

(2) 阻抗运动：与有氧运动相比，阻抗运动引起的心率反应性较低。冠心病的阻抗运动形式多为循环阻抗力量训练，即一系列中等负荷、持续、缓慢、大肌群、多次重复的阻抗力量训练。常用的方法有：俯卧撑、哑铃或杠铃、运动器械以及弹力带等。运动过程中切记用力时呼气，放松时吸气，不要憋气。

(3) 柔韧性训练：骨骼肌的最佳功能需要患者的关节活动维持在应有的范围内。保持躯干上部和下部、颈部和臀部的灵活性和柔韧性尤为重要。老年人柔韧性普遍较差，因此训练原则应以缓慢、可控制的方式进行，并逐渐加大活动范围。

四、个性化运动处方的制定原则

(1) 安全性、科学性：合理的运动治疗改善心血管病的同时，避免发生因不恰当运动方式或强度造成损伤。

(2) 多样性、趣味性：运动方式应根据患者的自身实际情况和喜好进行决定，将有益的体力活动融入日常生活，有利于心血管病患者持之以恒地进行运动。

(3) 个性化、专业性：每个人的生活习惯和运动方式都不一样，运动处方必须体现个性化原则，同时建议在运动开始前，由专业的康复医生进行评估，确保运动治疗的有效性。

（季　瑾）

第五节　营养策略

膳食营养是影响心血管病的主要环境因素之一。总能量、饱和脂肪和胆固醇摄入过多、蔬菜水果摄入不足等不平衡膳食，增加心血管病发生的风险，合理科学膳食可降低心血管疾病风险。医学营养治疗和（或）治疗性生活方式改变作为二级预防的措施之一，能降低冠心病发病率和病死率，且经济简单、有效、无不良反应。既往认为营养膳食指导是营养师的责任，心血管医生对营养学知识了解较少，给予的健康膳食指导多较含糊，但心血管病患者最多接触的医生是心血管医生，也更容易接受心血管医生的建议，心血管医生有必要了解一般的营养膳食原则，以给予患者初步指导。

一、膳食处方制定步骤

(1) 评估患者当前营养状况，了解和评估其每日摄入的总能量、包括饮食中脂肪、饱和脂肪、钠盐和其他营养素摄入水平；饮食习惯和生活方式；身体活动水平和运动功能状态；以及体格测量和适当的生化指标。

(2) 制定个体化膳食营养处方：根据上述评估结果，针对现存营养问题，制定患者个体化膳食营养处方。

(3) 膳食指导：根据患者饮食习惯和营养处方制定食谱；提供健康膳食选择；指导不良行为改变，形成良好饮食习惯。

(4) 营养宣教：鼓励患者及家属，树立正确的营养观念。了解常见食物中盐、脂类和水分的含量及营养价值等。

(5) 注意事项：将生活饮食习惯与膳食方案有效结合起来。膳食指导和生活方式根据不同危险因素循序渐进，逐步改进。

二、心血管疾病营养处方总原则

(1) 在均衡营养的基础上，控制每日的总热量，保持理想体重。

(2) 保持饮食的多样性,谷物为主,每日保证 50 g 左右的杂粮。

(3) 每天摄入足够的优质蛋白,如牛奶,鸡蛋等。

(4) 控制饱和脂肪酸、胆固醇和反式脂肪酸的摄入量。每日食用油不超过 25 g。少食肥肉、荤油、奶油、动物内脏、咖啡等。

(5) 烹饪时尽量选择含多不饱和脂肪酸的橄榄油,茶籽油,亚麻籽油等。保证每周使用鱼肉 2 次,每次 100～200 g。

(6) 每日盐的摄入量少于 6 g,同时限制含钠高的食物如酱油、腐乳、味精等。

(7) 保证每日有 20～30 g 的膳食纤维摄入量。多吃蔬菜,水果和谷物,补充足够的维生素和矿物质。

(8) 如果由于身体原因不能保证均衡饮食,可在临床医生或营养师的指导下进行科学饮食。

三、合并糖尿病患者饮食指导

(一) 糖尿病饮食治疗十大"黄金"准则

(1) 控制每日摄入总热量,达到或维持理想体重。

(2) 平衡膳食。

(3) 食物选择多样化,谷类是基础。

(4) 限制脂肪摄入量。

(5) 适量选择优质蛋白质。

(6) 减少或禁忌单糖及双糖食物。

(7) 高膳食纤维膳食。

(8) 减少食盐摄入。

(9) 坚持少量多餐、定时、定量、定餐。

(10) 多饮水,限制饮酒。

(二) 糖尿病患者的进食方法

适当控制饮食量,一般情况下,每日主食 250～300 g,新鲜蔬菜 500 g 以上,牛奶 250 ml,鸡蛋 1 个,瘦肉 100 g,豆制品 50～100 g。宜少食多餐,一日不少于三餐,有条件上下午安排间食及睡前进食,既保证吸收,又减轻对胰岛的负担。早餐量要少,上午肝糖原分解旺盛,易发生早餐后高血糖。如一日三餐比可为 1/5、2/5、2/5。进餐时间要规律。少吃零食。

1. 主食

每餐两拳头。糖尿病患者每餐主食的摄入量相当于自己 2 个拳头大小(约 100 g,即每个拳头相当于 50 g)。每天主食摄入量为 150～300 g,相当于 3～6 个拳头。建议主食以全谷类或者粗杂粮为宜,如二米饭、全麦馒头等。(见图 16－1)

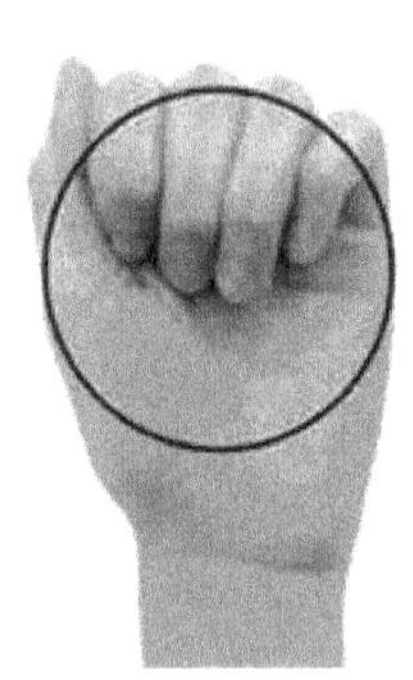

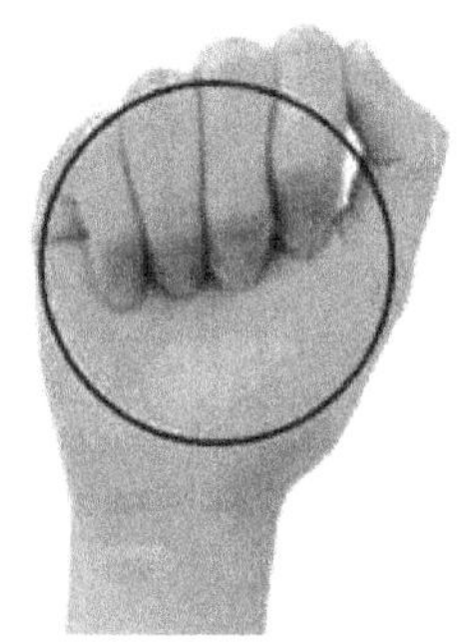

图 16－1　每日主食摄入

图 16－2　每日瘦肉摄入

2. 瘦肉

每天一指厚两指宽。切一块与食指厚度相同,与两指(食指和中指并拢)的长度、宽度相同的瘦肉相当于 50 g 的量,可满足一天需要。建议选择高蛋白低脂肪的瘦肉、鱼虾类食物。(见图 16－2)

3. 蔬菜

每天两手抓够一大捧。两只手能够抓住的蔬菜重量约为 500 g,每天可以食用 500～1 000 g 的绿叶菜。注意烹调方式,以清炒及凉拌的方式为最佳。(见图 16－3)

4. 水果

一天一拳头。当血糖平稳时可以适量的吃些水果,水果需要量则相当于一个拳头大小即可。水果的选择有两个标准，首先就是要选择血糖生成指数较低的，再者选择含糖量低的水果。诸如柚子、橙子、苹果、梨、桃子等。(见图 16-4)

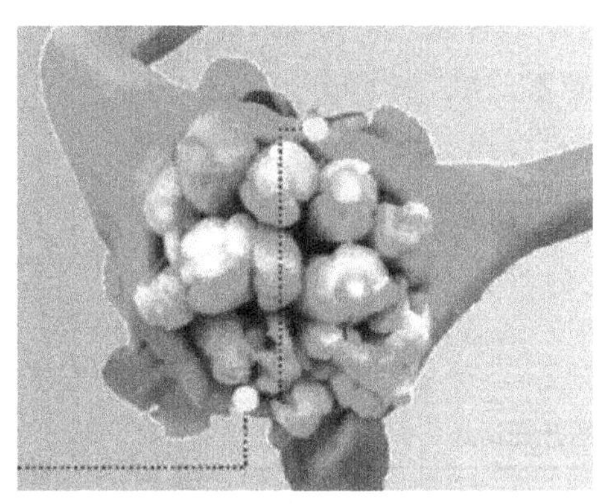

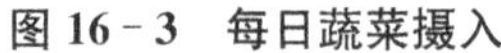
图 16-3 每日蔬菜摄入

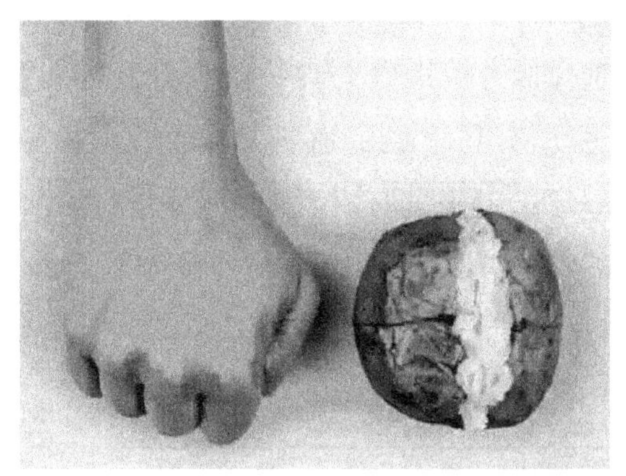

图 16-4 每日水果摄入

5. 酒

使用手指量。糖尿病患者不宜饮酒。如果要喝，每次以一次性杯子作为参考，建议白酒的量以拇指高度为准，红酒的量以食指高度为准，啤酒的量则以中指高度为准。建议每周饮酒不宜超过 2 次。(见图 16-5)

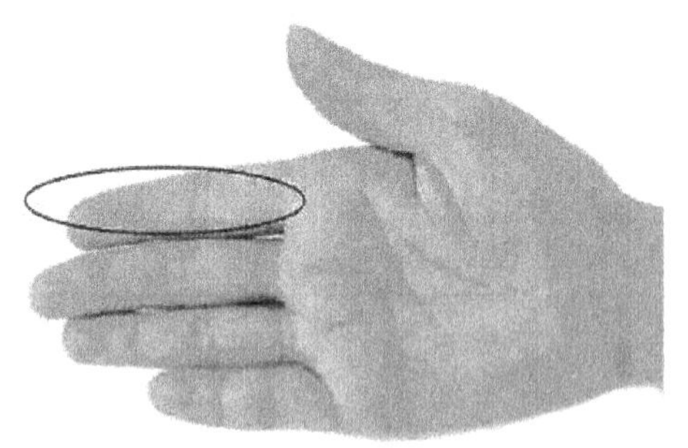

图 16-5 每日红酒摄入

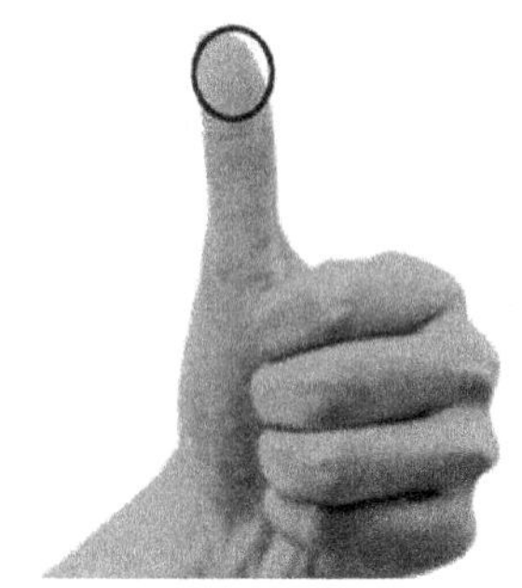

图 16-6 每日脂肪摄入

6. 脂肪量

一个拇指尖。要限制脂肪(食用油)的摄入，每天仅取拇指尖端(第一指节)就足够。(见图 16-6)

7. 蛋白质

一个掌心。50 g 的蛋白质相当于掌心大小、约为小指厚的一块。每天吃 50～100 g 的蛋白质即可满足需求。(见图 16-7)

（三）食物的升糖指数

日常饮食对糖尿病患者的血糖控制十分重要。选择低升糖指数的食物能提升身体对胰岛素的敏感度，有利于稳定血糖，降低并发症发生的概率。指导患者进食时，控制食物分量，选择低升糖指数的食物，减少脂肪的摄取，多吃富含纤维的食物。（见表16-9）

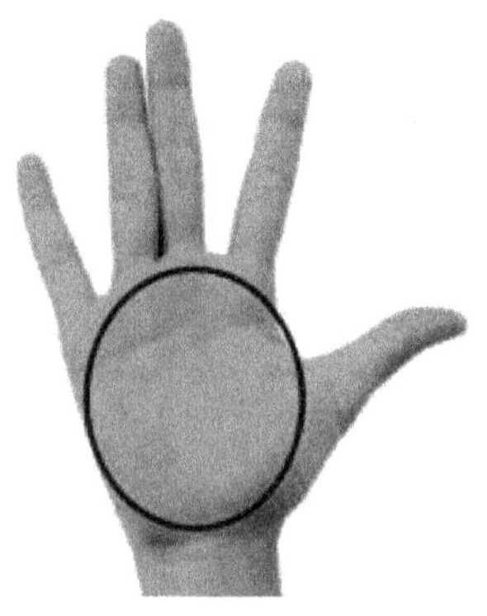

图16-7 每日蛋白质摄入

表16-9 食物的升糖指数

种类	低升糖指数的食物（GI≤55）	中等升糖指数的食物（56≤GI≤69）	高升糖指数的食物（GI≥70）
五谷类	荞麦面、黑米、面包、藕粉、通心粉	糙米饭、西米、卖包	白米饭、馒头、糯米饭、白面包、燕麦片
根茎类蔬菜	魔芋、玉米	红薯、芋头	南瓜
豆类	黄豆、绿豆、扁豆、豆角、豆腐、豆干	—	—
水果	苹果、梨、柚子、橙子、桃、猕猴桃	木瓜、葡萄干、菠萝、香蕉	西瓜、荔枝、龙眼
糖类	果糖、木糖醇、山梨糖、麦芽糖醇、乳糖	蔗糖、蜂蜜	葡萄糖、砂糖、麦芽糖
奶类	低脂奶、脱脂奶、低脂奶酪	全脂奶粉及其鲜牛奶	

注：GI(glycemic index)，升糖指数。

（四）糖尿病患者科学吃水果

具体来说，糖尿病患者吃什么水果好，应该遵循以下原则：一般空腹血糖<7.8 mmol/L，餐后血糖<10 mmol/L 和糖化血红蛋白<7.5%以下的，不常出现高血糖或低血糖的患者可在指导下选用含糖量较低、味道酸甜的水果。

1. 推荐选用

每100 g水果中含糖量少于10 g的水果，包括西瓜、猕猴桃、西红柿、柚子、橙子、柠檬、桃子、李子、杏、枇杷、菠萝、草莓、青梅、樱桃、椰子乳等。

2. 慎重选用

每 100 g 水果中含糖量为 11～20 g 的水果，包括香蕉、石榴、甜瓜、橘子、苹果、梨、荔枝、芒果和山楂等。

3. 不宜选用

每 100 g 水果中含糖量高于 20 g 的水果，包括红枣、柿饼、葡萄干、杏干、桂圆等干果，以及果脯应禁止食用。含糖量特别高的新鲜水果，如红富士苹果、柿子、莱阳梨、肥城桃、哈密瓜、葡萄、冬枣、黄桃等也不宜食用。

4. 吃水果的时间

通常情况是在两餐之间，饥饿和体力活动后，可作为能量和营养的补充，一般在上午 9:00 或下午 15:00 或是晚餐后一小时和睡前 1 小时，不能餐前或餐后立即吃水果，避免一次摄入过多的碳水化合物引起血糖升高，加重胰腺的负担。

（五）糖尿病患者怎样吃甜食

糖尿病患者并不是一点甜食都不可以吃，主要是要根据食品的热量来决定，而且必须要限制总热量。糖尿病患者要严格限制白糖、红糖、蜂蜜、果酱、各种甜点心、巧克力、含糖饮料如可乐及甜果汁、或者冰淇淋的摄入，因为这些食物大都含有较多的葡萄糖、蔗糖，所含热量较高，吸收后会明显升高血糖。

糖尿病患者可以吃的甜食：

1. 木糖醇

是植物中半纤维素的多聚戊糖，经水解后再加氢还原成的产物。有引起腹泻的作用，应慎用，不应大量服用。

2. 山梨糖

在很多水果中都存在，甜度仅为蔗糖的 50%，热量稍低于葡萄糖，服用后不会转为葡萄糖，是适合糖尿病并发肝炎、胆囊炎者服用的甜味剂。

3. 麦芽糖醇

甜度和蔗糖接近，不产生热量，也不含合成脂肪不会刺激胆固醇形成。它是糖尿病、冠心病、肥胖病患者较理想的甜味剂。

4. 甘草甜素

甜度为蔗糖的 250 倍，与少许蔗糖。

5. 柠檬酸钠配合

不仅可减少蔗糖的用量，还可以获得甜美的口感。甜菊苷，俗称甜菊糖。甜菊苷的甜度为蔗糖的 200～250 倍，甜味特点接近于蔗糖。可降血压，促进代谢，治疗胃酸过多的保健作用。是糖尿病患者普遍选择的一种理想的甜味剂。

6. 氨基酸衍生物甜味剂

阿斯巴甜（又名天冬甜肽或蛋白糖）是一种广泛使用的人造甜味剂，其主要原料为苯丙氨酸与天冬氨酸。

四、合并慢性肾病的饮食指导

（一）戒除不良的饮食习惯

（1）吃得太咸。

（2）不爱喝水。

（3）饮料代替开水。

（4）大量喝啤酒。

（5）酒后喝浓茶。

（6）吃得太甜太油。

（7）蛋白质吃得过多。

（8）不适当食用蔬菜水果。

（9）吃过于松软的面包。

（二）低优质蛋白质饮食

1. 限制蛋白质的摄入量

正常人推荐摄入量为 0.8～1.2 g/(kg・d)，而慢性肾脏病患者的蛋白质摄入量一般推荐为 0.6～0.8 g/(kg・d)，以满足基本生理需要；动物蛋白质与植物蛋白质（包括大豆蛋白）应保持合理比例，一般两者各占一半左右。如有条件，患者在低蛋白饮食[0.4～0.6 g/(kg・d)]的基础上，可同时补充适量[0.1～0.2 g/(kg・d)]的必需氨基酸或（和）α-酮酸。

2. 尽量多的供给优质蛋白质

在组成人体蛋白质的20余种氨基酸中，有8种不能自身合成，只能从食物中摄取，称为必需氨基酸，如亮氨酸、色氨酸等。若某食物蛋白中的必需氨基酸种类全、数量足，且比例与人体需要接近，我们称之为“优质蛋白”。一般来说，动物蛋白质所含必需氨基酸的种类与人体需要接近，其营养价值高，吸收利用好，如蛋清、牛奶、牛肉、家禽、猪肉、鱼等。相对而言，豆类、谷物、蔬菜等食物所含的蛋白质，就不是优质蛋白质。

3. 低盐饮食

慢性肾脏病患者，肾钠代谢调节能力下降，对于肾小球疾病患者，特别强调限制盐的摄入。生活中常见的含钾含钠高的食品如咸菜、泡菜、咸蛋、松花蛋、咸面包和挂面、方便面等都不适合大量食用。（见表16-10、表16-11）

表16-10　常见富钾食物的含钾量(每100 g食物的含量)

食物名称	含钾量/mg	食物名称	含钾量/mg
茼蒿菜	639	香　蕉	223
大头菜	300	香　瓜	195
豌豆苗	614	猕猴桃	206
鲍鱼菇	300	开心果	198
小番茄	298	桂圆干	251
冬　笋	587	龙　眼	192
绿花菜	484	阳　桃	161
油　菜	411	樱　桃	162
草　菇	394	李　子	152
红苋菜	408	哈密瓜	140
孟宗笋	381	番石榴	123
菠　菜	365	葡萄干	120
黄豆芽	330	黑　枣	630
胡萝卜	312	红　枣	432
空心菜	287	榴　梿	451
凤官菜	284	草　莓	262

表 16－11　常见食物含钠量(每 100 g 食物的含量)

食 物 名 称	含钾量/mg	食 物 名 称	含钾量/mg
牛肉(瘦)	53.6	玉米面(黄)	2.3
猪肉(瘦)	57.5	淀粉(玉米)	6.3
羊肉(瘦)	69.4	黄豆(大豆)	2.2
牛肉干	412.4	绿　豆	3.2
牛肉松	1 945.7	豆　浆	3.0
带　鱼	150.1	豆腐(南)	3.1
甲　鱼	96.9	扁　豆	3.8
对　虾	165.2	黄豆芽	7.2
虾　皮	5 057.7	绿豆芽	4.4
龙　虾	190.0	胡萝卜	71.4
海参(干)	4 967.8	白萝卜	61.8
鸡　肉	63.3	土　豆	2.7
鸡　蛋	94.7	藕	44.2
鸭　蛋	106	大白菜	48.4
松花蛋(鸭)	542.7	大葱(鲜)	4.8
鸭　肉	69.0	葱头(洋葱)	4.4
咸鸭蛋	2 076.1	芋　头	33.1
牛　奶	37.2	怀山药	18.6
酸　奶	39.8	韭　菜	8.1
奶粉(全脂)	260.1	金针菜(黄花菜)	59.2
大　米	308	芹菜(茎)	159.0
糯米(江米)	1.5	青　蒜	9.3
小　米	4.3	芫荽(香菜)	48.5
高　粱	6.3	苦　瓜	2.5
玉米(黄)	3.3	圆白菜	27.2
面粉(标准粉)	3.1	油　菜	55.8
面粉(富强粉)	2.7	小白菜	73.5
方便面	1 144.0	香　椿	4.6

续 表

食物名称	含钾量/mg	食物名称	含钾量/mg
菜瓜	1.6	冬瓜	1.8
黄瓜	4.9	生菜	32.8
西葫芦	5.0	荠菜	31.6
茄子	5.4	菜花	31.6
番茄	5.0	菠菜	85.2
番茄酱(罐头)	37.1	花生仁(生)	3.6
柿子椒	3.3	花生仁(炒)	445.1
蘑菇(鲜)	8.3	核桃	6.4
紫菜	710.5	麦乳精	177.8
榨菜	4 252.6	酱油	5 757.0
蘑菇(干)	23.3	醋	262.1
冬菇(干)	20.4	白醋	225.9

4. 高热量饮食

无论应用何种饮食治疗方案，慢性肾脏病患者都必须摄入足量热量，一般为 125.60～146.54 kJ(30～35 kcal)/(kg·d)[健康成人一般为 104.67～125.60 kJ(25～30 kcal)]。热量主要来源于主食，可增加进食的次数，增加点心、甜食、糖类。(见表 16－12)

表 16－12 成人慢性肾脏病患者每日热能供给量

劳动(活动)强度	每日热能供给量/(kJ/kg)		
	消瘦	理想体重	肥胖
轻体力活动(如坐式工作、日常生活)	＞147	126～147	105
休息状态	＞126	105	84

5. 低脂饮食

食物挑选油脂、胆固醇含量低者。低脂饮食适用于肾功能不全或血脂升高的肾脏病患者。生活中可选食紫菜、黑木耳、洋葱、莲心、芹菜、海带、粳米等。

6. 低磷饮食

每日的磷摄入量一般应<600 mg，并定期测定血磷浓度。严重的高磷血症患者，应该在医生的帮助下选用降磷药物。日常生活中常见的含磷较高的食物有：奶、豆、内脏、可乐等。（见表 16-13）

表 16-13 常见的低磷和含钙食物

食物名称	含量	食物名称	含量
奶类	1.00 g/L	牛奶	1.04 mg/g
豆浆	0.33 g/L	猪肉	0.06 mg/g
红肉、内脏类	2.00 mg/g	大豆	1.91 mg/g
白肉	0.40 mg/g	大米	0.13 mg/g
蛋	50 mg/个	豆腐	1.64 mg/g
白饭	80 mg/碗	海带	3.48 mg/g
蔬菜	30 mg/碗	虾皮	9.91 mg/g

（谈莉萍）

第六节　用药策略

冠心病具有慢性迁延性和高复发性特点，出院后 50%的死因为再发心肌梗死。冠心病是一种由生活方式引起的疾病，其治疗策略应以药物治疗和改善生活方式并重，以期有效预防再发心血管事件和猝死，提高生命质量，减少反复住院和不必要的血运重建，合理控制医疗费用，使患者恢复最佳体力、精神状态及社会功能。临床实践证明，心脏康复是冠心病稳定期治疗的最佳管理模式。

一、心脏康复药物处方管理应遵循原则

(1) 遵循指南建议给予规范化药物处方；

(2) 个体化选择用药方案；

(3) 关注药物的相互作用和不良反应；

(4) 关注药物对运动耐量的影响；

(5) 提高患者的服药依从性；

(6) 发挥临床药师的作用。

二、心脏康复药物处方管理中注意要点

(一) 遵循指南使用冠心病治疗药物

国内外指南一致建议将冠心病治疗药物分为改善预后和改善心绞痛两类。改善预后的药物包括阿司匹林(如不能耐受选择氯吡格雷)、他汀类药物、ACEI(如不能耐受,可选择ARB替代)、β受体阻滞剂;改善心绞痛的药物包括β受体阻滞剂、CCB、硝酸酯类、伊伐布雷定和心肌代谢药物曲美他嗪,药物的具体使用方法见我国和欧美国家的《稳定性冠心病诊断治疗指南》。

(二) 个体化用药方案

个体化用药方案注意以下因素：药物类别、剂量、靶目标和达到靶目标的程度。推荐根据指南结合患者实际情况选择药物,调整药物剂量。

1. β受体阻滞剂

AHA冠心病二级预防指南推荐,LVEF正常的心肌梗死或急性冠状动脉综合征患者持续使用β受体阻滞剂3年,根据病情可以停用;LVEF＜40％的冠心病患者应长期使用β受体阻滞剂。指南推荐选择的β受体阻滞剂为美托洛尔、比索洛尔和卡维地洛。强调使用β受体阻滞剂要个体化调整剂量,将患者清醒时静息心率控制在55～60次/min之间。患者如为超老年(＞75岁)、身材矮小、低体重、血压或心率偏低,应从小剂量开始,如年轻、肥胖、血压或心率偏快,可从常规剂量开始,还应结合既往用药时患者对药物的反应。

2. 他汀类药物

患者入院后便开始使用他汀类药物。但值得注意的是,随着其剂量增加,其药物的不良反应也随之增加。《2014年中国胆固醇教育计划血脂异常防治专家建议》,动脉粥样硬化性心血管病、糖尿病合并高血压或其他1项心血管危

险因素时，低密度脂蛋白胆固醇<1.8 mmol/L(70 mg/dl)。

3. 控制血压和血糖达标

血压控制目标为≤17.33/10.67 kPa(130/80 mmHg)；血糖控制目标为糖化血红蛋白≤7%。

（三）关注药物安全性和药物相互作用

心脏康复医护人员应关注药物不良反应的主动管理，及早发现不良反应，避免药源性不良后果；充分了解患者的合并用药情况，不同种类的药物间容易存在相互作用，导致药效降低和不良反应增加。

三、药物策略在运动康复中应注意的问题

1. 了解患者是否服用抗心绞痛药物

β受体阻滞剂、非二氢吡啶类 CCB 和硝酸酯类药物，在运动康复时服用时间和剂量应与运动评估前的服用方法保持一致，以免不同时间和剂量导致的药效不同，影响运动评估或运动训练效果。

2. 了解诱发患者发生心肌缺血的运动阈值

AMI 患者容易发生急性左心衰竭，避免使用高于缺血阈值的运动强度。

3. 将心率作为运动靶目标时应考虑药物对心率的影响

β受体阻滞剂和非二氢吡啶类 CCB，服用后降低心肌变时性(心率反应)和变力反应(泵血功能)。更改药物剂量或服药时间，需重新评估和制定新的运动处方。

4. 关注药物不良反应对运动康复的影响

在运动康复时需注意低血压和直立性低血压的发生，避免让患者突然改变体位或从事其他活动。其他因素，如环境温度过高或高强度运动，也能诱发头晕或晕厥。

四、提高患者药物使用的依从性

目前，我国冠心病患者服药依从性差。心脏康复门诊可不断向患者介绍坚

持药物治疗的必要性及停用药物治疗的后果，通过观察药物的不良反应，了解患者现存问题，显著提高治疗依从性。同时，血压管理对降低心血管疾病的发生率起到积极作用。教会患者在家中正确进行血压自我监测，提高日常生活质量。（见图 16－8、图 16－9）

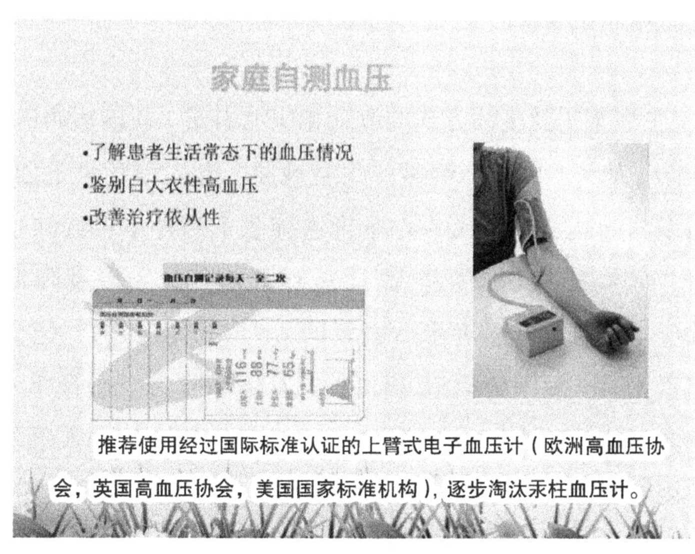

图 16－8　家庭血压自我监测

如何正确测量血压
2. 选择大小合适的袖带，至少覆盖上臂臂围的80%。袖带与心脏处于同一水平。将袖带紧贴缚在被测者上臂，袖带下缘应在肘弯上2.5cm。将听诊器胸件置于肘窝肱动脉处
1. 被测量者坐在靠背椅上，精神放松，上肢置于桌上，暴露上臂，无紧束衣物
3. 水银柱垂直放置，充气阻断脉搏，缓慢放气0.27~0.80 kPa (2~6 mmHg)/s。收缩压读数取柯氏音第I时相，舒张压读数取柯氏音第V时相。所有读数均应以水银柱凸面的顶端为准；读数应取偶数。
首诊时应当测量双臂血压，以较高一侧的读数为准。

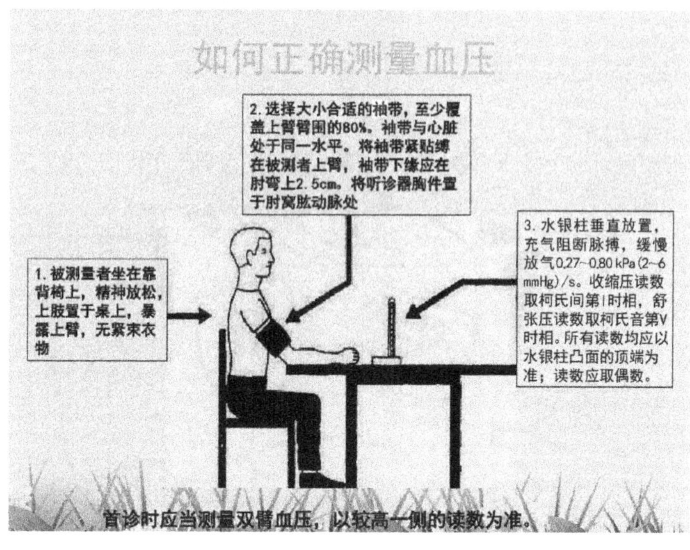

图 16－9　正确测量血压

（谈莉萍）

第七节　睡 眠 策 略

一、睡眠障碍的原因

近年来，生活水平及生活方式的改变相应地引发了我国疾病谱的改变，心血管疾病逐渐成为人类生命与健康的头号威胁。介入治疗具备创伤小、安全性高和成功率高的优势，已成为心血管系统多个病种不可或缺且行之有效的诊疗手段，而术后的良好休养、高质量睡眠以其最大限度降低氧耗的促机体恢复效应，成为该类患者术后康复的一大关键性保障。但受多种身心环境社会因素困扰，睡眠障碍以63.9%的发生率成为心血管介入手术患者的术后常见并发症(见图16-10、图16-11)。导致心脏介入手术患者术后睡眠障碍的因素是多样性、多层次的，全面涉及该类患者的身体(生理)、心理、社会及精神等系统性层面，而身、心、社、灵护理模式则着重强调采取措施解决存在于患者身、心、社、灵4个维度的护理问题以促进既定护理目标的实现。

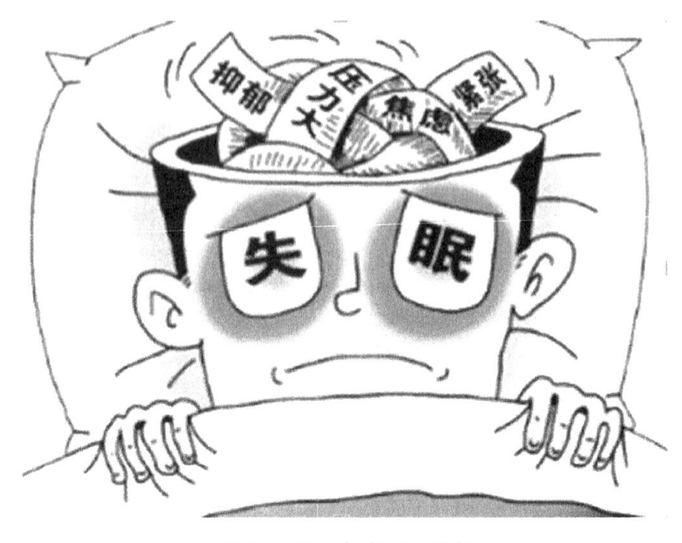

图16-10　失败原因分析

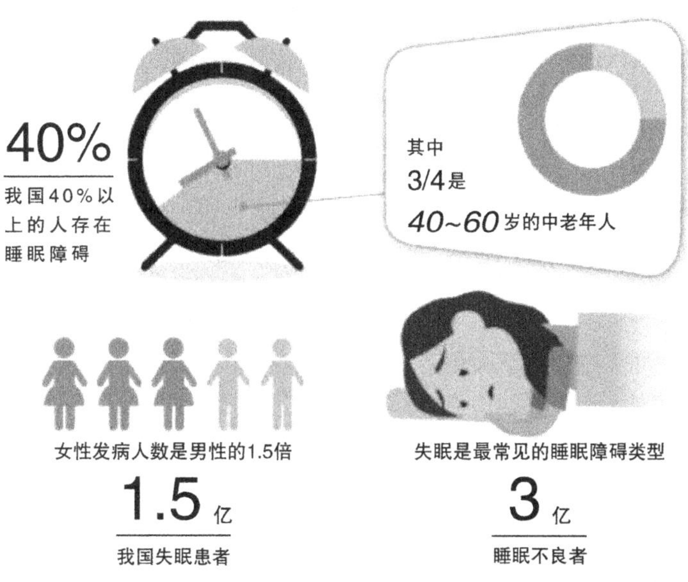

图 16－11　睡眠障碍原因分析

睡眠障碍与冠心病关系紧密。处理失眠时，首先明确患者失眠原因，如心血管疾病症状、冠状动脉缺血导致心脑综合征、心血管药物、心血管手术后不适、继发焦虑抑郁、睡眠呼吸暂停等引起的继发性失眠和原发性失眠。

对于因症状、疾病导致的继发性失眠，必须建立良好的医患关系，取得患者信任。对于初诊为冠心病的患者给予安慰与支持，减轻疾病本身及其治疗而出现的适应不良；许多患者常在术前担忧 PCI 或 CABG 治疗的后果。医务人员应在治疗前详细说明治疗的必要性、效果及可能发生的反应，使患者有充分心理准备。指导患者适当活动，有助于减轻患者的紧张情绪，改善睡眠。

二、睡眠障碍的药物处理

指导患者学会记录睡眠日记，了解患者睡眠行为，纠正患者不正确的失眠认知和不正确的睡眠习惯。在冠心病的康复阶段常可遇到各种应激，对预后有明显影响，要注意指导患者及家属做好心理、家庭、社会等方面的再适应。

患者在发生失眠的急性期应尽早使用镇静安眠药物，要短程、足量、足疗程，包括苯二氮䓬类、非苯二氮䓬类或 5－羟色胺再摄取抑制剂。苯二氮䓬类药物连续使用不超过4周。应注意其半衰期较短者比半衰期较长者撤药反应更快更重，停服半衰期短的药物，如劳拉西泮，需逐步减量直至停药。用药不可同时饮酒、喝茶、饮用咖啡等，否则会增加药物成瘾的危险性。一种抗催眠镇静药疗效不佳时可并用另两种镇静安眠药物。每种药物都尽量用最低有效剂量。对有焦虑抑郁情绪者建议采用新型抗焦虑药如5-羟色胺、氟哌噻吨美利曲辛片（黛力新）等，其不良反应较少，成瘾性低。

三、睡眠障碍的治疗原则

1. 综合治疗

躯体治疗联合心理治疗。

2. 镇静安眠治疗

短程、足量、足疗程。

3. 个体化治疗

根据患者年龄、既往疗效、治疗意愿、对治疗药物的选择、耐受性及治疗费用等因素，选择合适的药物。

4. 选择有适应证处方的药物

开始治疗前，要让患者知情药物的起效、疗程、可能的不良反应和需遵医嘱服药。

四、四维度睡眠干预

（一）体（生理）维度干预

1. 构建积极的睡眠环境

按照舒适、整洁、安静的标准为患者营造睡眠环境；与患者沟通其个性化睡眠环境习惯及需求，在符合医疗限制的前提下协助护理对象以其自感舒适的卧姿休息；合理安排诊疗护理活动，确需在夜间实施的医护活动要事先沟通好预定的时间，使患者有心理准备，并尽可能避免于患者入睡前施加刺激性操作，以减少突然性、高强度性睡眠干扰所致的精神兴奋性失眠。

2. 合理有序安排睡眠时间

依据护理对象个体化情况，做出合理有序的睡眠时间安排，如日间加强护患交流、患患交流、患者家属交流并适当安排书籍阅读、音乐欣赏、电视节目观看等相对安静的日间活动，减少患者日间睡眠时间；对于夜间持续性睡眠不佳者，则应先于午间安排其一定时间的睡眠补充，然后逐渐递减白天睡眠时间以实现对其睡眠规律的逐步调整。

3. 给予睡眠卫生教育

评估和引导患者认知其现存/潜在睡眠不良行为，提供个性化睡眠行为纠正方案，督促患者新建健康睡眠行为。

4. 全面深度处理生理不适

及时处理术后存在的疼痛(伤口、腰背部等)、肢体医疗性制动、尿潴留、诊疗护仪器噪声、血、尿、便不洁气味等所引发的生理不适。

（二）心理维度干预

心脏介入手术患者大部分均在术前遭受长期的疾病折磨，而病情急性发作时又极为凶险，导致该类患者痊愈信心度不足、预后悲观致负性情绪，护理人员应与术后联合术者、上级医生、经管医生等及时告知患者手术结局，引导其想象良好预后对其生活的正面影响，增强其康复信心；护理人员应保持亲切的态度帮助患者走出心理危机；详解各类诊疗护理活动意义、配合事项及可能引发的不适，帮助患者消除疑虑，主动加以配合；强调负性情绪与睡眠障碍、病情康复之间的内在联系，引导患者有意识地规避负性情绪源，主动学习情绪自控技术并加以实践。

（三）社会维度干预

心脏介入手术多花费较大，后期康复还需长期大量药物支持，出院后在较长时期内甚至永远无法完全恢复既往生活、工作与社交状态，经济与照护的双重压力使患者深怀负疚感，而中国传统文化的影响又使患者羞于或无力主动寻求家庭社会支持，家庭社会支持的不足现状已成为该类患者迫切需要解决的问题。激发患者主动寻求家庭社会支持的意识，教会其采用有效的方式表达支持渴望和充分感知利用支持资源的技巧；正向引导并积极鼓励患者的亲朋好友、同学同事等对患者进行陪伴探视，提供积极的社会支持，但应注意合理安排探视陪伴时间，避免干扰患者的正常休息；鼓励患者配偶、子女等近亲属与患者进行深层次沟通，使患者确信家庭支持的存在与力度。

（四）灵性维度干预

向患者提供特定沟通，尊重其宗教信仰，自理退化、工作与社会回归困难等，使心脏介入治疗患者自尊感、价值感均严重受挫，引导患者就此问题进行开放式沟通，帮助其接受现实，重新树立人生目标，正确理性应对死亡恐惧和疾病痛苦，珍惜现有资源，恢复自尊与信心。

（谈莉萍）

第八节　电子医疗

心脏康复是心血管患者持续治疗的关键。当今，移动互联网技术极大地影响着人类生活，同时也逐渐转变传统的医疗卫生行业，它为社区心脏康复注入了新的活力（见图 16－12）。

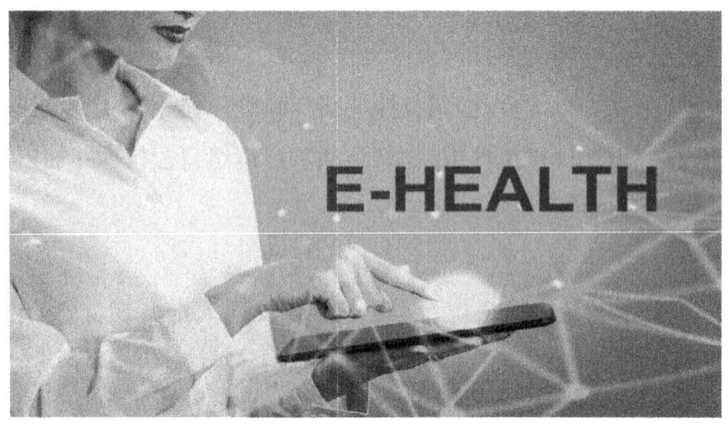

图 16－12　电子医疗

首先，移动医疗下的社区心脏康复在医联体内发挥重要作用。心脏康复模式通过信息化把医院和社区心血管病患者防治康复连接起来，通过利益链条和机制把服务连接起来，通过合理双向转诊推进分级诊疗。

其次，移动医疗促进社区心脏康复规范化、标准化。在互联网平台上，三级医院患者的心脏康复方案，转诊社区康复处方的执行情况，以及患者自我康复的数据监测信息都能共享，利用实时评估和决策系统，智能化指导患者康复。再次，移动医疗促进社区康复高效、便捷、低成本。移动医疗可实现患者自我监测，培养患者自我康复意识，如运动康复监测可通过手机应用软件实现患者自我观察，并把相关数据上传至云平台，实现数据主动监测和被动监测相结合。利用移动互联网平台，社区心脏康复可以突破地域限制，节约时间成本和医疗成本，提高社区心脏康复的效率，促进医疗资源更合理地配置。

《美国心脏康复和二级预防项目指南》提出移动医疗技术的高度发展是智慧医疗的关键因素，是社区心脏康复充满想象力的新模式，它给传统康复的局限性带来了新的机遇，可以真正提高患者的依从性，这种充满想象力的新模式可能会使Ⅰ、Ⅱ、Ⅲ期心脏康复的持续性医疗变为现实。

（谈莉萍）

参考文献

[1] Jelinek MV, Thompson DR, Ski C, et al. 40 years of cardiac rehabilitation and secondary prevention in post-cardiac is chaemic patients. Are we still in the wilderness? [J]. Int J Cardiol, 2015, 179: 153-159.

[2] 沈卫峰，张奇，张瑞岩.2015年急性ST段抬高型心肌梗死诊断和治疗指南解析[J].国际心血管病杂志，2015，42(4): 217-219.

[3] 郭兰，王磊，刘遂心.心脏运动康复[M].南京：东南大学出版社，2014: 143-162.

[4] 周明成，洪怡.美国心脏康复和二级预防项目指南[M].上海：上海科技出版社，2017: 61-75.

[5] 向定成，秦伟毅，周民伟.胸痛中心建设规范与实践[M].北京：人民军医出版社，2013: 122-131.

[6] Moe G W, Ezekowitz J A, O'Meara E, et al. The 2013 Canadian Cardiovascular Society Heart Failure Management Guidelines Update: focus on rehabilitation and exercise and surgical coronary revascularization. Can J Cardiol, 2014, 30(3): 249-263.

[7] Piepoli MF, Corra U, Adamopoulos S, et al. Secondary prevention in the clinical management of patients with cardiovascular diseases. Core components, standards and outcome measures for referral and delivery: a policy statement from the cardiac rehabilitation section of the European Association for Cardiovascular Prevention &

Rehabilitation. Endorsed by the Committee for Practice Guidelines of the European Society of Cardiology[J]. Eur J Prev Cardiol, 2014, 21(6): 664 - 681.

[8] 柳鹏.心脏康复五大处方之营养处方[J].中华内科杂志,2014,53(11): 905 - 906.

[9] 古瑶.延续性自我管理教育在冠心病介入治疗患者心脏康复中的应用[J].中国保健营养,2017,27(1): 374 - 375.

[10] Montalescot G, Sechtem U, Achenbach S, et al. 2013 ESC guidelines on the management of stable coronary artery disease: the task force on the management of stable coronary artery disease of the European Society of Cardiology[J]. Eur Heart J, 2013, 34(38): 2949 - 3003.

[11] Taneja AK, Collinson J, Flather MD, et al. Mortality following non - ST elevation acute coronary syndrome: 4 years follow-up of the PRAIS UK Registry (Prospective Registry of Acute Ischaemic Syndromes in the UK)[J]. Eur Heart J, 2004, 25(22): 2013 - 2018.

[12] Fihn SD, gardin JM, Abrams J, et al. 2012 ACCF/AHA/ACP/AATS/PCNA/SCAI/STS guideline for the diagnosis and management of patients with stable ischemic heart disease[J]. J Am Coll Cardiol, 2012, 60(24): e44 - e164.

[13] 中华医学会心血管病学分会.慢性稳定性心绞痛诊断与治疗指南[J].中华心血管病杂志,2007,35(3): 195 - 206.

[14] Smith SC Jr, Benjamin EJ, Bonow RO, et al. AHA/ACCF Secondary Prevention and Risk Reduction Therapy for Patients with coronary and other atherosclerotic vascular disease: 2011 update: a guideline from the American Heart Association and American College of Cardiology Foundation[J]. Circulation, 2011, 124(22): 2458 - 2473.

[15] 郭艺芳.2014 年中国胆固醇教育计划血脂异常防治专家建议[J].中华心血管病杂志,2014,42(8): 12 - 16.

[16] 吕天虎,郝应禄,李燕萍,等.心内科介入诊疗患者睡眠障碍分析[J].中国实用医药,2011,6(13): 106 - 107.

[17] 尤丽丽.心脏介入术后影响病人舒适度的因素分析及护理对策[J].全科护理,2015,13(12): 1107 - 1108.

[18] 陈莉萍.心血管患者介入术后睡眠障碍原因分析及护理对策[J].中国现代药物应用,2014,8(7): 203 - 204.

[19] 刘琳,包冬英,周晓丽,等.心血管介入手术后老年患者的护理分析[J].中华全科医学,2013,11(1): 151 - 152.

[20] 许玲郾.护理干预对老年内科患者睡眠质量的影响[J].中国实用护理杂志,2012,28(30): 32 - 33.

[21] 胡大一,王乐民,刘遂心,等.中国心血管疾病康复/二级预防指南[M].北京: 科学技术出版社,2015: 200 - 202.

[22] Braverman DL. Cardiac rehabilitation: a contemporary review[J]. Am J Phys Med Rehab, 2011, 90(7): 599 - 611.